臨床と血液型

澤口彰子
溝口秀昭
清水　勝
　　編集

朝倉書店

■ **編集者**

澤口　彰子	東京女子医科大学教授・法医学
溝口　秀昭	東京女子医科大学教授・血液内科学
清水　　勝	東京女子医科大学教授・輸血部

■ **執筆者**（執筆順）

澤口　彰子	東京女子医科大学教授・法医学
前田　　均	大阪市立大学医学部教授・法医学
小暮　正久	聖マリアンナ医科大学教授・法医学
鈴木　庸夫	山形大学医学部教授・法医学
小谷　淳一	北里大学医学部講師・法医学
木内　政寛	千葉大学医学部教授・法医学
吉岡　尚文	秋田大学医学部教授・法医学
中村　茂基	東京女子医科大学講師・法医学
大島　　徹	金沢大学医学部助教授・法医学
山内　春夫	新潟大学医学部教授・法医学
溝口　秀昭	東京女子医科大学教授・血液内科学
品田　章二	新潟大学医学部助教授・輸血部
原田　実根	九州大学医学部助教授・内科学
稲葉　頌一	九州大学医学部講師・輸血部
権藤　久司	九州大学医学部・内科学
倉田　義之	大阪大学医学部講師・輸血部
吉澤　浩司	広島大学医学部教授・衛生学
藤井　寿一	東京女子医科大学助教授・輸血部
清水　　勝	東京女子医科大学教授・輸血部
影岡　武士	高知医科大学助教授・臨床検査医学
谷脇　清助	兵庫医科大学病院技術副部長・輸血部
原　　清宏	兵庫医科大学教授・輸血学
大塚　節子	岐阜大学医学部講師・輸血部
小松　文夫	東京医科歯科大学医学部助教授・輸血部
雨宮　洋一	自治医科大学助教授・輸血部
吉田　久博	京都大学医学部・輸血部
伊藤　和彦	京都大学医学部教授・輸血部
西野　正人	奈良県立三室病院部長・小児科
吉岡　　章	奈良県立医科大学教授・小児科
矢田　純一	東京医科歯科大学医学部教授・小児科
長田　広司	東京女子医科大学講師・輸血部
多田　　裕	東邦大学医学部教授・新生児学
押田　茂實	日本大学医学部教授・法医学

序

　血液型研究の歴史は，1901年，Landsteinerによって現在のABO式血液型が発見されたことから始まる．その後の進歩・発展はめざましく，最近ではgenomic DNAの変異を直接解析することも可能となってきている．

　一方，血液型学・免疫学などを基礎におく輸血学の進展も目を見張るものがあり，ますます安全な，より効果的な輸血療法が行われるようになってきた．しかし，同時に，新たな副作用・合併症も知られるようになり，その発生を最小限におさえることが求められている．

　血液型の知識は法医学・輸血学には必須のものである．また血液型と輸血は血液疾患の診療には欠かせない事項である．このように血液学または輸血学は血液型学と密接な関係にあり，この領域をまとめるには血液学・輸血学・法医学の連携が必要である．

　本書は臨床医に必要な血液型の知識，輸血の副作用・合併症とその対策，および輸血の適応について，それぞれの専門分野でご活躍中の先生方に，最新の知見を踏まえて，重要な事項を浮き彫りにするよう記述していただいた．医学部高学年学生のテキストとして，また臨床医には実際の診療に役立つ手引書として，要点を絞ってまとめたものである．学生が講義を理解するうえで，教科書もしくは参考書として備えるべき項目は揃え，しかも重要な項目は十分に記述するよう心掛けた．血液型検査法については，必要最小限にとどめたが，最新の検査法を取り入れてあり，研究にも役立つよう配慮されている．

　さらに，輸血をめぐる医事紛争についても言及した．また，巻末には輸血治療の際の指針となる"輸血療法の適正化に関するガイドライン"，"血液製剤の使用基準"を掲載した．

　本書が血液学・輸血学・法医学領域におけるテキストとして，また手引き書として，十分に活用されることを願うものである．

　最後に，お忙しいところご執筆くださった先生方，また出版にあたってご協力いただいた朝倉書店の方々にお礼申し上げる．

　　1993年4月

　　　　　　　　　　　　　　　　　　　　　　　　　　　　　　　　澤　口　彰　子
　　　　　　　　　　　　　　　　　　　　　　　　　　　　　　　　溝　口　秀　昭
　　　　　　　　　　　　　　　　　　　　　　　　　　　　　　　　清　水　　　勝

目　　　次

1. 臨床における血液型 ……………………………………………………………… 1
  1.1　総　　論 ……………………………………………………〔澤口　彰子〕… 1
  1.2　発展の歴史 …………………………………………………〔澤口　彰子〕… 5
    （1）Landsteiner の発見を端緒とする血液型の発展 ……………………… 5
    （2）新しい血液型への発展 ……………………………………………………… 5
    （3）最近における画期的な遺伝的多型の発展 ……………………………… 6
  1.3　血液型の生化学 ……………………………………………………………… 7
    （1）血液型物質 …………………………………………………〔前田　　均〕… 7
    （2）植物凝集素 …………………………………………………〔小暮　正久〕… 12
    （3）血液型抗体 ……………………………………………………………………… 15
  1.4　血液型の遺伝 …………………………………………………〔鈴木　庸夫〕… 18
    （1）一般的法則 ……………………………………………………………………… 18
    （2）血液型因子の変異型および血液型の後天性変化 …………………… 19
    （3）他の遺伝する血液型系 ……………………………………………………… 19
  1.5　赤 血 球 型 ……………………………………………………………………… 21
    （1）ABO 式血液型 ……………………………………………〔小谷　淳一〕… 21
    （2）Rh 式血液型 ………………………………………………………………… 24
    （3）Lewis 式血液型 ……………………………………………………………… 25
    （4）P 式血液型 …………………………………………………〔鈴木　庸夫〕… 26
    （5）MNSs 式血液型 ……………………………………………………………… 27
    （6）Duffy 式血液型 ……………………………………………………………… 28
    （7）Kidd 式血液型 ………………………………………………………………… 28
    （8）その他の血液型 ……………………………………………………………… 29
  1.6　白 血 球 型 ……………………………………………………〔木内　政寛〕… 31
    （1）白血球同種抗原の発見と研究の発展 …………………………………… 31
    （2）HLA 抗原系 …………………………………………………………………… 32
  1.7　血 小 板 型 ……………………………………………………〔吉岡　尚文〕… 39
    （1）血小板 ABO 式血液型 ……………………………………………………… 39
    （2）血小板 HLA クラス I 抗原 ………………………………………………… 40
    （3）血小板特異同種抗原 ………………………………………………………… 40
  1.8　血清タンパク型 ……………………………………………………………… 43
    （1）免疫グロブリンアロタイプ ………………………………〔吉岡　尚文〕… 43
    （2）ハプトグロビン型 …………………………………………………………… 44
    （3）GC 型 …………………………………………………………………………… 45

（4）補体系タンパクの多型 …………………………………………〔中村　茂基〕… 46
　　　（5）凝固線溶系タンパクの多型 ………………………………………………………… 50
　　　（6）その他の血清タンパク型 …………………………………………………………… 51
　1.9　赤血球酵素型 ……………………………………………………………〔大島　　徹〕… 53
　　　（1）赤血球酵素の多型 …………………………………………………………………… 53
　　　（2）代表的な赤血球酵素型 ……………………………………………………………… 54
　1.10　DNA多型 ………………………………………………………………〔山内　春夫〕… 59
　　　（1）ゲノムの構造 ………………………………………………………………………… 59
　　　（2）DNA多型 …………………………………………………………………………… 60
　　　（3）DNA多型の検出法 ………………………………………………………………… 61

2.　**輸血の副作用・合併症と対策** ………………………………………………………………… 63
　2.1　総　　論 …………………………………………………………………〔溝口　秀昭〕… 63
　　　（1）輸血の副作用・合併症の分類 ……………………………………………………… 63
　　　（2）臨床上大きな問題となる輸血の副作用・合併症 ………………………………… 63
　　　（3）副作用・合併症を防ぐための今後の方法 ………………………………………… 64
　2.2　免疫学的副作用・合併症 ……………………………………………………………… 65
　　　（1）赤血球 ……………………………………………………………〔品田　章二〕… 65
　　　（2）白血球 ………………………………〔原田実根・稲葉頌一・権藤久司〕… 71
　　　（3）血小板 ……………………………………………………………〔倉田　義之〕… 79
　　　（4）血漿タンパク ………………………………………………………………………… 83
　2.3　非免疫学的副作用・合併症 …………………………………………………………… 85
　　　A．感　染　性 …………………………………………………………………………… 85
　　　（1）ウイルス性肝炎 …………………………………………………〔吉澤　浩司〕… 85
　　　（2）肝炎以外のウイルス感染症 ……………………………………〔藤井　寿一〕… 94
　　　（3）その他の病原体による感染 ……………………………………〔清水　　勝〕… 97
　　　B．非 感 染 性 ……………………………………………………〔影岡　武士〕…100
　　　（1）保存条件 ……………………………………………………………………………100
　　　（2）輸血手技 ……………………………………………………………………………103
　　　（3）大量輸血 ……………………………………………………………………………104
　　　（4）その他 ………………………………………………………………………………104
　2.4　供血者の選択 …………………………………………………〔谷脇清助・原　　宏〕…106
　　　（1）院内新鮮血輸血 ……………………………………………………………………107
　　　（2）供血者および受血者の保護 ………………………………………………………107
　　　（3）アフェレーシスによる採血時の供血者選択 ……………………………………109
　　　（4）骨髄提供者 …………………………………………………………………………109
　　　（5）自己血輸血 …………………………………………………………………………111

3.　**血液型の抗原・抗体検査法**―手技の選択と判定上の注意点― ……………………………112
　3.1　採血法および試料の取り扱い方 ……………………………………〔澤口　彰子〕…112
　　　（1）採血法 ………………………………………………………………………………112

（2）試料の取り扱い方 …………………………………………………………………114
3.2　赤血球型検査と赤血球の保存……………………………………〔小暮　正久〕…116
　　（1）ABO式血液型検査法 …………………………………………………………116
　　（2）Rh式血液型検査法 ……………………………………………………………117
　　（3）その他の血液型検査法 …………………………………………………………119
　　（4）検査用赤血球の保存 ……………………………………………………………119
3.3　適合試験……………………………………………………………〔大塚　節子〕…120
　　（1）適合試験の諸要素 ………………………………………………………………120
　　（2）ABO式血液型の重要性 ………………………………………………………120
　　（3）Rh_0(D)血液型 …………………………………………………………………121
　　（4）不規則抗体スクリーニングの意義と検査法 …………………………………121
　　（5）クロスマッチの役割 ……………………………………………………………123
　　（6）実施体制のあり方 ………………………………………………………………125
3.4　血清タンパク型と酵素型…………………………………………〔中村　茂基〕…126
3.5　H L A 型…………………………………………………………〔木内　政寛〕…130
　　（1）リンパ球の分離 …………………………………………………………………130
　　（2）T，Bリンパ球の分離 …………………………………………………………131
　　（3）リンパ球細胞毒試験 ……………………………………………………………131
　　（4）リンパ球混合培養試験 …………………………………………………………132
　　（5）PLT試験 ………………………………………………………………………132
3.6　D N A 多型………………………………………………………〔山内　春夫〕…133
　　（1）DNAを取り扱うための基本的注意 …………………………………………133
　　（2）DNAフィンガープリント法 …………………………………………………133
　　（3）DNAフィンガープリント法の実際 …………………………………………134
　　（4）PCR法による多型 ……………………………………………………………135
　　（5）PCR法の実際 …………………………………………………………………136
　　（6）DNA多型検査へのアドバイス ………………………………………………136

4. 輸血の適応 …………………………………………………………………………137
4.1　総　　論……………………………………………………………〔清水　　勝〕…137
　　（1）輸血療法の特殊性 ………………………………………………………………137
　　（2）成分輸血の合理性 ………………………………………………………………138
4.2　赤血球輸血と全血輸血……………………………………………〔小松　文夫〕…140
　　（1）輸血の基本事項 …………………………………………………………………140
　　（2）血液製剤の特徴とその適応 ……………………………………………………141
　　（3）特殊血液製剤の適応 ……………………………………………………………143
　　（4）自己血輸血 ………………………………………………………………………145
4.3　血　小　板…………………………………………………………〔雨宮　洋一〕…147
　　（1）血小板輸血の適応の原則および考慮 …………………………………………147
　　（2）悪性腫瘍例への血小板輸血 ……………………………………………………148
　　（3）非悪性腫瘍例への血小板輸血 …………………………………………………148

（4）効果および不応例の管理 …………………………………………………………149
　　（5）HLA適合血小板 ……………………………………………………………………150
　　（6）血小板輸血の副作用 ………………………………………………………………151
4.4　血漿・アルブミン…………………………………………………〔吉田久博・伊藤和彦〕…152
　　（1）血漿製剤 ……………………………………………………………………………152
　　（2）アルブミン製剤 ……………………………………………………………………156
4.5　凝固因子……………………………………………………………〔西野正人・吉岡　章〕…159
　　（1）血液凝固因子 ………………………………………………………………………159
　　（2）先天性凝固因子異常症の疫学 ……………………………………………………160
　　（3）凝固異常症の臨床 …………………………………………………………………160
　　（4）凝固異常症治療用血液製剤 ………………………………………………………162
4.6　免疫グロブリン療法の適応 ………………………………………………〔矢田　純一〕…167
　　（1）免疫グロブリン製剤 ………………………………………………………………167
　　（2）免疫グロブリン製剤が使用される疾患 …………………………………………167
　　（3）免疫グロブリンの副作用 …………………………………………………………170
　　（4）製剤による感染の危険 ……………………………………………………………171
4.7　小児への輸血 ………………………………………………………………〔長田　広司〕…172
　　（1）新生児期 ……………………………………………………………………………172
　　（2）小児期 ………………………………………………………………………………175
4.8　新生児溶血性疾患 …………………………………………………………〔多田　　裕〕…178
　　（1）同種免疫性新生児溶血性疾患 ……………………………………………………178
　　（2）血液型不適合以外の新生児溶血性疾患 …………………………………………181

5.　輸血をめぐる医事紛争 ………………………………………………………〔押田　茂實〕…182
　　（1）医療事故と医事紛争 ………………………………………………………………182
　　（2）輸血事故 ……………………………………………………………………………183

付1．輸血療法の適正化に関するガイドライン ………………………………………………187
付2．血液製剤の使用基準 …………………………………………………………………………191
索　　引 ………………………………………………………………………………………………193

1. 臨床における血液型

1.1 総論

　血液型（blood groups）は，広く血液構成成分について，識別が可能な遺伝形質（個人差）であり，その型は Mendel の遺伝の法則に従って規則正しく遺伝する．

　一般によく知られている ABO 式血液型は，1901 年，Landsteiner によってその基本が発見されている．この発見が端緒となって，多くの赤血球血液型が発見されている．表 1.1 は，現在までに判明している主要な赤血球血液型システムとそれに属する基本抗原，判定用の抗血清（対応する抗体を含有している血清，antiserum）を示している．

　また，いろいろな亜型（subgroups）や変異型（variants）の発見，不完全抗体（incomplete antibody）（表 1.2）の研究などがなされ，近年では，白血球，血小板，血漿タンパクにまで拡大されて，医学の中で重要な地位を占めている．すなわち，臨床面では輸血，臓器・組織移植，疾患の診断・治療・研究，法医学では親子関係の識別，また免疫血液学的方面で不可欠の知識となっている．

　当初血液型は，赤血球において発達した学問であるが，現在では広く血液構成成分についてもその多型性が認められ，さらに，これらの型の遺伝形質を支配（コード，code）している遺伝子 DNA

表 1.1　主要な赤血球血液型システム

システム	遺伝子座	基本抗原	判定用抗血清・レクチン〔入手可能な市販品〕	発見者〔システムとしての priority をもつ者〕	発見年次
ABO	Chr.9	$A(A_1 \cdot A_2)$	抗 A（抗 A_1）	Landsteiner	1901
		$B \cdot H$	抗 B・抗 H		
MNSs	4	$M \cdot N$	抗 M・抗 N	Landsteiner & Levine	1927
		$S \cdot s$	抗 S・抗 s		
P	22, 6	$P_1 \cdot P_2$	抗 P_1	Landsteiner & Levine	1927
Rh	1	$D(D^u) \cdot d$	抗 D	Landsteiner & Wiener	1940
		$C(C^w) \cdot c$	抗 C（抗 C^w）・抗 c	（Levine & Stetson）	（1939〜41）
		$E \cdot e$	抗 E・抗 e		
* Lutheran	19	$Lu^a \cdot Lu^b$	抗 Lu^a・抗 Lu^b	Callender & Race	1945
* Kell	6 or 2	$K \cdot k$	抗 K・抗 k	Coombs, Mourant & Race	1946
		$Kp^a \cdot Kp^b$	抗 Kp^a・抗 Kp^b		
		$Js^a \cdot Js^b$	抗 Js^a・抗 Js^b		
Lewis	19	$Le^a \cdot Le^b$	抗 Le^a・抗 Le^b	Mourant	1946
Duffy	1	$Fy^a \cdot Fy^b$	抗 Fy^a・抗 Fy^b	Cutbush, Mollison	1950
Kidd	2	$Jk^a \cdot Jk^b$	抗 Jk^a・抗 Jk^b	Allen, Diamond & Niedziela	1951
Diego	?	$Di^a \cdot Di^b$	抗 Di^a・抗 Di^b	Layriss, Arends & Dominguez	1955
Xg	X		抗 XG^a	Mann, Cahan, Gelb, *et al.*	1962
唾液型					
Se	19	$A \cdot B \cdot H$ 抗原の分泌性		Schiff & Sasaki	1932

* 日本人では出現頻度が極端に片寄る〔ほとんどすべてが $Lu(a-b+)$ 型；$kk \cdot Kp(a-b+) \cdot Js(a-b+)$ 型〕

（小谷淳一：臨床のための法医学，p117，朝倉書店，東京，1989）

表1.2 血液型抗体の一般的分類

分類方法	種類	性状
抗原と結合したときの2次的反応現象による分類	凝集素（agglutinin） 沈降素（precipitin） 溶血素（hemolysin）	
抗原と結合したとき，古典的血清学的術式*により，抗体が確認できるか否かによる分類	完全抗体（complete antibody）	食塩水法での凝集(+)，膠質溶液中での赤血球との凝集反応(+)，胎盤通過性(−)，溶血性（一般に−）
	不完全抗体（incomplete antibody）	食塩水法での凝集(−)，膠質溶液中での赤血球との凝集反応(+)，胎盤通過性(+)，溶血性（一般に+）
抗体出現の由来による分類	自然抗体（natural antibody）（一般的に先天的，自然発生的に存在する抗体に多い）	IgM型抗体，食塩水法での凝集(+)，胎盤通過性(−)，補体結合性(±)，一般に赤血球にIgM型抗体が結合すると凝集（完全抗体）
	免疫抗体（immune antibody）（一般的に免疫により2次的に産生された抗体に多い）	主にIgG型抗体，食塩水法での凝集(−)，胎盤通過性(+)，補体結合性(+)，一般にIgG抗体が赤血球に結合しても凝集(−)，感作（不完全抗体）
抗原の由来による分類	異種抗体（heteroantibody） 同種抗体（isoantibody） 自己抗体（autoantibody）	非自己赤血球抗原と反応 自己赤血球抗原と反応
抗原との反応至適温度による分類	温式抗体（warm antibody） 冷式抗体（cold antibody）	体温（37℃）で反応 室温以下で反応

* 古典的術式：血球（抗原）を生食中に浮遊させたものと，血清（抗体）とを加え，血球が凝集するか否かを検査する方法（食塩水法，室温以下で検出される）

の多型への発展をみるにいたっている．ヒト血液中の血清タンパクや赤血球中酵素の組成の差が決定群となって，型分類される血清タンパク型や酵素型は，それまでの血液型の概念を大きく変化させている．

現在，血液の型は，血液の各成分に遺伝的多型（genetic polymorphism）がみられることから，①赤血球にみられる多型（赤血球型，erythrocyte groups），②白血球，血小板にみられる多型（白血球型，leukocyte groups；血小板の型，platelet groups），③血清にみられる多型（血清タンパク型，serum protein groups），④血球あるいは血清中にみられる酵素の型（isozyme groups）に大別される．

　a）赤血球型（赤血球血液型，一般にいう血液型）

赤血球の多型を表現しているのは，抗原（赤血球膜表面マーカーとしての血液型物質）[1]である．現在，赤血球膜表面には，多数の抗原がみいだされている．

これらの抗原の特異性は，その決定基にある．例えばABO式血液型では，A抗原はN-acetylgalactosamine，B抗原はD-galactoseが決定基となる．A，B抗原は，赤血球以外の体細胞にも広く分布しており，組織適合性抗原としての役割をもっている．O型では，A，B型物質の前段階にあたるH型物質のみを有している．これらの型物質は唾液などの分泌液や体液にもみられ，その分泌性により，分泌（Se），非分泌（se）型として分類されている．

1つの血液型系の抗原は，対立遺伝子，あるいは密接に関連した遺伝子によって支配されており，その化学的性質もきわめて似ている．各血液型における抗原性は大きく異なり，A，B抗原の抗原性が最も強く，次いでRh式血液型のD抗原である．

抗原の判定のほとんどは，凝集反応（agglutination）によって行われる．ABO式血液型では，おもて検査とうら検査を行うが，両者の結果は相反する関係にあり，この関係が一致した場合にのみ，血液型判定が可能となる．亜型や変異型，癌あるいは白血病などによる抗原の異常，乳児（生後6カ月以前）にみられる生理的抗A，抗B凝集素（抗体）欠如などがある場合には，まれに一致しないことがある．

臨床で重要なのはABO式，Rh式血液型であ

り，前者は輸血に際して最も重要視される．それは，この血液型の特徴として，血清中に抗A，抗B凝集素が自然抗体および免疫抗体としても存在しているからであり，血液型不適合輸血時には，抗原抗体反応により補体系が活性化されて，溶血性の輸血副作用を起こすことによる．

Rh式血液型では，D抗原および抗D抗体が問題となる．輸血や妊娠によって，Rh陰性者（D抗原も，抗原性の弱い変異型 D^u 抗原も陰性）がRh陽性者（D抗原，または D^u 抗原陽性）の赤血球に感作されると，抗D抗体が生産されるようになる．新生児溶血性疾患（hemolytic disease of newborn, HDN）における溶血性貧血の大部分は，この抗D抗体によるものである．

輸血および妊娠に際しては，ABO式血液型とともにD抗原の検査が必要（輸血では義務）である．

また，Kidd，Duffy，Rh，KellおよびMNSs式血液型抗原に対する不規則抗体（抗A，抗B以外の抗体，自己のものとは異なる抗原の曝露によって，少数のヒト血清中にみいだされる）は，遅発性溶血反応の原因となることもある．

b） 白血球型および血小板の型

臓器移植において，HLA (human leukocyte antigen, 現在では独立熟語) 型（白血球型）が重要視されるのは，この抗原が移植臓器の提供者（ドナー，donor）と受容者（レシピエント，recipient）との間の組織適合性に関与する主要組織適合抗原 (major histocompatibility antigen) であるためである．

HLAクラスI抗原（HLA-A，-B，-C）は赤血球以外の血小板と赤芽球を含むほとんどすべての有核体細胞膜に存在し，II抗原（HLA-D，-DR，-DQ，-DP）は，Bリンパ球，単球などに存在している．I抗原は自己と非自己を識別して排除する機能，II抗原は非自己に対する細胞性免疫反応の情報伝達の役割を担っている．ドナーとレシピエントとの間でクラスII抗原の適合性が高いほど移植臓器の生着率は高いが，ドナーに対するHLA抗体が存在していると移植後に拒絶反応 (hyperacute rejection) が起こる[2]．

血小板に特有な型としては，Zw^a(Pl^{a1})・Zw^b(Pl^{a2})，その他があり，抗 Pl^{a1} 抗体は，同種免疫性新生児血小板性紫斑病 (isoimmune neonatal thrombocytopenic purpura) をきたすことがある．最近，国際的な命名法がつくられ，HPAと称することになった（表1.22参照）．

c） 血清タンパク型および酵素型

電気泳動法あるいは免疫学的判定法により識別される血清タンパク型は，各種疾患に伴う血漿タンパク異常の解析に応用される．また，輸血上問題となるのはIgGアロタイプ・Gm型である．

ハプトグロビン（HP）のHP 2-1型はDown症候群に多くみられ（Hsiaら，1969），α_1-アンチトリプシン（PI）のMZ，SZ型はリウマチ性関節炎 (rheumatoid arthritis)（Huber, 1976），MZ型は胃潰瘍 (gastric ulcer)（Andre, 1974）と関係する．また，$HP*1$ 遺伝子はABO式血液型不適合による新生児溶血性疾患（Kirkら，1971）と，α_2-マクログロブリン（XM）型の Xm^a 遺伝子は血友病 (hemophilia A) と関連する．

赤血球酵素アイソザイムパターンによって識別する酵素型は，赤血球酵素異常による遺伝性溶血性疾患 (hereditary hemolytic disease) の解析などに応用される．

アデノシンデアミナーゼ（ADA），グルコースリン酸イソメラーゼ（GPI），アデニル酸キナーゼ（AK），グルコース6リン酸脱水素酵素（G6PD）などの型が前記疾患に関係し，特にG6PD型のB(−)型（酵素欠損型）に，重症溶血性疾患がみられる．

d） DNA多型 (DNA polymorphism)

DNA (deoxyribonucleic acid) には，一定の核酸塩基配列が繰り返しつながっているミニサテライト部分がある．それぞれのミニサテライトの核酸塩基配列の繰り返し回数（長さ）は，個人によって違う．このミニサテライト部分を切り出し，長さに応じて配列すると，個人特有のパターンが得られる．これを用いれば手の指紋と同じように個人の同定ができるとし，「DNAフィンガープリント (Jeffreys, 1985)」と命名されている[3]．

それぞれのミニサテライトは，図1.1に示すとおり，Mendelの法則に従って，親から子に遺伝する．このミニサテライトのバンドについて，十分な解析を行うと，親子，兄弟，親族などの解明を行うことができる[4]．

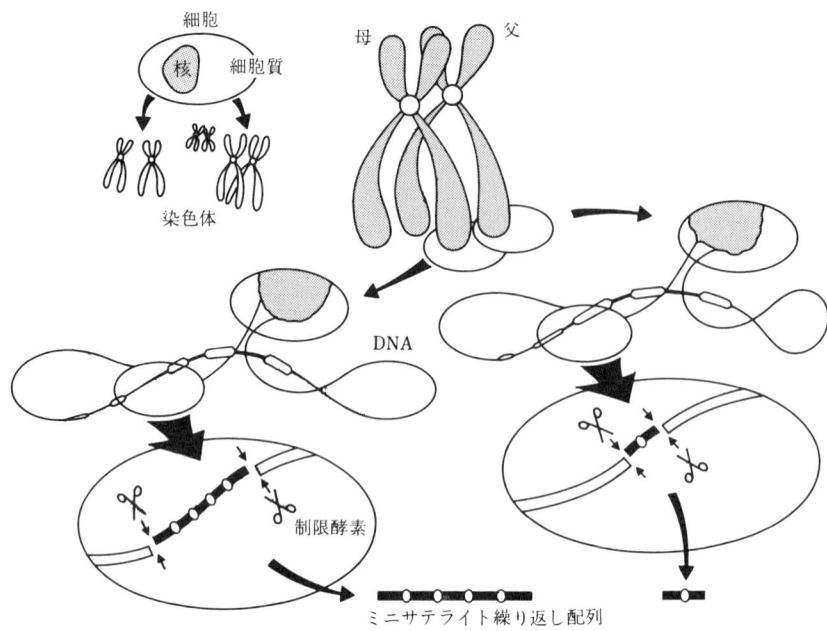

図1.1 DNAミニサテライトバンドの遺伝
(帝人バイオ・ラボラトリーズ提供)

医学診断用途としては，双生児の卵生診断，骨髄移植時の生着状態などには，直接利用されている．

(澤口彰子)

文献

1) 八幡義人，和田秀穂：赤血球膜成分の発現と分化．Annual Review 血液 1990 (高久史麿ほか編)，pp 1-14，中外医学社，東京，1990．
2) 清水　勝：血液型．血液病学 (高久史麿編)，pp 134-148，医学書院，東京，1990．
3) Jeffreys AI, Wilson V, Thein SL：Individual-specific "fingerprints" of human DNA. *Nature* **316**：76-79, 1985.
4) Jeffreys AI, Turner M, Debenham TP：The efficiency of multilocus DNA fingerprint probes for individualisation and establishment of family relationships, determined from extensive casework. *Am J Hum Genet* **48**：824-840, 1991.

1.2 発展の歴史

(1) Landsteinerの発見を端緒とする血液型の発展

血液型の歴史は，1901年に始まるといえる．この年，Landsteinerは，現在周知されているABO式血液型をはじめて分類している．

Landsteinerは，多数のヒトの血液をはじめて血球と血清に分け，生理食塩液中に約5%の濃度で血球を浮遊させた液と血清をたがいに混ぜ合わせ，その反応を観察した．自己の血球-血清間では全例に反応がみられなかったが，自己と他人との血球-血清間では，反応(凝集現象)がみられる組み合わせと，みられない組み合わせがあった．この血球-血清間の凝集の有無に規則性が認められたことから，各個人をA，B，Cの3群に分類した．

すなわち，ヒトの血液について，同種血球凝集反応(isoagglutinin reaction)の存在を明らかにしている．

引き続いて，この血球凝集反応が血球中の凝集原(agglutinogen)(抗原)と血清中の凝集素(agglutinin)(抗体)によること，その型がMendelの遺伝の法則に従って遺伝することや終生不変であることなどが明らかにされている．

また，LandsteinerとLevine(1927)は，ヒトの血球をウサギに免疫して，ABO式血液型抗原とは異なる別の抗原(antigen)をみいだし，MN式およびP式血液型を発見している．これまでの時期は，生理食塩液抗体(saline antibody)あるいは完全抗体(complete antigen)と名称されている抗体(生理食塩液に浮遊した赤血球を凝集する抗体)によって分類される血液型の時代ともいえる．

さらに，LevineとStetson(1939)は，新生児溶血性疾患(hemolytic disease of newborn, HDN)の解明につながり，現在抗D(Rh_0)抗体と呼ばれている抗体を発見し，LandsteinerとWiener(1940)は，アカゲザル(rheusus monkey)の血球をウサギに免疫し，得られた抗体でヒト血球にRh因子(現在，LW抗原と呼ばれている)を発見して，血液型にすばらしい発展をもたらしている．これ以後，Lutheran(CallenderとRace, 1946)，Kell(Coombs, MourantとRace, 1946)，Duffy(CutbushとMollison, 1950)，Kidd(Allen, DiamondとNiedziela, 1951)など多くの血液型の発見が続いている．

Rh式血液型発見以降は，アルブミン抗体(albumin antibody)あるいは不完全抗体(incomplete antibody)と名称されている抗体(生理食塩液に浮遊した状態では，赤血球を凝集しないが，アルブミンなどを添加した膠質溶液に浮遊した状態では凝集反応がある)による血液型分類の時代でもある．

以上は，型特異的な抗体を用いた凝集反応によって，赤血球の膜表面にある遺伝形質を識別した時代といわれる[1]．

文 献
1) 松本秀雄：血液型による親子鑑別，有斐閣，東京，1985．

(2) 新しい血液型への発展

1955年，Smithiesは，デンプンゲル電気泳動法を血液型の分野に導入し，画期的な血液型の発展をもたらしている．Smithiesは，ヒト血清タンパク分子の電気泳動による易動度の差に基づいて，遺伝的多型を識別し，最初の血清タンパク型であるハプトグロビン(HP)型を発見している．続いてトランスフェリン(TF)型(Smithies, 1957；KühlとSpielmann, 1978)，グループスペシフィック・コンポーネント(GC)型(Hirshfeld, 1957；ConstansとViau, 1977)，1967年にセルロプラスミン(CP)型と$α_1$-アンチトリプシン(PI)型，その他アルブミン(ALB)型，$α_1$-酸性糖タンパク(ORM)型，$α_2$-マクログロブリン(XM)型など，いろいろな型が報告されている．

他方，1956年，Grubbらは，血球凝集阻止反応により，ヒトの免疫グロブリン(immunoglobulin, Ig)分子にある遺伝形質(Gm因子)によって識別されるGm型を発見し，続いて，Km型(Roparzら，1961)などの免疫グロブリンアロタイプが報告されている．

また，免疫学的方法によって$β$-リポプロテイン系のAg型(AllisonとBlunberg, 1961) Lp型(Berg, 1963)なども分類されている．

さらに，等電点電気泳動法の導入によって，補体(complement)系血漿タンパクの遺伝的多型が発見され，1970年代に入ると，C4(補体第4成分)型(Rosenfeldら)，続いてC6型およびC7型(Hobartら)，C8型(Raumら)が報告され，またBF型(Alperら，1972)，IF型(Nakamuraら，1985)なども報告されている．さらにまた，凝固線溶系タンパクの遺伝的多型もみいだされ，凝固系第XIII因子(F13)(Board, 1979, 1980)や線溶系タンパクのプラスミノーゲン(PLG)(Hobart, 1979)などに個人差が認められている[1]．

電気泳動の技術は，さらに，赤血球・白血球・血清酵素についての血液型の分類へと，大きく発展している．1963年に酸性ホスファターゼ(ACP)型(Hopkinsonら)，グルコース6リン酸脱水素酵素(G6PD)型(Kirkmanら；Giblettら，1969)，1964年にホスホグルコムターゼ(PGM)型(Spencerら)などが発見され，その後，アデニル酸キナーゼ(AK)型(FildesとHarris, 1966)，6-ホスホグルコン酸脱水素酵素(PGD)型(Fildesら，1963, 1966；Carten, 1968)，アデノシンデアミナーゼ(ADA)型(Spencerら，1968)，グルコースホスホキナーゼ(GPI)型(Detterら，1968)，グルタミン酸ピルビン酸転移酵素(GPT)型(ChenとGiblett, 1971)，エステラーゼ(ESD)型(Hopkinsonら，1973)などの報告がみられる．また血清偽コリンエステラーゼ型(Harrisら，1961)，白血球由来酵素のα-フコシターゼ(FUC)型，肝臓由来酵素のアルコール脱水素(ADH)型などの遺伝的多型も分類されている．

(3) 最近における画期的な遺伝的多型の発展

ヒト白血球抗原に関する研究は20世紀に始まったといえるが，1958年，Daussetは輸血後発熱した患者の血清中に白血球に対する抗原(現在のHLA-A_2)があることを発見している．その後，多数の研究者によって，いろいろな呼称のヒト同種白血球抗原が確認・確立されてきたが，1968年第1回WHOワークショップでHL-Aと呼称することが決められ，1975年，ヒト白血球抗原(human leukocyte antigen, HLA)と改められている．

1987年にWHOにより公認されたHLA抗原系には，クラスI抗原に属するHLA-A，HLA-B，HLA-C，クラスII抗原に属するHLA-D，HLA-DR，HLA-PQのシステムがある．血小板には，クラスI抗原に属するHLA抗原がみられ，またすべての有核細胞にもみられている．クラスII抗原は，単球，リンパ球などにみいだされている．

さらに，ここ10年間，急速に進歩してきたDNA多型は，1985年にJeffreysが，この多型性を個人識別の指紋のように遺伝形質(個人差)の解析に応用できるとして「DNAフィンガープリント」と名づけて以来，さらに発展をとげている．

一般に血液型といえば，これまで，主として，赤血球の膜表面にある抗原について識別される型を意味していたのであるが，今日では，血液型の遺伝形質発現などを支配する遺伝子DNA多型，体組織細胞にみられる白血球抗原系などを含めるならば，血液の型といっても，その内容において，違ったものとなっている[1]．　　　　　　(澤口彰子)

文　献
1) 石本剛一：血清タンパク型．新基礎法医学・医事法，pp 144-148，南江堂，東京，1989．

文　献
1) 原田勝二：ヒトDNA Polymorphism検出と応用，東洋書店，東京，1991．

1.3 血液型の生化学

(1) 血液型物質 (blood group substances)

ABO式血液型活性を有する糖タンパクが卵巣嚢腫液や胃粘膜などからとりだされたのを端緒として，赤血球のABO式およびその他の血液型抗原の化学構造が次第に明らかにされつつある[1〜3]．このような血液型抗原活性を有する分子（抗原そのもの，またはハプテン）は血液型物質と呼ばれている．

a) ABOおよびLewis式血液型

i) ABOおよびLewis式血液型抗原の生合成 ABOおよびLewis式の血液型抗原決定基（エピトープ）はオリゴ糖で[2]，両者は生合成上密に関連している（図1.2）．各遺伝子は基質特異性のきわめて厳密な糖転移酵素を産生する．

① ABO式血液型： 遺伝子 A と B が産生する α-$(1\rightarrow 3)$-Nアセチルガラクトサミン転移酵素（A合成酵素）と α-$(1\rightarrow 3)$-ガラクトース転移酵素（B合成酵素）はそれぞれ各単糖をH抗原と呼ばれる前駆物質の糖鎖末端のD-ガラクトースに結合させ，AあるいはB抗原をつくる（図1.2）．

O型ではH抗原はAあるいはB抗原のいずれにも転換されずにそのまま残っている．またA, BおよびAB型でも一部のH抗原はAやB抗原に転換されずに残存している．H抗原合成酵素は α-$(1\rightarrow 2)$-フコース転移酵素で，ABO とは異なる座位の遺伝子 H が支配する．H 遺伝子が働かなければH抗原ができず，AおよびB抗原も産生されない．例えば，ボンベイ型では H 遺伝子欠損（または不活性）のためA, BおよびH抗原がすべて欠如している．また粘液分泌細胞などでは H 遺伝子の発現に調節遺伝子として「分泌型」遺伝子 Se を必要とするため，「非分泌型」($sese$) では唾液などのABH抗原が産生されない．このようにAおよびB抗原は遺伝子の2次産物で，ホモ接合体 AA, BB とヘテロ接合体 AO, BO の間に赤血球被凝集性の強弱 (dosage effect) はみられず，この点では両者の区別はできない．近年，O 遺伝子はAあるいはB抗原のいずれをも合成しない不活性なタンパクを産生することが明らかにされ，同タンパクを指標としたAおよびB型の遺

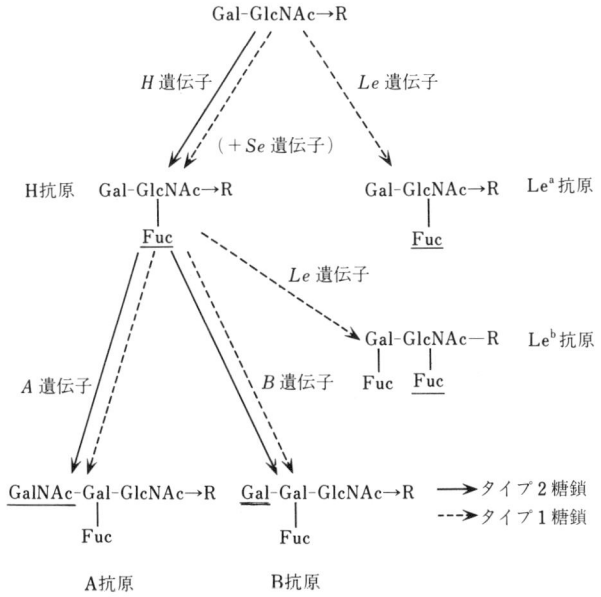

図1.2 ABOおよびLewis式血液型抗原の生合成
付加される糖鎖を下線で示す．
Gal：D-galactose, Fuc：L-fucose, GlcNAc：N-acetyl-D-glucosamine, GalNAc：N-acetyl-D-galactosamine, R：骨格となる糖鎖

表1.3 ヒトにおけるABO式血液型物質の種類と主な体内分布

			糖鎖のタイプ[*1]			
			1	2	3	4
1. 複合糖質の種類						
a. 糖タンパク						
N-グリコシド型			+	+	−	−?
O-グリコシド(ムチン)型			+	+	+	−?
b. 糖脂質						
ラクト系			+	+	+[*2]	−
グロボ系			−	−	−	+
ガングリオ系			−	−	−	+
2. 主な体内分布*	赤血球		+[*3]	+	+[*2]	+[*4]
	白血球		+[*3]			
	皮膚			+		
	粘膜上皮	口腔	+	+		
		胃	+	+		
		小腸	+	+		
		大腸(近位)	+			
		膀胱	+	+		
	肺			+		
	肝臓			+		
	腎臓		+	+		+[*4]
	膵臓		+	+	+	+[*5]
	唾液腺		+	+	+	
	唾液		+	+		

* 各タイプの糖鎖について存在が明らかにされている主な部位を「+」で示す.
[*1] タイプ 1: Galβ1→3GlcNAcβ1→R　(Gal: D-galactose, GlcNAc: N-
　　　　 2: Galβ1→4GlcNAcβ1→R　acetyl-D-glucosamine, GalNAc: N-
　　　　 3: Galβ1→3GalNAcα1→R　acetyl-D-galactosamine, R: 骨格と
　　　　 4: Galβ1→3GalNAcβ1→R　なる糖鎖)
[*2] A型関連抗原 (糖脂質), [*3] 血漿から吸着された糖脂質,
[*4] グロボ系糖脂質,　　　　 [*5] ガングリオ系糖脂質
(Clausen H, Hakomori SI: *Vox Sang* **56**: 1-20, 1989[2])をもとに作成)

伝子型判定の可能性が示唆されている.

② **Lewis式血液型**: Lewis抗原の発現には遺伝子 *Le* が必要で, 遺伝子 *Se* と *H* が関与する. *Le* 遺伝子が産生する α-(1→4)-フコース転移酵素はタイプ1糖鎖 (ii)項および表1.3参照) のH抗原前駆物質の糖鎖末端から2番目のN-アセチルグルコサミンにL-フコースを結合させて Le^a 抗原をつくる (図1.2).「分泌型」の場合, 同酵素は *Se* 遺伝子の支配下で産生されたH抗原に作用して Le^b 抗原をつくりだす. 結果的に「非分泌型」では Le(a+b−)型,「分泌型」は通常 Le(a−b+)型となる. *lele* 型では Le^a および Le^b 抗原のいずれも産生されない. このようにLewis式血液型物質は分泌・非分泌型遺伝子の支配を受ける組織細胞で産生される (ii), iii)項参照).

ii) **ABOおよびLewis式血液型物質の多様性**
ABO式血液型物質は赤血球のみならず他の組織にも多様な分子として存在する (表1.3). その多様性は, ①複合糖質の種類 (糖脂質または糖タンパク), ②糖鎖内部の構造 (分岐の有無), ③糖鎖末端付近の構造, ④他の血液型抗原 (Lewis式, P式など) を合成する糖転移酵素との相互作用から生じる[2]. このうち②, ③, ④が血液型抗原決定基 (エピトープ) に関与する. Lewis抗原も類似の多様性を示す.

①**複合糖質の種類**: ABOおよびLewis式血液型物質は血球, 組織細胞や体液中に糖脂質あるいは糖タンパク, また尿中には遊離オリゴ糖として存在する. 糖タンパクにはO-グリコシド(ムチン)型とN-グリコシド型があり, 前者は主として

唾液などの分泌粘液中に，後者は赤血球に多く存在する（iii)項参照）．

②糖鎖内部の構造： 直鎖状と分岐状の糖鎖があり，Ii 抗原活性と関連している．i 抗原は直鎖状糖鎖($Gal\beta1\to4GlcNAc$(以下，略号は図1.2参照）の繰り返し），I 抗原は分岐状糖鎖（上記糖鎖が Gal から $GlcNAc\beta1\to6$ 結合で分岐）からなる．糖鎖の分岐は個体発生過程と関係がある．直鎖状の i 抗原は胎児性の抗原で，出生後に分岐状の I 抗原に変わる．胎児血球には抗原密度の高い分岐状の ABH 抗原が存在しないため，IgG 型抗 A あるいは抗 B 抗体に対する反応が弱く，ABO 不適合妊娠の場合に保護的効果があるものと考えられている[2]．

③糖鎖末端付近の構造： 4タイプの糖鎖がみいだされている（表1.3）．そのうちタイプ1および2と呼ばれる糖鎖が主たるもので，糖タンパク（O- および N-グリコシド型）と糖脂質の両者に存在する．タイプ1糖鎖の ABH 抗原の合成には「分泌型」遺伝子 *Se* が関与している[2]．Lewis 抗原はタイプ1糖鎖のみに合成されうる．このタイプの糖鎖は内胚葉由来組織（粘膜や腺上皮）に広く分布し，体液や分泌液中の ABH および Lewis 抗原の主たる担い手である．中胚葉由来組織は一般にタイプ1糖鎖を産生しないが，赤血球や白血球はこのタイプの ABH および Lewis 抗原（糖脂質）を血漿から獲得する．タイプ2糖鎖は主として外胚葉または中胚葉由来組織（皮膚や赤血球）にみいだされている．タイプ3と4の糖鎖は，赤血球では主に A 型関連の糖脂質として存在し，B 型活性を示すものはみつかっていない．タイプ3糖鎖の ABH 抗原は O-グリコシド（ムチン）型糖タンパクとして種々の組織にも存在する．この糖鎖の中心部は T あるいは Tn 抗原（それぞれ $Gal\beta1\to3GalNAc\alpha1\to0$-セリン/トレオニン および $GalNAc\alpha1\to0$-セリン/トレオニン）の一部をなす．タイプ4糖鎖の糖脂質はP式血液型抗原の担い手でもある（(b)項参照）．

④ ABH および Lewis 抗原合成酵素の相互作用： タイプ1糖鎖のH抗原から Le^b 抗原が合成されるように，A および B 抗原から Le^b 抗原との複合体ともいえる ALe^b, BLe^b 抗原ができる．

系統発生学的にみると，ABH およびその関連の糖鎖抗原は中胚葉由来の造血組織（赤血球を含む）よりむしろ外胚葉や内胚葉由来組織中に早期に出現するので，"histo-blood group antigen" という名称も提唱されている（Clausen, Hakomori[2])．また ABH, Lewis あるいは類似の抗原はヒト以外の動物や植物にも広く分布している[1]．

iii) 赤血球の ABO および Lewis 式血液型物質 ヒト赤血球の ABH およびその関連の Ii 抗原決定基は陰イオン輸送タンパク(band 3)，グ

表1.4 赤血球膜構成成分と血液型抗原

膜構成成分	血球1個あたりの概数	血液型抗原	機能	欠損時の異常
タンパク				
band 3	10×10^5	ABH Ii	陰イオン輸送	遺伝性楕円赤血球症
band 4.5	5×10^5	ABH Ii	グルコース輸送	
Glycophorin A	10×10^5	MN	機械的ストレスに対応？	
Glycophorin B	2.5×10^5	Ss ('N')	機械的ストレスに対応？	
Rh ポリペプチド 　Mr 30000 　Mr 45000〜100000	 $1\sim2\times10^5$ $1\sim2\times10^5$	Rh	膜構造維持？	遺伝性ストマトサイトーシス
Duffy 糖タンパク	12×10^3	Duffy	マラリア原虫受容体	
Kell 糖タンパク	$3\sim6\times10^3$	Kell		
Lutheran 糖タンパク	$1.5\sim4\times10^3$	Lutheran		
糖脂質	5×10^5	ABH Lewis Ii, P		

(Anstee DJ: *Vox Sang* **58**: 1-20, 1990[3]) をもとに作成）

ルコース輸送タンパク（band 4.5）などの糖タンパク（主にN-グリコシド型）と種々の糖脂質に存在する[2]（表1.3, 1.4）.

Lewis抗原は糖脂質に存在する．この抗原は造血組織で合成されるのではなく，分泌・非分泌型遺伝子の支配を受ける他の組織でつくられ，血漿から赤血球に吸着される．したがって骨髄移植の際，提供者のLewis型が移植された患者の型と異なる場合，移植骨髄から増殖した赤血球は患者の型を獲得する．

iv） ABO式血液型の亜型・変異型 ABO式血液型抗原の生合成には，① ABO座位の遺伝子，② Hh座位の遺伝子，③それらの調節遺伝子（Se, seなど）が関与している（図1.2）．仮に遺伝子Aまたは B の変異により限られた糖鎖タイプのH抗原のみを基質としうる糖転移酵素が産生されると被凝集性の弱いAやB型が生じる．例えば A_2 型の酵素はタイプ3および4糖鎖のH抗原を基質としえないという仮説（Hakomoriら）が立てられている．このようなABO座位の変異またはその調節遺伝子による亜型や変異型ではH抗原が存在する．一方Hh座位の変異またはその調節遺伝子による変異型ではH抗原も合成されない（ボンベイ型）．ボンベイ型ではH抗原を欠くため抗H抗体をもち，輸血の際適合血が得られにくい（"まれな血液型"）．

b） P式血液型

P式の P_1, Pおよび P^k 抗原の決定基はオリゴ糖で，赤血球膜の糖脂質に存在する[2]．それらは各遺伝子の産生する糖転移酵素によって合成される（図1.3）．P抗原は P^k 抗原からつくられ，P_1 抗原は別の経路でパラグロボシドから遺伝子 P^k と P_1 の働きにより合成される．P 遺伝子欠損のとき P^k 抗原が蓄積し，P_1 遺伝子が存在すると P_1^k 型，存在しないと P_2^k 型となる．P^k 遺伝子欠損の場合には P^k, Pおよび P_1 抗原のいずれも合成されず，P^k 抗原の前駆物質がそのまま残る（p型）．p型のヒトの血清中には抗 P_1+P+P^k（抗 Tj^a）が存在し，輸血の際適合血が得られにくい（"まれな血液型"）．

P式血液型抗原はヒト体内で赤血球以外には腎臓や膵臓などに存在し，ヒト以外の生物にもかなり広く分布している[1]．

c） MNSs式血液型

i） MNSs式血液型物質 MN抗原はGlycophorin A（または α, MN糖タンパク），Ss抗原はGlycophorin B（または δ, Ss糖タンパク）と呼ばれる赤血球膜シアロ糖タンパクに存在する[3]．

MとN抗原はGlycophorin AのN末端から第1および第5番目のアミノ酸残基が異なる．M抗原はそれぞれセリンとグリシン，N抗原はロイシンとグルタミン酸である（図1.4）．MN抗原活性の発現には上記アミノ酸配列のほかに結合糖鎖のシアル酸が関与している．

Sとs抗原はGlycophorin BのN末端から第29番目のアミノ酸残基が異なり，S抗原はメチオニン，s抗原はトレオニンである（図1.4）．Glyco-

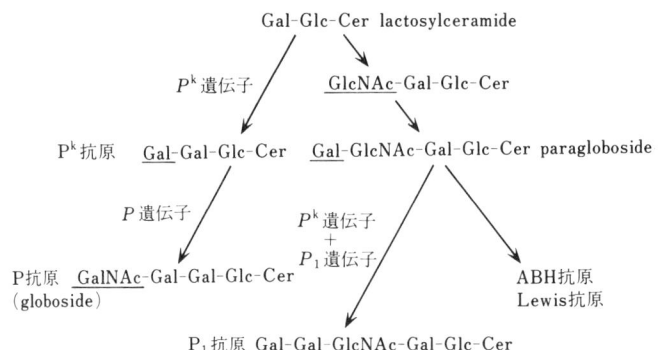

図1.3 P式血液型抗原の生合成
付加される糖鎖を下線で示す．
Gal：D-galactose, Glc：D-glucose, GlcNAc：N-acetyl-D-glucosamine,
GalNAc：N-acetyl-D-galactosamine, Cer：セラミド

1.3 血液型の生化学

```
Glycophorin A  M型  Ser-S-T-T-Gly-V-A-M-H-T-T-S-S-S-V-S-K-S-Y-I-S-S-Q-T-N-D-T-H-K-R-
                       * * *           * * * * * *           *     * ●
               N型  Leu-S-T-T-Glu-V-A-M-H-T-T-S-S-S-V-S-K-S-Y-I-S-S-Q-T-N-D-T-H-K-R-
                       * * *           * * * * * *           *     * ●
```
（Furthmayr, 1978）　変異部をthree letter，その他はone letter codeで示す
＊，●：グリコシル化されている部位

```
Glycophorin B  S型  L-S-T-T-E-V-A-M-H-T-S-T-S-S-S-V-T-K-S-Y-I-S-S-Q-T-N-G-E-Met-G-Q-L-V-H-R-
                      * * *       * * * * (*)(*)   (*)   (*)    (*)(*)    *
               s型  L-S-T-T-E-V-A-M-H-T-S-T-S-S-S-V-T-K-S-Y-I-S-S-Q-T-N-G-E-Thr-G-Q-L-V-H-R-
                      * * *       * * * * (*)(*)   (*)   (*)    (*)(*)    *
```
（Dahrら, 1980）　変異部をthree letter，その他はone letter codeで示す
＊：グリコシル化されている部位，(＊)：グリコシル化されている場合がある部位

図1.4　Glycophorin AおよびGlycophorin BのN末端領域のアミノ酸配列とMNSs式血液型活性

phorin BのN末端から26番目までのアミノ酸配列はN型のGlycophorin Aと共通で，N様抗原活性（'N'）を示す．

Glycophorin AおよびGlycophorin Bは全アミノ酸配列が解明され，両者が密接に連関した異なる遺伝子に支配されていることがDNAレベルの分析により明らかにされている．

ii）MNSs式血液型の変異型　M^cはM型のN末端から第5番目のアミノ酸がN型と同じグルタミン酸に，M^gはN型の第4番目がトレオニンからアスパラギン酸に代わっている．また，Glycophorin AとGlycophorin Bのハイブリッド型のシアロ糖タンパクをもつ変異型もみいだされている．

d）Rh式血液型

Rh抗原は数種のポリペプチドの複合体で，脂質と結合して赤血球膜構造を維持する役割を果しているものと考えられている．これらは遺伝子の直接産物と考えられ，D抗原ではホモ接合体DDとヘテロ接合体Ddの間に赤血球被凝集性の強弱（dosage effect）がみられる．

e）その他の血液型

Duffy抗原は糖タンパクで，マラリア原虫（*Plasmodium vivax*）の受容体として働く．

KellおよびLutheran抗原は糖タンパクで，S-S結合が抗原活性の発現に関与している．

ChidoおよびRodgers抗原は補体タンパクC4由来の糖タンパクで，Lewis抗原と同様に血漿から赤血球に吸着される．

f）細胞膜構造と血液型抗原

主な赤血球型抗原と膜構成成分の関係を表1.4および図1.5にまとめて示す．

なお白血球型抗原に関しても，HLA-A, B, C座位の抗原は細胞膜貫通性の糖タンパクで，β_2-ミクログロブリンと結合して存在することが明らかにされている．

g）血液型物質の生理的役割と疾病・病態

血液型抗原決定基は血液型物質の分子上の一部の基本的には非致死的な変異ではあるが，血液型物質そのものは何らかの生理的役割を有するものと考えられる（表1.4参照）．ある血液型の抗原をすべて欠如する変異型（null type）に赤血球異常などがみられれば，逆にその抗原の生理的役割を

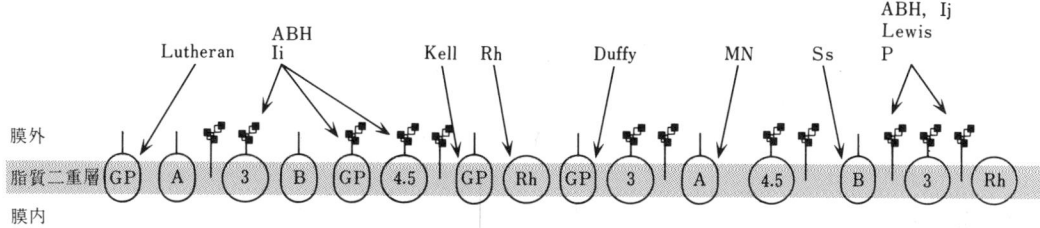

図1.5　赤血球膜構造と血液型抗原（模式図）

3：band 3，4.5：band 4.5，A：Glycophorin A，B：Glycophorin B，Rh：Rhポリペプチド，GL：糖脂質，GP：糖タンパク

知ることができる（ii）項参照）．そのほかにも血液型抗原は，臨床上，疾病・病態と以下のようにさまざまなかかわりがある．

i） 血液型抗原関与の免疫反応による疾病・病態　輸血の副作用（不適合輸血）や不適合妊娠による新生児溶血性疾患，臓器移植後の拒否反応があげられる．自己免疫溶血性貧血のなかにはRhやI抗原に対する血液型特異性を有する抗体が関与している例がある．

ii） 血液型物質の異常による疾病・病態　Rh_{null}型では赤血球形態異常を伴う溶血性貧血，Kell式McLeod型では溶血性貧血と白血球機能異常による慢性肉芽腫症がみられる．また，Glycophorin Aを欠如するEn(a-)型の赤血球は見かけ上異常を示さないが，代償的にband 3のグリコシル化の増加がみられる．一方，Duffy式血液型のnull typeであるFy(a-b-)型の赤血球はマラリア感染に対して抵抗性があり，この点ではむしろ有利な型で，アフリカなどの地域において頻度が高い．

iii） 悪性新生物と血液型抗原の変化　白血病の増悪期における赤血球のABH抗原活性の低下・消失が知られている．また，OあるいはB型のヒトの癌組織に出現するA型様抗原，Le^a型のヒトの癌組織中のLe^b抗原，p型のヒトの癌組織中のP_1 P抗原などが報告されている．消化器系腫瘍マーカー CA 19-9 はシアル化されたLe^a抗原である．

iv） 細菌感染による血液型抗原の変化　敗血症などの重篤な細菌感染の際に細菌の酵素により血液型抗原が修飾されることがある．A抗原の非還元末端N-アセチルガラクトサミンが細菌酵素により脱アセチル化されてB型活性を示すようになる後天性B（acquired B）や，潜在性のT抗原などの活性化による汎血球凝集反応（polyagglutinability）という現象などがみられる．

v） その他の病態　慢性アルコール中毒患者においてA型物質の分泌抑制により「分泌型」が一見「非分泌型」のようになることが報告されている．

先天性糖代謝異常症の1つフコシドーシスではLewis型物質の組織内蓄積がみられる．

〔前田　均〕

文　献
1) 山本　茂：血液型，化学同人，京都，1986．
2) Clausen H, Hakomori SI：ABH and related histo-blood group antigens；immunochemical differences in carrier isotypes and their distribution. *Vox Sang* **56**：1-20, 1989.
3) Anstee DJ：Blood group-active surface molecules of the human red blood cell. *Vox Sang* **58**：1-20, 1990.

（2）植物凝集素

植物凝集素（plant agglutinin, phytohemagglutinin, PHA）の発見は1888年Stillmarkがヒマ（*Ricinus communis*, caster bean）の種子抽出液が種々の動物赤血球を凝集することをみいだしたのに始まるといわれる．その後数多くの植物種子，特にマメ科植物種子中に赤血球凝集素がみいだされ，さらに1908年LandsteinerとRaubitschekは種々の植物種子抽出液による赤血球凝集反応の程度が動物種により異なることをみいだしている．BoydとReguera[1]およびRenkonen[2]は，このような事実にヒントを得て，多数の植物の種子抽出液について血液型との関連性をしらべ，血液型特異的植物凝集素の存在を報告した．Boydら[3]はラテン語で"選び出す"という意味のlegereより，これらの植物凝集素をレクチン（lectin）と呼ぶことを提唱した．近年レクチンは植物由来だけではなく，動物の体液，組織および微生物由来のものが知られ，レクチンはある一定の糖構造と特異的に結合する糖結合性タンパク質（carbohydrate-binding protein）であることがわかった．

レクチンは次のように定義されている[4]．"レクチンとは，免疫反応によらない起源の糖結合タンパク質または糖タンパク質で，細胞を凝集し，または複合糖質を沈降させるものをいう．"

レクチンの中にはコンカナバリンA（タチナタマメから精製されるレクチンで，タチナタマメレクチン（jack bean lectin）とも呼ばれる）やインゲンマメレクチン（PHA；PHAはインゲンマメレクチンだけをさすことがあるから注意が必要）のように，末梢血リンパ球に働いて幼若化し，細胞分裂を誘起させるものもある．コンカナバリンAやインゲンマメレクチンはTリンパ球を，アメリカヤマゴボウレクチンはBリンパ球をそれぞ

1.3 血液型の生化学

れ幼若化させる作用がある．また糖結合特異性の明確なレクチンを用いて細胞表面の糖鎖の検索を行ったり，精製したレクチンをCNBr活性化セファロースに結合させた固定化レクチンを用いて複合糖質の特異的精製を行うなど，免疫学的，細胞生物学的応用が広がっている．

Mäkelä[5]は種々のレクチンによる赤血球凝集反応の単糖による阻止反応を広汎に研究し，レクチンの糖に対する特異性を，単糖のC3とC4位の水酸基の立体配位により4群に分類した．現在主に使用されている血液型特異性レクチンを含めて，各群の糖により凝集活性阻止を受ける主なレクチンは表1.5に示すようである．

一般にレクチンが血液型特異的であるというためには，①ある型の血球だけを凝集するか，あるいはある型の血球を特に強く凝集する，②ABO

表1.5 レクチンの分類

群	糖の構造	各群に属する主な糖	凝集阻止を受ける主なレクチン	血液型特異性	糖結合特異性
1.		L-Fuc	*Anguilla japonica* (ウナギ血清)	抗H	α-L-Fuc
			Ulex europaeus I (ハリエニシダ)	抗H	α-L-Fuc
			Lotus tetragonolobus (ミヤコグサ)	抗H	α-L-Fuc
2.		D-GalNAc	*Dolichos biflorus* (ヒマラヤフジマメ)	抗A	α-GalNAc
			Phaseolus lunatus (*Phaseolus limensis*) (リママメ)	抗A	α-GalNAc α-Gal
			Phaseolus vulgaris (インゲンマメ)	—	GalNAc
			Helix pomatia (カタツムリ)	抗A	α-GalNAc α-GlcNAc
			Vicia cracca (クサフジ)	抗A	GalNAc
			Falcata japonica (ヤブマメ)	抗A	GalNAc
		D-Gal	*Griffonia simplicifolia* I	抗B	α-Gal> α-GalNAc
			Arachis hypogaea (ピーナッツ)	抗T	β-Gal
			Ricinus communis (ヒマ)	—	β-Gal
			Agaricus bisporus (マッシュルーム)	—	Galβ1-3 GalNAc
			Glycine max (ダイズ)	—	GalNAc Gal
		D-Man	*Canavalia ensiformis* (Con A, ナタマメ)	—	α-Man> α-Glc
			Vicia fava (ソラマメ)	—	〃
			Lens culinaris (レンズマメ)	—	〃
			Pisum sativum (エンドウマメ)	—	〃
3.		D-GlcNAc	*Ulex europaeus* II	抗H	GlcNAcβ1-4 GlcNAc
			Cytisus sessilifolius	抗H	〃
			Laburnum alpinum	抗H	〃
			Solanum tuberosum (ジャガイモ)	—	〃
			Triticum vulgaris (小麦胚)	—	〃
			Griffonia simplicifolia II	—	GlcNAc

Fuc：fucose Gal：galactose GalNAc：N-acetyl-D-galactosamine
GlcNAc：N-acetyl-D-glucosamine Man：D-mannose

表 1.6 A, Cad および Tn 抗原の構造

抗原	抗原決定群
A	GalNAcα1→3Galβ1→4GlcNAcβ1→3Galβ1→4Glc-Cer 　　　　　　　2 　　　　　　　↑ 　　　　　　Fucα1
Cad	GalNAcβ1 ＼4　　3 　　　　　　　　Galβ1＼3 NeuAcα2 ／3　　　　　　GalNAc—serine/threonine 　　　　　　NeuAcα2／6
Tn	GalNAcα—serine/threonine

NeuAc：N-acetylneuraminic acid, Cer：ceramide.

式血液型特異的の場合には，そのレクチンが分泌型ヒト唾液などにより血球凝集阻止されるが，非分泌型ヒト唾液では阻止されないなどの条件が満たされている必要がある．

a）抗Hレクチン

抗Hレクチンは1948年 Renkonen により *Laburnum alpinum* および *Cytisus sessilifolius* 種子中に，また1952年 Cazal と Lalaurie により *Ulex europaeus* 種子中に存在することが明らかにされた．Watkins と Morgan[6] はウナギ血清中の抗H凝集素が α-methyl-L-fucopyranoside や L-fucose により凝集を阻止されることを発見し，ついで Morgan と Watkins[7,8] は *Lotus tetragonolobus* の種子抽出液中の抗H凝集素は L-fucose 特に α-methyl-L-fucopyranoside により最も強く凝集を阻止されるが，*Laburnum alpinum* および *Cytisus sessilifolius* の抗H凝集素は単糖で凝集を阻止されないで，N, N'-diacetylchitobiose (GlcNAcβ1→4GlNAc) により最も強く阻止されることを報告した．

Matsumoto と Osawa[9] は *Ulex europaeus* 種子抽出液を硫安分画すると，硫安40％飽和分画には L-fucose で凝集を阻止される抗Hウナギ血清と同様の抗H凝集素と，硫安40〜70％飽和分画には N, N'-diacetylchitobiose で凝集を阻止される *Cytisus sessilifolius* レクチンと同様の抗H凝集素とに分かれることを明らかにした．

b）抗Aレクチン

抗Aレクチンとしては *Dolichos biflorus* および *Phaseolus lunatus* レクチンが代表的なものであり，その他 *Helix pomatia*（エスカルゴ；食用カタツムリ）の抗Aレクチンが使用されている．

Dolichos biflorus レクチンは抗 A_1 レクチンとして使用されているが，N-アセチルガラクトサミン結合タンパク質であるため，ヒトの A_1 型血球だけでなく（凝集素価の高いものは A_2 型血球も弱く凝集し），OおよびB型のまれな Cad および Tn 型血球も凝集する．これは A, Cad および Tn 抗原の抗原決定基の末端が N-アセチルガラクトサミン（GalNAc）であるためである（表1.6）．

c）抗Bレクチン

Mäkelä と Mäkelä は *Griffonia simplicifolia* (*Bandeiraea simplicifolia*) から得られたレクチンだけが抗B特異性を示すことをみいだした．その後この種子に特異性の異なるレクチンが複数存在することが判明し，このB型特異的レクチンは *Bandeiraea simplicifolia* I (BS-I) と命名された．精製BS-Iは分子量114000の糖タンパク質（糖含量9.0％）で，分子量28500のサブユニットの4量体から構成される．このサブユニットには分子量と抗原性では区別できないが，等電点の異なる2種類のサブユニットAとBが存在する．BS-IはサブユニットAとBのうち，1種類か2種類の型が結合してできた4量体であって，A_4,

表1.7 種々の汎凝集反応を示す血球とレクチンとの反応

	Arachis hypogaea	*Dolichos biflorus*[*1]	*Glycine soja*[*2]	GS II[*3]	*Vicia cretica*	*Salvia sclarea*	*Leonurus cardiaca*	polybrene
T	+	−	+	−	+	−	+[*4]	−
Tk	+	−	+	+	−	−	−	+
Th	+	−	−	−	+	−	−	+
Tx	+	−	−	−	−	−	−	−
Tn	−	+	+	−	−	+	−	−
Cad	−	+	+	−	−	−	+	+

[*1] このレクチンとの検査は血球がOまたはB型であるときのみ用いられる．
[*2] Cadの弱い例とは反応しないかもしれない．
[*3] *Griffonia* (*Bandeiraea*) *simplicifolia* II.
[*4] 弱い反応．

(Mollison PL：Blood Transfusion in Clinical Medincine, p444, Blackwell Scientific, Oxford, 1987)

A_3B_1, A_2B_2, A_1B_3, B_4 の5種類の構造（イソレクチン）からなっている．サブユニットAはα-ガラクトースとも反応するが，α-N-アセチルガラクトサミンに対して特異的であり，サブユニットBはα-ガラクトースに対してだけ特異性を示す[10]．

d) 抗Mおよび抗Nレクチン

抗Mとして *Iberis amara* レクチン，抗Nとして *Vicia graminea* および *Bauhinia purpurea* レクチンが知られている．

e) その他

汎凝集反応（panagglutination, polyagglutination）を示す種々の血球と各種レクチンとの反応を表1.7に示す．

文献

1) Boyd WC, Reguera RM: Hemagglutinating substances for human cells in various plants. *J Immunol* **62**: 333-339, 1949.
2) Renkonen KO: Studies on hemagglutinins present in seeds of some representatives of the family of Leguminoseae. *Ann Med Exp Fenn* **26**: 66-72, 1948.
3) Boyd WC, Shapleigh E: Specific precipitating activity of plant agglutinins (lectins). *Science* **119**: 419, 1954.
4) Goldstein IJ, Hughes RC, Monsigny M, et al: What should be called a lectin? *Nature* **285**: 66, 1980.
5) Mäkelä O: Studies in hemagglutinins of Leguminosae seeds. *Ann Med Exp Biol Fenn* **35** (Suppl 11): 1-133, 1957.
6) Watkins WM, Morgan WTJ: Neutralization of the anti-H agglutinin in eel serum by simple sugars. *Nature* **169**: 825-826, 1952.
7) Morgan WTJ, Watkins WM: The inhibition of the haemagglutinations in plant seeds by human blood group substances and simple sugars. *Br J Exp Path* **34**: 94-103, 1953.
8) Watkins WM, Morgan WTJ: Further observations on the inhibition of blood-group specific serological reactions by simple sugars of known structure. *Vox Sang* **7**: 129-150, 1962.
9) Matsumoto I, Osawa T: Purification and characterization of anti-H(O) phytoagglutinin of *Ulex europaeus*. *Biochim Biophys Acta* **194**: 180-189, 1969.
10) Murphy LA, Goldstein IJ: Five α-D-galactopyranosyl-binding isolectins from *Bandeiraea simplicifolia* seeds. *J Biol Chem* **252**: 4739-4742, 1977.

(3) 血液型抗体

a) 血液型抗体の性状

血液型抗体は，その由来により正常（自然）抗体（normal, natural antibody）と免疫抗体（immune antibody）とに分けられる．前者は正常血清中に存在していて，免疫されて生じたとは考えにくい抗体であって，規則抗体（regular antibody）の抗A抗体，抗B抗体はその代表的なものであり，このほか不規則抗体（irregular antibody）の抗M，抗N，抗A_1，抗P_1，抗Le^a，抗Le^bなどがあり，後者は免疫によって産生された抗体で，例えば$Rh_0(D)(-)$型の人に$Rh_0(D)(+)$型血球を輸血すると約50％に産生される抗$Rh_0(D)$抗体がこれに属し，同種免疫抗体である．同種免疫抗体は血液型不適合輸血あるいは血液型不適合妊娠によって産生され，抗Rh (C, c, D, E, e)，抗S，抗s，抗Fy^a，抗Fy^b，抗Jk^a，抗Jk^b，抗K，抗k，抗Di^a，抗Di^bなどがよく知られている．

またMN式血液型判定用に主として使用される抗M，抗N凝集素はそれぞれOMおよびON型血球でウサギを免疫してつくった異種免疫抗体である．

そのほか植物凝集素（lectin）が血液型判定用に利用されており，抗Hとして *Ulex europaeus*（ハリエニシダ）レクチンおよび抗A_1として *Dolichos biflorus*（ヒマラヤ産フジマメ）レクチンが実用化されている．

血液型抗体は反応態度により完全抗体（complete antibody）と不完全抗体（incomplete antibody）に分けられる．完全抗体は生理食塩液中で凝集・沈降反応を起こす抗体で，ABO式血液型判定用の抗A，抗BなどがこれにぞくしIgM型抗体は通常完全抗体である．不完全抗体は生理食塩液中で対応する抗原と反応して結合するが肉眼でわかるような反応を示さない抗体で，ウシ血清アルブミンを添加するか，赤血球をタンパク分解酵素（例えばpapain, bromelin, ficinなど）で処理するか，間接抗グロブリン試験ではじめて検出される抗体である．IgG型抗体は通常不完全抗体である．

また血液型抗体は反応温度により温式（常温型）抗体（warm antibody）と冷式（寒冷型）抗体（cold antibody）に分けられる．温式抗体は37℃（または15〜25℃くらい）で抗原と最も強く反応する抗

表1.8 ヒト免疫グロブリンと血液型抗体の性状

WHOの命名	IgG（γG）	IgM（γM）	IgA（γA）
従来の名称	γ_2, $7S\gamma$, γ_{SS}	β_2-, γ_1-macroglobulin β_2M, γ_1M	β_2A, γ_1A
分子量	140000〜160000	900000	170000* 400000**
超遠心沈降定数	7S	19S	7〜11S
電気泳動易動度（pH 8.6）	γ_2〜γ_1	γ_1	β〜γ
H鎖（class）	γ	μ	α
（subclass）	$\gamma1$, $\gamma2$, $\gamma3$, $\gamma4$	$\mu1$, $\mu2$	$\alpha1$, $\alpha2$
L鎖	k, λ	k, λ	k, λ
H鎖のアロタイプ	Gm(1)〜(25)	Mm	Am(1), Am(2)
分子構成	$\gamma_2 k_2$, $\gamma_2 \lambda_2$	$(\mu_2 k_2)_5$, $(\mu_2 \lambda_2)_5$	$\alpha_2 k_2$, $\alpha_2 \lambda_2$
血液型抗体としての通常の血清学的作用	不完全抗体	完全抗体	完全抗体または不完全抗体
SH化合物（メルカプトエタノール）の作用	受けない	受ける	部分的に受ける
56℃, 3時間加温後の血清学的作用	影響を受けない	減少する	影響を受けない
反応基	2	5〜(10)	2*〜4**
補体結合性	あり（IgG4はなし）	あり	なし
血清中の濃度（mg/dl）			
成人	800〜1600	50〜200	150〜400
新生児	母体に類似	約10 （成人血清の5〜10%）	検出されない
糖質含量（％）	2.5	10	8
胎盤通過性	＋	－	－
血清中での半減期（％/日）	19〜24	5	6
抗A, 抗B抗体の性状			
食塩水中の凝集活性	弱いがある	強い	強い
抗グロブリン試験による力価上昇	上がる	ほとんど変わらない	むしろ弱くなる
型物質中和耐性	かなり強い	弱い	弱い
メルカプトエタノール耐性	強い	弱い	かなり弱い
溶血活性	あったりなかったり	強くあったりなかったり	弱くあったりなかったり
正常血清中の存在	O型＋, A, B型±	O, A, B型＋＋	O, A, B型＋
免疫血清中の存在	O型＋＋＋, A, B型＋	O, A, B型＋＋＋	O, A, B型＋＋

* 血清中のIgA　　** 分泌液中のIgA

体で，多くの免疫抗体がこれに属し，冷式抗体は低温2〜6℃で最も強く反応する抗体で，不規則性正常（自然）同種抗体，寒冷凝集素，Donath-Landsteiner抗体がこれに属する．

新生児の血液中の免疫グロブリンは，母体から胎盤を通じて移行したIgGが大部分を占め，このIgGは半減期3週間くらい（19〜24日）で崩壊して減少し，生後6カ月にはまったく認められなくなる．一方新生児も生後4週ごろからIgGの産生を始めるので，新生児の血清中のIgGは生後10週ごろからふたたび増加しはじめる．IgMは胎児期の比較的初期から合成されるが，その量は少なく，5〜6カ月の胎児では母体の1〜2％，分娩時では約10％である．IgAは正常満期分娩時には証明できないことが多いが，IgAは生後2〜3週ごろから産生がさかんとなり，生後1年目に新生児のIgG, IgM, IgGは成人の70〜80％に達し，4〜5歳で成人域に達する．

ある場合には臍帯血清（新生児血清）に認められる抗Aおよび抗Bが胎児期に生合成されたIgM型であって，母体由来でないことが報告されている[1,2]．

血液型抗体の性状とヒト免疫グロブリンとの関係を表1.8に示した．

b) モノクローナル抗体の血液型判定への応用

KöhlerとMilstein[3]（1975）は，ヒツジ赤血球で免疫したマウス（BALB/C）の脾細胞と同じマウス由来のミエローマ細胞株をポリエチレングリコールにより細胞融合させ，選択培地でハイブリドーマ（hybridoma）を選び出し，ヒツジ赤血球膜に対する抗体を持続的に産生するハイブリドーマ

のクローンを分離し，モノクローナル抗体(monoclonal antibody)産生の方法を確立した．

この方法により，ヒト赤血球，唾液や卵巣嚢腫液などからの血液型物質，血液型活性合成オリゴ糖などを免疫原として，ヒト血液型抗原に対するモノクローナル抗体の抗A，抗B，抗A,B，抗Le^a，抗Le^b，抗M，抗N，抗Rh$_0$(D)，抗I，抗T，抗P$_1$，抗P^k，抗K2，抗k，抗LW^{ab}，抗Ge (Gerbich)，抗Jk^b，抗Lu，抗Fy3，抗En^{a}などが作製されている．

また抗D抗体保有者の血液から分離したBリンパ球にEBV (Epstein-Barr virus) を感染させて形質転換した抗D産生細胞をマウスミエローマ細胞あるいはヒト由来細胞株JMS-3と細胞融合を行い，IgMあるいはIgG型のヒト抗D産生細胞株が樹立されている[4,5]．

モノクローナル抗体は，その性質上純粋でしかも単一な構造をもつ抗体からなり，単一抗原分子上のある特定の抗原決定基を認識する抗体である．したがって単一の抗原を免疫することによって産生されるモノクローナル抗体には認識する抗原決定基（群）の部位が異なるものが得られる．

血液型抗原に対するモノクローナル抗体を使用する際には，抗体の型特異性の特徴をあらかじめよく知っておく必要がある． 　　　（小暮正久）

文　献

1) Thomaidis T, Fouskaris G, Matsaniotis N : Isohemagglutinin activity in the first day of life. *Am J Dis Child* **113** : 654-657, 1967.
2) Chattoraj A, Gilbert R, Josephson AM : Serological demonstration of fetal production of blood group isoantibodies. *Vox Sang* **14** : 289-291, 1968.
3) Köhler G, Milstein C : Continuous cultures of fused cells secreting antibody of predifined specificity. *Nature* **256** : 495-497, 1975.
4) Thompson KM, Melamed MD, Eagle K, et al : Production of human monoclonal IgG and IgM antibodies with anti-D(rhesus) specificity using heterohybridomas. *Immunology* **58** : 157-160, 1986.
5) 高橋英夫，宇野正恒，星野真由美ほか：細胞融合による単クローン性ヒトRh$_0$(D)抗体の産生について．日本輸血学会雑誌 **32** : 253, 1986.

参考文献

1) 大沢利昭，川口　勉，寺尾允男：総論，レクチンの特異性と細胞表面レセプター．レクチン（大沢利昭，森　良一編），pp 1-13, 39-73, 講談社，東京，1979.
2) ナタン・シャロン，ハリナ・リス（大沢利昭，小浪悠紀子訳）：レクチン，学会出版センター，東京，1990.
3) 辻　勉，大沢利昭：レクチンとその糖結合特異性．蛋白質核酸酵素 **28** : 118-137, 1983.
4) Mollison PL : Blood Transfusion in Clinical Medicine, Blackwell Scientific, Oxford, 1987.
5) 遠山　博（編著）：輸血学（改訂第2版），中外医学社，東京，1989.
6) American Association of Blood Banks : Technical Manual (10th ed), AABB, Arlington, VA, 1989.

1.4 血液型の遺伝

（1） 一般的法則

生物は体細胞と生殖細胞からなる．ヒトでは体細胞は23対の染色体をもつ．この染色体の上には遺伝子があるが，遺伝子はそれぞれ特異的な位置 (locus) を占めている．個体の形質はそれぞれ対になった染色体の対応する位置にある2つの遺伝子によって決定されるが，それは対立遺伝子 (allele) といわれる．しかし，生殖細胞 (gamate) は各対の染色体のうちの1つのみをもっている．受精 (fertilization) で2つの生殖細胞が合体して，対になる23の染色体をもつ受精細胞 (zygote) ができる．

このようにして，両親のそれぞれから子の個体の性格を決定する遺伝子をもつ染色体の半分ずつが遺伝される．例えば，MとNの遺伝子を運ぶ染色体の対の上には，それぞれの親から受けついだ1つずつの遺伝子があり，それがMN式血液型を決定する．もし精子が M 遺伝子，卵子が M 遺伝子をもつと，子の遺伝子型は MM となる．このような2つ同じ M 遺伝子をもつヒトはホモ接合 (homozygote) といわれる．同様に同じ N をもち，NN の遺伝子型となる場合もホモ接合と呼ばれる．一方，もし精子が M，卵子が N 遺伝子をもつと，子の遺伝子型は MN となる．このような違った MN 遺伝子をもつヒトはヘテロ接合 (heterozygote) と呼ばれる．このようにして，各個体はその個体がもつ M か N の各1つをもつ生殖細胞（卵子または精子）を出すのである．両親のMN式血液型を知ることで，生まれる子のもちうるMN式血液型の出現頻度を推定することができる．

血液型の遺伝では，血液型のそれぞれを決定する遺伝子の多くは，それぞれ別の1対の染色体上にある．したがって，種々の血液型を決定するいくつかの遺伝子の組み合わせは，個々の個体で異なり，同じ両親からいくつかの各種血液型凝集原の組み合わせをもつ子が生まれる．しかし，同じ両親から生まれる子の凝集原の組み合わせは両親のもつ因子の組み合わせの範囲内であり，無限にできるわけではない．

1つの染色体上にある遺伝子は全体として同時に遺伝される (linkage)．したがって，同一染色体上にある血液型の遺伝子にはこの独立して遺伝する原則は適用できない．この例として，MN式血液型遺伝子とSs式血液型遺伝子，Rh-Hr式血液型のC, D, E, c, d, eの各因子がある．しかし，ごくまれな例外として，交差 (crossover) が起こることがある．

MN式血液型の判定は抗M・抗N血清でなされる．このように，通常，赤血球膜上の凝集原を決める遺伝子の有無は抗血清に対する血球の凝集反応ないし溶血反応で検査される．しかし，他のいくつかの血液型では遺伝子の存在を決定するに必要な抗血清を欠く．例えば，ABO式血液型で，赤血球を抗A血清で調べて A 型遺伝子のあることは容易に知ることができる．しかし，O 型遺伝子の有無を知る抗血清はない．したがって，表現型がA型のヒトの遺伝子型が AA か AO のどちらかであるか決定できない．同様にB型の場合，遺伝子型が BB か BO か決定できない．このような場合，$A(B)$ が優性，O が劣性といわれる．大部分の血液型では対立遺伝子は同じように優性であるので，それぞれの血液型遺伝子の有無が決定される．

一方，血清タンパク型や血球酵素型においては大部分の型で各因子の存在の有無は電気泳動による泳動パターンから決定される．

血液型の遺伝を支配する法則は，1885年Mendelによって唱えられた遺伝の法則である．この法則から血液型遺伝に関しては次のような一般的法則が成り立つ．

1) 両親のどちらにもない血液型の遺伝子は子にはない．すなわち，子の血液型は両親のいずれかから遺伝されたものからなる．

2) 1つの血液型の遺伝子がホモ接合である親は，子にこの遺伝子の1つを遺伝する．

3) 1つの血液型の遺伝子がホモ接合である子は，その遺伝子をそれぞれの親から1つずつ遺伝されたものである．

以上のことから，次の場合父権が否定される．

1) 子供が母親にない1つの遺伝子をもっていれば,それは父親から遺伝されなければならない.したがって,問題の男にその遺伝子がなければその男の父権は否定される.例えば,子がMN型で,母親がM型とすれば,Nを持たない男,すなわちM型の男の父権は否定される（標準的否定）.

2) 血液型遺伝子がホモ接合の場合,それぞれの親から1つずつ遺伝されるので,相反するホモ接合の型の男の父権は否定される.例えば,子供がM型の場合,N型の男の父権は否定される.これに類する例として,ABO式血液型で子がO型であればAB型の男の父権は否定され,逆に子がAB型であればO型の男の父権は否定される（ホモ接合による否定）.

3) 表現型から直接に遺伝子型が決定されない場合（例えば,ABO式血液型の場合）,同じ表現型でいろいろな遺伝子型が考えられる場合が起こる.このような場合,問題になっている男の,両親,兄弟にまで血液型検査範囲を広げることによって,その男の血液型の遺伝子解析ができ,父権を否定できることがある.例えば,子がA_2型で母親がO型の場合,子の遺伝子型はA_2O型である.男がA_1型とすると,男の遺伝子型はA_1A_1型か,A_1A_2型か,A_1O型である.男の母親がO型とすると,男の遺伝子はA_1O型で,その男の父権は否定される（間接的否定）.

(2) 血液型因子の変異型および血液型の後天性変化

遺伝研究における血液型の価値は,血液型決定遺伝子はいかなる環境でも変わらないことである.しかし,きわめてまれな状況において,凝集原や凝集素を決定する遺伝子が変化することは知られている.自然に起こった遺伝子の偶然の変化は突然変異といわれる.この現象は実際にはまれで,ヒトでの突然変異の頻度は50000世代に1回より少ないと見積もられている.放射線や化学物質のような環境の毒性影響は突然変異の率を増加させるが,血液型凝集原の遺伝子には影響はないといわれている.

ところで,MN式血液型やABO式血液型が広く調べられるようになって,MN式血液型でまれにM因子でM形質を発現しないMgと呼ばれる遺伝子とか,ABO式血液型で1つの遺伝子にAとB因子が共存する cis-AB といわれる遺伝子の存在する家系がみいだされている.このようなまれな因子が存在した場合,例えば,M型の親からN型の子が生まれたり,AB型の親からO型の子が生まれたり,一見Mendelの遺伝の法則に矛盾する血液型の遺伝が起こる.また,ある遺伝子は近くのほかの遺伝子に影響を及ぼし,その形質の発現を抑えることがある.これはボンベイ型で報告されている.ボンベイ型遺伝子がホモ接合になると,赤血球のAまたはB凝集原の発現と,分泌液中にA,B物質分泌遺伝子の発現が抑制される.これも一見,遺伝の法則に矛盾するようにみえるが,このような要因はきわめてまれである.

凝集原の後天性変化としては,重症白血病の際,A型がO型になったりすることがある.また重症癌患者でA型がAB型になったり,O型がB型になる場合のあることがあり,これは獲得B (acquired B)といわれる.この獲得B型は自己血液のもつ抗Bとは反応しない.これは通常,部分的ないし一時的なもので,これが起こる状況は容易に気づかれる.

遺伝された血液型が完全に変わるのは異なった血液での交換輸血である.これは新生児溶血性疾患（胎児赤芽球症）の治療法としてなされていた.しかし,輸血された赤血球の寿命は60〜100日程度にすぎないので,その後は元の凝集原が新しくつくられた赤血球上に現れる.したがって,このような一過性の血液型の変化はそう問題とはならない.しかし,骨髄移植の場合は定着した骨髄が産生した血球の血液型となる.

(3) 他の遺伝する血液型系

赤血球には多数の遺伝形質があり,しかも容易に調べられることは遺伝学的研究に新時代をつくった.A, B, H抗原ではヒトの80％で唾液やほかの分泌液にもみいだされ,ヒトは分泌型と非分泌型に分類され,それを分泌するかどうかはMendelの法則に従って遺伝することがわかった.

血液成分で赤血球以外,すなわち血清,血球酵素,白血球などにある型質の遺伝学的研究も近年急速に進歩している.これらの型質もMendelの

遺伝の法則によって支配されている．遺伝的に確立された型質で，検査できる種類の数が多くなってきたことによって，ヒトの個人的型質は一卵性双生児を除けば，違っていることが容易に理解されるようになってきている．現在の親子鑑定はこれらの血液にある多数の型質が用いられている．親子鑑定に関連しては血液型検査の応用価値をさらに高めるため，父権肯定の確立を求める公式もみいだされており，利用されていて，父権の存在をより客観的に証明しうるようになってきている．

（鈴木庸夫）

参考文献
1) 中嶋八良：血液型の親子鑑別および個人識別への利用．遺伝 **37**(10)：34-40，1983．
2) 松本秀雄：血液型による親子鑑定，有斐閣，東京，1985．
3) Schwerd W：Rechtsmedizin, 4 Aufl, Deutscher Arzte-Verlag, 1986.

1.5 赤 血 球 型

（1） ABO式血液型

1901年Landsteinerによって発見された世界最初の血液型システムで，ヒトの「赤血球と血清」間の正常同種凝集反応によって区別された血液型である．

このシステムの特徴は，①主要抗原の抗原性がきわめて強く，②規則抗体を有し，③型抗原（型物質）が赤血球膜のみならず体細胞，体液，分泌液にも存在し，動物，植物，細菌など広く自然界に認められることである．

a） 基礎的事項

赤血球膜上のA抗原（A凝集原），B抗原（B凝集原）の有無から，A・B・O・ABの4型に大別される．抗A，抗B抗体（凝集素）はヒトの正常血清（血漿）中に一定の規則性をもって常在している（規則性正常抗体）．その規則性および両者の関係は表1.9の通りである．すべての型にこのシステムの基本的な抗原であるH抗原が存在する．

b） 遺伝様式

第9常染色体の長腕に座を占める A, B, O の3複対立遺伝子（3 multiple alleles）により支配されている．A および B 遺伝子は O 遺伝子に対して共優性（codominance）である（表1.9）．

c） 血液型の判定

おもて検査（cell typing）およびうら検査（back typing）から判定する（3.2参照）．

おもて検査は赤血球に存在する血液型抗原の有無を調べる方法である．うら検査はこのシステムに特有な，血清中の抗A，抗B抗体の有無を調べる方法で，赤血球上のA，B抗原の有無を間接的に知りうる．おもて検査のチェック機構なので，うら検査の結果のみで個人の血液型を決定してはならない．両検査の関係を表1.10に示す．

d） 新生児血液の特性

新生児では特有の血液性状に起因するおもて・うら検査の不一致がしばしばみられる．

A, B, H抗原は胎生2カ月頃から明確に証明されるが，抗原性は弱く，新生児で成人の約60％といわれる．5〜7歳頃に成人と同等のレベルに達する．

抗A，抗B抗体は一般に生後3カ月，時には6カ月ないし1年くらいまで認められないことがある．新生児期に認められても抗体の強さはきわめて弱く，成人レベルに達するのは通常5〜6歳である．

規則性正常抗体が，①遺伝形質として存在するのか，②出生後の抗原刺激に基づく免疫機構の働きにより産生された後天的産生物として存在するのかは不明である．なお，出生時に認められる抗体は母体由来のものとする説が有力である．

表 1.10 ABO式血液型検査

おもて検査			判定	うら検査	
標準抗血清				血液型既知血球	
抗A	抗B	抗H		A型血球	B型血球
＋	－	＋	A	－	＋
－	＋	＋	B	＋	－
－	－	＋^{s}	O	＋	＋
＋	＋	＋^{w}	AB	－	－

（被検血球）／（被検血清）

S：強い凝集，W：弱い凝集．
（小谷淳一：臨床のための法医学, p118, 朝倉書店, 1989）

表 1.9 ABO式血液型（基本型）

血液型（表現型）	赤血球に存在する抗原	血清（漿）中に常在する抗体	日本人の出現頻度		遺伝子型		日本人の遺伝子出現頻度
			（大略）	（大久保ら,1974）(1181584人)		理論的頻度	（大久保ら,1974）（藤田ら,1978）
O型	ナシ（H）	抗A(α), 抗B(β)	約30％	29.4％	OO	約29％	$O=0.5424$ / 0.5409
A型	A（H）	抗B(β)	40	39.1	AA / AO	8 / 31	$A=0.2862$ / 0.2833
B型	B（H）	抗A(α)	20	21.5	BB / BO	3 / 19	$B=0.1714$ / 0.1759
AB型	AB（H）	ナシ	10	10.0	AB	10	$A=B>O$

（小谷淳一：臨床のための法医学, p118, 朝倉書店, 東京, 1989）

e) ABH・Lewis 抗原（型物質）の生合成と遺伝子の関係

ABH 抗原および Lewis 式血液型の Lewis 抗原の血液型前駆物質（precursor substance）は同じもので，D-galactose, N-acetylglucosamine chain の糖鎖からなっている．この oligosaccharide chain の末端部分に α-fucose, N-acetylgalactosamine, α-galactose が付加すると H, Le^a, Le^b, A, B 抗原の決定基になる．決定基を付加する各転移酵素（transferase）を合成するのが ABH 系や Lewis 系の遺伝子である（1.3 血液型の生化学参照）．

なお，血清中にはこれらの A・B 型転移酵素が存在しているので，変異型などは転移酵素の有無から本来の型を知ることもできる．

f) H 抗原（H 型物質）

A, B 抗原の前駆的抗原で，すべてのヒト赤血球（Oh 型を除く）に存在する．血液型前駆物質に H-h 系の H 遺伝子（第 19 常染色体に座）が働くと，末端基に α-fucose が付加され H 型物質が合成される．A, B 遺伝子の働きにより H 型物質に N-acetylgalactosamine が付加されると A 型物質が，α-galactose が付加されると B 型物質が合成される．

抗 H 抗体は一部の A_1 型，A_1B 型のヒト血清，Oh 型のヒト血清，ウシ，ニワトリ，ウサギなどの血清中に認められる．抗 H レクチンとして Ulex europaeus の種子抽出液が用いられる．血液型によって抗 H 抗体に対する凝集程度に差がみられ（O>A_2>A_2B>B>A_1>A_1B 型），H 型物質の量的差異と考えられている．

g) 分泌型（Se 型）・非分泌型（se 型）

ABH 型物質は赤血球膜・細胞膜上のみならず，分泌液中にも液性抗原という形で存在している．分泌液（特に唾液）中の ABH 型物質は人により量的差異がみられ，その形質に遺伝性が認められる．多量に存在する場合を分泌型（secretor），ほとんど存在しないか通常の検査方法（凝集阻止試験，吸収試験）では確認できない場合を非分泌型（non-secretor）に区別する．Se-se 系遺伝子が腺組織での ABH 型物質の形成・分泌能力を支配する．量的差異による区分のため，中間型も存在する．日本人の出現頻度は分泌型が約 75％である．Lewis 型物質は合成過程で H-h 系とこの Se-se 系遺伝子の働きを必要とするため，Lewis 式血液型と密接な関係がある．唾液における型分類は 1932 年，Schiff と Sasaki によってなされた．赤血球膜上の ABH 型物質に変異が生じても，合成過程が異なるため唾液中の ABH 型物質は影響されないので本来の ABO 式血液型が判明する．

h) 亜型（subgroups）と変異型（variants）

A_1・A_2・Aint・A_3・Ax・Am・Ael・Abortu・Aw・Amos, B_1・B_2・B_3・Bx・Bm・Bel・Bw・Bmos, Oh・Ah・Bh・cis-AB などがある．

亜型と変異型の区別は必ずしも明確でないが，一般に異変型は A_1, A_2 型などの亜型と異なり赤血球上の型抗原性の変化だけではなく，唾液中の型物質の状態，血清中の抗体の有無や性質などによって決定される型で，その頻度は著しく低い．

i) A_1, A_2 型

A 型には抗 A 血清に対する凝集反応が通常の A 型赤血球に比較して弱く，凝集開始時間も遅い 1 群が存在する．そこで，通常の A 型を A_1 型，それより抗原性の弱い 1 群を A_2 型に分類する．日本人ではほとんどが A_1 型である．A 型のうち 0.2～0.6％ が A_2 型，AB 型の 2.0～2.7％ が A_2B 型である．

A 抗原は A_1 と A_2 の対立遺伝子の支配をうけ，A_1 は A_2 遺伝子に対して優性である（表 1.11）．

型判定には Dolichous biflorus の種子から抽出した抗 A_1 レクチン，A_2 型の約 4％，A_2B 型の約 27％ のヒト血清中に発見される抗 A_1 抗体などが用いられる．なお，A_2 型赤血球のみに反応する

表 1.11 現在の ABO 式血液型の表現型と遺伝子型の関係

表現型 (phenotypes)		遺伝子型 (genotypes)
A	A_1	A_1A_1 A_1A_2 A_1O
	A_2	A_2A_2 A_2O
B		BB BO
AB	A_1B	A_1B
	A_2B	A_2B
O		OO

表 1.12 Ax 型と Am 型の比較

血液型	血球の反応性		血清中含有抗体			唾液(分泌型のヒト)	
	抗A (抗A common)	抗AB (O型ヒト血清)	抗A (common)	抗A_1	抗B	A型物質	H型物質
Ax	(−) ・ ($+^w$)	(+)	(−) ・ ($+^w$)	(+)	(+)	(−)	(+)
Am	(−) ・ ($+^w$)	(−) ・ ($+^w$)	(−)	(−)	(+)	(+)	(+)

($+^w$):弱い凝集反応または弱い抗体の存在.

表 1.13 Bm 型の性質

血球の反応性			血清中含有抗体		血清中の型物質 (分泌・非分泌を問わず)	唾液(分泌型)	
抗A	抗B	抗AB	抗A	抗B		B型物質	H型物質
(−)	(−)	(−)	(+)	(−)	正常なB型のヒトと同等のB型物質を含有	正常量分泌	正常量分泌

抗体は発見されていない.

ii) Aint (A intermediate) 型 抗A_1レクチンには凝集するが抗A_1血清に対してはきわめて弱い凝集を示すか,まったく凝集しないもの.

iii) A_3 型 抗A_1レクチン,抗A_1血清とは反応せず,抗A血清および大部分のO型血清に対して部分凝集を示す.

iv) Ax, Am, Bm 型 表1.12, 1.13に示すような性質をもつ血液型である.

v) Oh 型 (Bombey type) 1952年,Bhendらによってインド(ボンベイ)で発見されたABO式血液型の原始型ともいうべき型である.赤血球や分泌液中にABH型物質をまったくもたない.H遺伝子の欠落によりH型物質が合成されず,したがってA,B遺伝子を受け継いでいてもA型抗原もB型抗原も合成されない血液型である.
Oh型のヒト赤血球は抗H,抗A,抗B抗体とはまったく反応せず,血清中には抗A,抗B,抗H抗体を必ず保有している.抗H抗体の存在は輸血時にはきわめて高度の障害となり,適合血はH抗原をもたない同じOh型の血液しかない.
その他,抗Hには反応しないが抗A,抗B抗体にきわめて弱く反応を示すpara-Bombeyといわれる型もある.

vi) cis-AB 型 通常のAB型は相同染色体上にAおよびB遺伝子がそれぞれ座するtrans-AB(A/B)型である.それに対し,同一染色体上にAとB遺伝子が一緒に座しているcis型配列と考えられる型があり,通常は1個のA_2B_3という遺伝子により発現する(A_2B_3/O).
このようなcis-AB型とO型の間には親子関係が成立する.通常,cis-AB型の赤血球は抗B血清との凝集反応が弱く,血清中には自己赤血球と反応しない抗B抗体が存在するので,ルーチンの血液型検査によって容易にtrans-AB型と区別できる.成因については突然変異説・交差説などがある.

i) 血液型キメラ・血液型モザイク
同一の個体の血液中に血液型の違った2種類の赤血球が混在していることがある.二卵性双生児にみられる場合をキメラ(chimera)という.双生児でない人にみられる場合をモザイク(mosaic)という.
キメラは「牛のキメラ」と同様に両者の胎盤間に吻合が生じ,胎生初期に他方の赤血球産生細胞が移入,定着したものといわれる.
モザイクの原因は糖鎖の生合成過程の異常などともいわれるが,核型の異なる2種類のリンパ球を伴った例なども報告されており,不明である.

j) 血液型の変化
このシステムの血液型は一生不変である.しかしある種の疾患時に,患者の血液型がみかけ上変化することがある.

i) ABH抗原の減弱(例えば$A_1 \rightarrow A_2$型)・**消失**(例えばA型→O型) 主として骨髄性白血病など造血性疾患の経過中にA,B抗原が減弱し

表 1.14 Rh式における各型の出現頻度

標準抗血清					表現型	日本人の出現頻度 (中嶋, 1977)	遺伝子型	日本人の遺伝子出現頻度 (中嶋, 1977)
抗C	抗c	抗D	抗E	抗e				
−	+	−	−	+	ccddee	0.26%	*cde/cde*	$CDe = R^1 = 0.6547$
−	+	+	−	+	ccDee	0.61	*cDe/cde cDe/cDe*	$cde = r = 0.0376$
−	+	−	+	+	ccddEe	0.37	*cdE/cde*	$cDE = R^2 = 0.2556$
−	+	−	+	−	ccddEE	0.14	*cdE/cdE*	$cDe = R^0 = 0.0121$
−	+	+	+	−	ccDEE	2.89	*cDE/cDE cDE/cdE*	$cdE = r'' = 0.0312$
−	+	+	+	+	ccDEe	2.87	*cDE/cDe cDE/cde cDe/cdE*	$Cde = r' = 0.0071$
+	+	−	−	+	Ccddee	0.14	*Cde/cde*	$CDE = R^z = 0.0015$
+	+	+	−	+	CcDee	12.18	*CDe/cDe cDe/cde cDe/Cde*	$CdE = r^y = 0.0002$
+	+	−	+	+	CcddEe	0.11	*cdE/Cde CdE/cde*	
+	+	−	+	−	CcddEE	0	*CdE/cdE*	
+	+	+	+	+	CcDEe	24.21	*CDe/cDE cDe/CDE CDe/cdE cDE/Cde CDE/cde CdE/cDe*	
+	+	+	+	−	CcDEE	2.49	*cDE/CDE cdE/CDE CdE/cDE*	
+	−	−	−	+	CCddee	0.02	*Cde/Cde*	
+	−	+	−	+	CCDee	43.74	*CDe/CDe CDe/Cde*	
+	−	+	+	+	CCDEe	9.46	*CDe/CDE Cde/CDE CdE/CDe*	
+	−	+	+	−	CCDEE	0.51	*CDE/CDE CdE/CDE*	
+	−	−	+	+	CCddEe	0	*CdE/Cde*	
+	−	−	+	−	CCddEE	0	*CdE/CdE*	

(小谷淳一:臨床のための法医学, p120, 朝倉書店, 東京, 1989)

たり消失することがある. 多くは一過性である. 病状と相関することが多く, 一部分の赤血球に認められる場合も多い. 液性抗原は変化しない.

ii) 疑似抗原の獲得 下部腸管の疾患時(主として結腸・直腸癌など)に認められるもので acquired B といわれる. 疾患のため腸粘膜の通過性亢進に基づく B-like bacterial polysaccharide の赤血球吸着現象と考えられている.

(2) Rh式血液型

Rh型血液型は1940年, LandsteinerとWienerがアカゲザル(*Macacus, Rhesus*)の赤血球でウサギとモルモットを免疫し,作製した抗血清によってヒト赤血球をRh(+)型とRh(−)型に分類したことに始まる. Rhは *Rhesus* の頭文字である. その後,動物由来のRh抗体はヒトから発見されたRh抗体と異なることが判明(動物由来の抗体がRh陰性のヒト臍帯血球を凝集してしまうことが端緒)し,現在では動物由来の抗体は発見者2人の頭文字をとり,抗LW抗体として新しいシステムに分類された (p.5).

Rhシステムの特徴は, ①きわめて抗原性の強い抗原が存在する, ②抗原の種類がきわめて多い, ③遺伝様式が決定されていない, ④抗原に複数の命名がされている, などである.

a) 基本型および遺伝様式

Wienerら(米)とFischerとRace(英)による分類法がある. Wienerらは複対立遺伝子説(theory of multiple alleles)により, FischerとRaceは3対連関遺伝説(triple linkage theory)により説明しているため,抗原・抗体・遺伝子名称が異なる. どちらの遺伝様式が正しいかは現在のところ不明である. ただし遺伝座位は第1常染色体の短腕と判明している.

現在までに検出された抗原は47種類にものぼる. 名称の混乱をさけるためRosenfieldによって各抗原を数字で表記する方法が提唱されている. しかしここでは理解しやすさと普及性などからFischerらの表記法を用いる. ( )内はWienerの分類である.

Rh式はC-c, D-d, E-e遺伝子よりなる優劣のない8種類の遺伝子群(ハプロタイプ, haplotype)すなわち$CDE(R^z)$, $CDe(R^1)$, $cDE(R^2)$, $cDe(R^0)$, $CdE(r^y)$, $Cde(r')$ $cdE(r'')$, $cde(r)$に支配され,このうち2種が組み合わさって36通りの個体のRh式血液型(染色体型,因子型,遺伝子型)が決定される.

一方,各遺伝子は同名の抗原を支配するため,

基本抗原はC(rh′), c(hr′), D(Rh$_0$), d(hr), E(rh″), e(hr″)の6種類となる．ただし，現在まで確実な抗d抗体は発見されていないため，d抗体の存在そのものは確認されていない．基本抗体に対する反応とRh式血液型の関係などは表1.14の通りである．

b) Rh陽性・陰性

抗D(Rh$_0$)抗体によりD抗原をもつD型〔Rh＋〕ともたないdd型〔Rh−〕に分類する．D抗原は他のRh抗原より抗原性がきわめて強く（抗体産生能力から推定するとD≫E, C, c＞e≫d），dd型(Rh陰性)にD型(Rh陽性)血液を輸血すると，抗D抗体の産生される可能性が高く（500 mlの輸血で80％），輸血上のトラブルを生じる頻度が高い．またdd型の母親がO型の胎児を妊娠した場合，分娩時に胎児血によって母親が感作され，次のD型胎児の妊娠で，HDNを発症する可能性がある．なおD型へdd型を輸血しても特に問題はない．日本人におけるdd型の出現頻度は約0.5％である．

c) 変 異 型

C^w・C^x・D^u・D^w・E^w・V・Gなど多数の変異抗原型がある．また，−D−・C^wD−・cD−・−−−などのハプロタイプの変異型がある．

i) D^u型 D抗原の抗原性が種々の程度に低下している状態を示す型である．ルーチンの判定用抗D血清とは反応せず，①他のメーカーの抗D血清あるいはロットの異なる抗D血清と反応するhigh-grade D^uと，②間接抗グロブリン試験，ブロメリン法などを併用すると反応するlow-grade D^uがある．high-grade D^uは遺伝子の位置的効果によりD抗原の発現が抑制されるため（例えばCde/cDEのようにDに対しCがトランスの位置にあるとD抗原が弱められる），low-grade D^uは構造遺伝子そのものがD^u遺伝子であるためD^uとなる．D^u型の頻度は0.02％くらいである．

D^u型のヒトにD型血液を輸血すると抗D抗体を産生したり，dd型のヒトにD^u型血液を輸血すると抗D抗体を産生したりすることがある．そこで，D^u型のヒトは供血者としてはD型に，受血者としてはdd型に分類し，適合血を輸血する．

ii) Del型 elはelution(溶出)を意味する．抗D血清に反応せず，D^u型確認検査でもマイナスの赤血球について，抗D抗体の吸着の有無を解離試験で確認したところ，解離液中に抗D抗体が証明されたという型である．D抗原性の低下という点からみればD^u型の範疇に入れるべきものかもしれないが，D^u型確認検査がマイナスのため，Del型と分類している．

ルーチン検査でdd型と判定したうちの約10％にみられたという．輸血時には，受血者としてはdd型に分類する．

iii) −D−型（バーディーバー型） D抗原以外のRh抗原を欠如している型で，遺伝子型は（$-D-/-D-$）である．通常の抗D血清に対する反応が強く，D抗原の抗原決定基の数が普通のD型に比較して多いと思われる．欠如している抗原に対する抗体を産生しやすく，新生児溶血性疾患や流産の原因になることが多い．

iv) Rh null Rhの基本抗原のすべてを欠如している型である．ハプロタイプは−−−（バーバーバー），遺伝子の型は（−−−/−−−）である．これも，① Rhの型物質の前駆物質の合成が抑制されている場合，② silent Rh geneの存在，③ Rh遺伝子そのものの欠如，などが考えられ，単一ではない．

輸血に際し，輸血歴・妊娠歴がないのにRh抗体をもっている場合や，各Rh抗原に対する抗体産生の可能性があり，適合血を入手することが困難である．またあるものは赤血球膜構造の欠陥によると思われる軽度の貧血症状を示す（口唇状赤血球・球状赤血球などがみられる）．これをRh null diseaseと呼ぶ．わが国では少なくとも8家系が確認されている．

v) Rh mod modはmodifiedの略．Rh抗体と反応せずRh null型のようにRh抗原を欠如しているようにみえるが，Rh抗体の吸着の有無を知るため解離試験を行うと解離液中に抗体が認められるもので，きわめて弱いながらもRh抗原を有している型である．また特殊な複合抗体(例えばCDE, 抗Ce)とは反応する．

(3) Lewis式血液型

1946年，Mourantが抗Lewis抗体（現在の抗Le^a）を発見した．1948年，Andresenの抗Le^{b}抗

表 1.15 Lewis 式血液型（基本型）

標準抗血清		表現型	遺伝子型		日本人の出現頻度		日本人の遺伝子出現頻度
抗Le^a	抗Le^b		Lewis遺伝子	Se遺伝子	（中嶋，1981）	（支倉，1987）	（中嶋，1984）
−	−	Le(a−b−)	lele	sese	10.5%	2.46%	Le=0.728
				Sese, SeSe		8.40	le=0.272
+	−	Le(a+b−)	Lele, LeLe	sese	21.7	20.97	Se=0.512
							se=0.488
−	+	Le(a−b+)	Lele, LeLe	Sese, SeSe	67.8	68.54	Le, Se が優性

（小谷淳一：臨床のための法医学，p119，朝倉書店，東京，1989）

体の発見により，現在では表1.15に示すように分類されるシステムである．

このシステムの特徴は，①組織抗原というべきもの，②血液型が変化する，③分泌型・非分泌型と関係がある，④不規則抗体としてしばしば発見されるが臨床的にはほとんど問題にならない，などである．

a) Lewis 型物質

Lewis型物質は赤血球のみならず唾液，血清，各臓器中にも認められ，赤血球抗原というよりも組織抗原というべきものである．すなわち，Lewis抗原は液性抗原で，赤血球上の抗原は血漿中の液性抗原が吸着されたものと考えられている．Lewis型物質を支配する遺伝子として Le-le 系，H-h・Se-se 系が考えられている．まず，Le 遺伝子の作用で前駆物質（ABO式と同じもの）より Le^a 型物質が合成される．この Le^a 型物質は H・Se 遺伝子が存在していると，末端基に α-fucose が付加され Le^b 型物質に転換される．したがって ABH分泌型・非分泌型と Lewisシステムとの間には密接な関係がある．すなわち Le^b(+)型は H・Se 遺伝子作用を必要とするのですべて分泌型になり，また Le(a+b−)型は Le^b 型物質が形成されていないので H・Se 遺伝子の作用がないことから非分泌型になる．Le(a−b−)型は Le^a 型物質が合成されず（le/le），H・Se 遺伝子の作用は判明しないことから，分泌型・非分泌型のいずれの場合もある．

b) 赤血球膜上の血液型の変化

新生児の赤血球は血漿中の型物質の吸着が不完全なため，一般にはほとんどの場合Lewis抗原を欠き Le(a−b−)型である．そして遺伝的に Le(a−b+)型の人は6歳ぐらいの間に Le(a−b−) → Le(a+b−) → Le(a+b+) → Le(a−b+) のような血液型変化をたどる．なお Le(a−b+)型の人の分泌液中には Le^a 物質も認められる．

型物質の赤血球への吸着，Le^a 型質から Le^b 型質が合成されることなどから，赤血球における型判定では明確な差異を示すとは限らない．

（小谷淳一）

(4) P 式血液型

1927年，Landsteiner と Levine は，ヒト赤血球で免疫されたある種のウサギ血清が種族凝集素の吸収後，ある血球を凝集し，他を凝集しないことをみいだした．ABOや MN式をもとにしては説明されなかったことから，P(+)と P(−)と呼ばれた．同じ抗体，抗P が間もなくヒト血清やウマ，ブタ，ウサギ，ネコの正常の非免疫性の血清内にも発見された．

P式血液型に関してこれに続く最も重要な知見は，1951年，Levine らによる抗原 Tj^a の発見である．これは Levine が胃癌の患者の血清中にたいていのヒトの血球を凝集させる抗体をみつけたことが発端である．この患者は癌（tumor）にかかっており，患者の名前が Jay だったので，凝集素を抗 Tj^a と名づけ，これと反応する抗原を Tj^a と呼んだ．その後，Sanger はこの抗原が事実上P式の一部であるということをみいだした．すなわち P(−)型のヒト血球は P(+)型のヒト血球と共通するP抗原の一部をもっていることがわかり，P(+)型は P$_1$ 型，P(−)型は P$_2$ 型，また従来の抗P は抗 P$_1$ と表記されるようになり，P$_1$ 型と P$_2$ 型に共通する抗原と反応する抗体が新たに抗Pと呼ばれるようになった．その後，抗 Tj^a 血清を P$_2$ 型血球で吸収すると抗 P$_1$ が多く残ること，またその後発見された Tj(a−)のヒト血球はすべて抗 P$_1$ に陰性であることがわかり，抗原 Tj^a と抗体抗 Tj^a

はともにP式に属していることが明らかにされ，Tj(a−)の血球はp型と呼ばれるようになった．さらに，1959年にはこのP式血液型に関してMatsonらにより，きわめてまれな抗原P_1^k, P_2^kが発見された．

このP式血液型では血球の抗原と血清中の抗体との間にはABO式血液型のそれに似たほぼ規則的な関係があり，P_2型の血清中にはしばしば抗P_1が，P_1^kとp型の血清中には常にそれぞれ抗Pと抗PP_1P^k(抗Tj^a)が含まれている．

日本人における各型の頻度はP_1型35.7％，P_2型64.3％で，P_1^k, P_2^k, p型はきわめてまれである．しかし，これらのヒトのもつ抗体（抗Tj^aや抗P）は溶血性抗体で，臨床的には重要である．

この血液型は主として対立遺伝子P_1とP_2に支配され，P_1がP_2に対して優性である．

なお日本でブタ血清を用いて発見されたQ式血液型のQ(+)はP(+)とされたものと同じと考えられている．

(5) MNSs式血液型

ABO型しかわかっていなかった当時，LandsteinerとLevineは，違った抗原をみつけるためにいろいろのヒト赤血球をウサギに注射して，これらのウサギ免疫血清を他の赤血球で吸収したところ，求めていた抗体がみつかった．1927年の最初の簡潔な発表の中でM型，2度目の短い報告でN型が紹介され，MN式血液型が確立された．この3分の1世紀の間にいくつかのまれな抗原が確認され，あるものはMとNの対立遺伝子に帰することができたが，あるものは明らかにMN式に属していたにもかかわらず，それに帰することはできなかった．最も重要な段階は1947年，WalshとMontgomeryが，初めいかなる既知の血液型にも何の関係もないと考えられた新しい抗体を発見したことである．この抗体は抗Mでも抗Nでもなかったが，MとNに関連する抗原に反応することが認められ，Sと呼ぶことになった．

Sは，明らかにMとNに関連しているが，MとNの対立遺伝子でないことが示され，抗sが発見されれば，イギリス人血液の88％に反応するはずと計算されていた．そして，1951年，Levineらは最初の抗sの1例を発見し，対応抗原はsと呼

表 1.16 日本人のMNSs式血液型の頻度

表現型	頻度（％）
MS	0.64
MSs	3.85
Ms	22.76
MNS	0.32
MNSs	6.41
MNs	39.42
NS	0.00
NSs	1.28
Ns	25.32

ばれることになった．そして，これらによってMNSs式血液型として確立された．すなわち，MN, Ss各抗原は独立の系ではなく，MS, Ms, NS, Nsのように1つの遺伝子座位について連鎖して遺伝するものである．その後，アメリカ黒人血液にはSとsがともに欠如しているものが1％程度あることもわかってきた．

MNSs式血液型は，各因子の有無によって表現型は9つに分けられるが，日本人における各型の頻度は表1.16のごとくである．なお日本人のMN式，Ss式それぞれについての頻度は，M型27.3％，N型26.6％，MN型46.1％，S型1.0％，s型87.5％，Ss型11.5％である．

MNSs式血液型には多くの変異系がありきわめて複雑である．1958年，Allenらは，抗Mとも抗Nとも反応しないMgを発見した．Mgの発端者は患者であり，たまたま応募した供血者の血清に抗Mgが含まれていた．抗原Mgはアメリカやイギリスではまれであるが，スイスでは0.15％であることがわかっている．この型は両親の一方にMgがMMgやNMgの形でヘテロで存在すると，MやNのホモ型と間違えてMNについての父子不適合と判定しかねないことが起こる．したがって，MN式血液型のみで父子関係を否定しようとするときには十分な注意が必要となる．

1964年，MetaxasとMetaxas-Bühlerは，スイス人1家族の3人がMもNもMg抗原ももたないことを発見し，M^kと名づけた．その後この対立遺伝子はSやsのいずれもつくらないことが明らかにされて，M^kは正確にはMNSsの真の対立遺伝子ではないかもしれず，その相互関係は近接するMNとSsの構造部位におけるあらゆる活動を停止する複合座位の作用因子遺伝子のそれと考

えられた．

一方，Ss式についての変異系としては黒人にみられるS^{u}がある．S^u・S^{u}というホモ型のヒトではS(−)，s(−)で，この型のヒト血清には抗UというSおよびsとに反応する抗体がある．

MNSs系の自然抗体としてはIgM型がしばしば検出されるが，大部分は低温性抗体である．しかし，まれに37℃で反応するIgG型の抗Mが検出される．そのほかの自然抗体は比較的まれで，特に抗Nは非常にまれである．

抗S，抗sは間接抗グロブリン試験で検出される抗体である．また抗Mには通常MM血球の方がMN血球より強く反応するという量効果（dosage effect）と呼ばれる現象がみられる．

MN式血液型判定に用いられる抗M，抗N抗体は通常ウサギを免疫して得られた抗体をヒトのN型およびM型血球を使って吸収し，それぞれ抗Mおよび抗Nとして作られたものが用いられる．ところが，この吸収の過程で，とくに抗N凝集素を作製する場合，M型血球で何回か吸収を繰り返しているうち，抗N活性もだんだん弱くなってくるということがある．このようなわけで市販の免疫抗Mおよび抗N血清は必ずしも力価が統一されているわけではないので，Nには弱くしか反応しないものもある．弱い抗N血清を使用すればMN型がM型と誤って判定されることもある．逆に吸収操作がたりない抗血清では抗MがN型にも反応したり，抗NがM型に反応することも起こりうるので，NやMがMNと誤られる場合もある．したがって，正確にMN型を判定するには，対照のMN型既知血球も同時に型判定を行い判定するか，1社の抗M，抗N血清だけでなく，他の1，2社の抗M，抗N血清を使用して判定することが望まれる．最近では免疫抗体に代わってモノクローナル抗体が市販されるようになり，MN型判定にモノクローナル抗体が使用されることも多くなっている．

（6） Duffy式血液型

Cutbushら（1950）は，過去20年の間に数回輸血を受けた血友病患者Duffyの血清内に新しい抗体を発見し，抗Fy^{a}と呼んだ．対応抗原Fy^{a}はイギリス人の約2/3の血球に存在し，優性形質として遺伝することがわかった．その翌年，Ikinらは，抗Fy^{a}と対応する抗体を第3児分娩後のベルリンの1婦人血清の検査で発見した．3児はいずれも溶血性貧血にかからず，母親も輸血の既往歴はなかった．1955年にこの抗Fy^{a}と対応する抗体をもつ第2例が発見され，それ以後多くの例が報告され，抗Fy^{a}に対蹠的な抗体は抗Fy^{b}とされた．

日本人の間ではFy^{a}抗原の頻度がきわめて高く，Fy^{b}抗原の頻度が低い．一方，白人ではFy^{a}抗原よりもFy^{b}抗原が多い．抗Fy^{a}と抗Fy^{b}で血球はFy(a+b−)，Fy(a+b+)とFy(a−b+)に分けられるが，日本人における頻度はそれぞれ80.5％，18.5％および1.0％である．

ところで，Sangerら（1955）は，黒人のかなりの数でFy^{a}抗原もFy^{b}抗原もなく，表現型がFy(a−b−)であることをみいだした．現在，Duffy式血液型はFy^a，Fy^b，Fy，Fy^xの4つの対立遺伝子の存在が想定されている．Fy^aとFy^bの間には優劣がなく，Fyは不活性劣性遺伝子と考えられている．Fyは黒人のある集団では80％以上も認められる．白人にも低頻度ながら存在しているが，日本人の間では今のところみつかっていない．白人に認められるFy^{x}はある種の抗Fy^{b}と弱く反応する抗原をつくるといわれ，Fy^{a}Fy^{x}の血球はFy(a+b+)やFy(a+b−)型と見誤られる恐れがある．なおDuffy抗原はマラリア原虫に対する受容体であり，マラリア多発地域においてはFy(a−b−)型は生存に有利に働く型ともみられる．

Duffy式血液型はこのように人種によって型の頻度に著差があるので人類学や集団遺伝学の研究には欠かせない血液型の1つであるが，日本人の場合は臨床上で問題となることはあまりない．

（7） Kidd式血液型

Allenら（1951）は，新生児溶血性疾患児を生んだ母親Kidd夫人の血清中に新しい抗体を発見し，この新しい抗体は抗Jk^a，対応抗原はJk^{a}と名づけた．後になって，その児はJk(a−)とわかったので，その母親の血清に抗Jk^{a}は含まれていたものの，これは新生児溶血性疾患の原因ではないことがわかった．一方，このJk^{a}は血清学的に他の血液型と独立し，ボストンの白人の約77％の血液中に存在することがわかった．1953年にPlautら

によって抗Jk^aと対蹠的な抗体として抗Jk^bが発見され，ここにKidd式血液型が確立された．

抗Jk^aと抗Jk^bによって血液はJk$(a+b-)$，Jk$(a+b+)$とJk$(a-b+)$に分けられるが，日本人における各型の頻度はそれぞれ22.3％，49.8％および27.9％である．このようにKidd式血液型は各表現型の頻度に著しい片寄りがないので法医学（親子鑑別，個人識別）や人類遺伝学上での利用価値は高いが，非常に誤判しやすい血液型の1つで，検査には十分に吟味された抗血清と熟練した技術を要する．臨床上で問題となることは比較的少ない．

ところで，1959年，Ponkertonらは，スペインと中国に祖先をもつフィリピン人に表現型Jk$(a-b-)$があることを初めてみいだし，その後，主に太平洋地域から同様例が相次いでみいだされた．日本人でもこれまで数例報告されている．これらの人々は第3の休止対立遺伝子Jkのホモ接合体と考えられる．

(8) その他の血液型

a) Lutheran式血液型

Callenderら(1945)は，何回も輸血を受けたびまん性紅斑性狼瘡患者の血清中に新しい抗体をみいだし，供血者の名前をとって抗Lutheran抗体と呼び，これに反応する血球の表現型をLu$(a+)$，抗原をLu^aと呼ぶことにした．約10年後の1956年CutbushとChanarinが予測されていた抗Lu^aと対立する抗体の抗Lu^bを発見し，ここにLutheran式血液型が確立された．

Lutheran式血液型は抗Lu^aと抗Lu^b血清で通常，Lu$(a+b-)$，Lu$(a+b+)$およびLu$(a-b+)$の3型に分類される．日本人ではLu$(a+)$はみいだされておらず，Lu$(a-b+)$が100％である．白人ではLu$(a+)$型が4～8％ぐらいで，黒人もこれと同じか，やや多く認められている．

この型は優劣のない対立遺伝子Lu^a，Lu^bに支配されると考えられている．まれにLu$(a-b-)$型が認められ，日本でも現在まで100例以上の報告がある．多くは優性型でLutheran座以外の優性の抑制遺伝子によると推定されているが，中には劣性遺伝子Luによると思われる例もある．優性型のLu$(a-b-)$血球には吸収，解離試験で弱いLu^aまたはLu^b抗原が証明されるという．

b) Kell式血液型

Coombsら(1946)は，赤血球がRhでは説明できない陽性直接反応を示した新生児溶血性疾患の1児の母親Kell夫人の血清中に，夫の血球と彼女の児の血球，および無作為血球標本の約7％を感作する新しい抗体をみつけて抗K（抗Kell）と名づけた．期待された抗Kと対立する抗kが1949年Levineらによって軽い溶血性疾患の1児を生んだCellano夫人から発見され，その後多くの例が報告された．そして抗kに対応する抗原はCellano抗原とも呼ばれるようになった．

Kell式血液型は抗Kと抗kでKK，Kkおよびkk型に分けられるが，日本人ではkk型が100％近くあり，K$(+)$型は約0.02％程度にすぎないとされるが，抗Kによる輸血副作用や新生児溶血性疾患の例はほとんどみいだされていない．

この血液型に関連して，これまで抗Kp^a，抗Kp^bが発見され，対応する抗原のKp^a，Kp^bが存在すること，さらにKもkもないK^0（K-k-）のヒトもいること，このK^0のヒト血清にはほとんどすべてのヒト血球を凝集する抗Kuと呼ばれる凝集素のあること，またKp^a，Kp^b以外にJs^a，Js^b（サッター式血液型）があることがわかった．これまで日本人からもK^0が慢性骨髄性白血病患者から検出されている．またKell式Kp座の新しい抗原Kpも報告されている．日本人ではkkのほか，Kp$(a-b+c-)$，Js$(a-b+)$が多いとされるが，Kp$(c+)$も0.2～0.4％あることや，Kp$(a+)$の1家系も報告されている．

c) Diego式血液型

Layrisseら(1955)は，南アメリカインディアンの新生児溶血性疾患児の母親の血清中にその子供と夫の血球のほか，数人の親戚の人の血球を特異的に凝集する新しい抗体をみつけた．この抗体はアメリカの白人や黒人の血液とはまったく反応しなかったことから，白人にはまれにしかない血液型で，おそらくこの患者の家族に特有な血液型だろうと考え，その家族の名をとってDiego式血液型と呼び，抗体を抗Di^aとし，この抗体と反応する血球をDi$(a+)$と呼んだ．そして，この発端者となった家族は南アメリカインディアンの子孫であることがわかった．これが発見されて10年以上

経て，Thompson ら (1967) によって，これと対蹠的な抗体抗 Di^b が確認され，これと対応する血球は Di(b+) とされ，ここに Diego 式血液型が確立された．

抗 Di^a と抗 Di^b によってヒト血球は Di(a+b−)，Di(a−b+) および Di(a+b+) に分けられる．Di(a−b−) はみいだされていない．日本人におけるそれぞれの頻度は 0.2%，8.2% および 91.6% である．白人には Di(a+) はきわめてまれで，中国人には Di(a+) が日本人と同じくらいある．Di(a+) の発見の発端者となった家族が南アメリカインディアン系であることから南アメリカインディアンが分析され，かなり多くの種族にこの血液型が分布していることが明らかになった．このように，この血液型は人種間に大きな差があり，人類学的に大きな価値のある血液型である．

d) Xg 式血液型

これまでのいろいろの血液型はその発現頻度を調べてもいずれも男女差がない．すなわちこれらの血液型を支配している遺伝子座はいずれも常染色体に存在しているのである．ところが血液学の発達によって，性染色体の上にのっている遺伝子座の中でもヒトの血液型形質を支配しているものがあるはずだという考え方に至り，新しく発見される血液型について，この点からも検討されるようになってきた．ところで，Mann ら (1962) は，家族性血管拡張症で頻回に輸血を受けた患者血清中に，交差試験で新しい抗体を発見し，その対応抗原の出現頻度が性によりかなり異なることに気づき，その抗体を抗 Xg^a，対応抗原を Xg^a とし，陽性血球を Xg(a+) 型，陰性血球を Xg(a−) 型と名づけた．当然，この血液型の分布頻度は男女差が認められる．Xg^a 型の日本人における頻度は男性で 69.4%，女性で 89.1% である．

この血液型は X 染色体の短腕に座を占める対立遺伝子 Xg^a と Xg に支配され，Xg^a が優性である．それゆえ，Xg(a+) 型の遺伝子型は女では $Xg^a Xg^a$ と $Xg^a Xg$ の 2 通りあり，男では $Xg^a Y$ の 1 型しかない．それゆえ，父親が Xg(a+) の場合，娘は Xg(a+) となる．母親が Xg(a−) の場合，その息子は必ず Xg(a−) となる．

Xg^a 式血液型は，その遺伝子頻度が親子鑑定によい値を示しているので，親子鑑定などには応用価値が高い．しかし，この凝集素を得るのが困難なためにその応用には限度がある．

e) I 式血液型

Wiener ら (1956) は，冷式抗体型後天性溶血性貧血患者の血清に高力価の冷式抗体をみつけ抗 I，対応抗原を I と名づけた．I 抗原はほとんどの正常人血球にあることからすべての人に共通な種族抗原とみなされていた．その後，正常人 I 抗原は種々の強さをもつこと，臍帯血球が強力な抗 I でもきわめて弱い反応しかしないこと，新生児は I(−) であるが，I 抗原は 18 カ月までに成人の強さに達することなどがわかった．さらにその後，成人でも抗 I に反応しない I(−) の血液がまれにあることがみいだされた．Marsh と Jenkins (1960) は，ある種の血液病の患者から抗 I と対蹠的な抗体抗 i をみいだし，対応する抗原は i と名づけた．この抗 i は臍帯血球や I(−) の成人血球と反応することがわかり，I(−) の血球は I 抗原の代わりに i 抗原をもつことが確認され，ここに I 式血液型が一応完成された．

この血液型と他の血液型との違いは，I 抗原の量的差といってもいいような点である．強力な抗 I を使って調べるとその反応の強さは非常に広い範囲にわたっており，これとまったく反応しない i 型血球は非常にまれで，黒人や白人にごくまれにみいだされている．日本人ではこれまでほとんど発見されていなかったが，最近 31 家系 41 名の i 型がみいだされている．興味あることは，そのうち 39 名が先天性白内障をもっており，i 型と先天性白内障の関連が注目されている．

ほとんどのヒトの血清中には通常寒冷で反応する自己抗体抗 I が認められるが，まれな血液型 i 型には同種抗体の抗 I が認められる．同種抗体の抗 I は 37°C でも弱いながら活性は残る．

遺伝形式は遺伝子 I に対し i は劣性で，表現型 I の遺伝子型は II または Ii，表現型 i の遺伝子型は ii である．

〔鈴木庸夫〕

文 献

1) レース RR, サンジャー R (雨宮三代次訳)：ヒトの血液型 1, 2, みすず書房, 東京, 1980.
2) 北濱睦夫：まれな血液型. 遺伝 **37**(10)：20-27, 1983.
3) 大久保康人：血液型と輸血検査, 医歯薬出版, 東京, 1991.

1.6 白血球型 (leukocyte groups)

白血球の同種抗原の研究は赤血球抗原の研究に比べ遅れていた．これは白血球が赤血球に比べて試験管内で短命であること，適当な検査法がなかったこと，特異性にすぐれたよい抗血清が得られなかったことなどのためである．

(1) 白血球同種抗原の発見と研究の発展

1954年, Dausset[1]が頻回輸血患者血清中に抗白血球抗体があることを証明し，輸血により抗白血球抗体が産生されることを示唆した．その後これを支持する報告がされ[2], また発熱を伴う輸血の副作用もこの抗白血球抗体によるものであるとされた[3,4]．その後 Dausset[5]は頻回輸血患者血清中より白人の約60％の白血球を凝集する抗Mac抗体を発見し，これと反応する抗原をMac抗原（現在のHLA-A2）と命名した．これが後にHLA抗原系へと発展するヒト白血球同種抗原の最初の報告である．

一方 Payne[6]と van Rood ら[7]は独立に，妊娠によっても抗白血球同種抗体が産生されることを報告している．経産婦からは比較的単一特異性（monospecific）を有する抗体を含む血清を大量に得られることから研究の進歩を容易にさせることとなった．

van Rood[8]はコンピューター分析を用いて，多数の供血者から分離した白血球パネルを使い，4a, 4b抗原（現在のHLA-B4, B6）系を発見し，この分野に推計学的手法を導入するさきがけとなった．また1964年にはTerasaki[9]がそれまで主として用いられていた検査法である白血球凝集反応に比べ，再現性，感度にすぐれ，検体も微量を使用する微量リンパ球細胞毒試験（microdroplet lymphocyte cytotoxicity test）を確立したことにより，この方面の研究は著しく進歩した．この方法は現在でもHLAの血清学的検査の標準的な方法として広く用いられている．

一方, Medawar[10]がウサギの実験で，皮膚移植抗原と白血球に共通抗原があることを証明して以来，白血球抗原は移植抗原との関係で関心がもたれていた．ヒトにおいても白血球に移植抗原があるという報告[11~13]があり，臓器移植の普及とともに白血球抗原の研究はいっそうの進歩を促された．

最初の白血球抗原の発見以来，多数の抗原が各研究者により別々に命名され報告されていたが，これらの特異性の異同を検討して整理・統一することが必要となり，1964年よりワークショップが開かれることとなった．1967年の第3回のワークショップではこれらの抗原をHL-A系（human leukocyte-locus A）と命名され，各抗原は統一した名称で呼ばれることとなった．その後も2～3年ごとにワークショップが開催され，HL-A系が多数の遺伝子座よりなることが明らかとなり，1975年の第7回ワークショップではHL-AをHLAと命名することとなった．ワークショップごとに公認される抗原の数，遺伝子座の数が増加し現在HLA-A, -B, -C, -D, -DR, -DQ, -DP座のそれぞれに多数の抗原が公認されている．

白血球抗原にはHLA系とは別のNA系，NB系などの顆粒球抗原[15,16]も報告されているが，抗原の数も少なく，検査方法も統一されていないので，本稿では省略する．

文献

1) Dausset J : Leuco-agglutinins. IV. Leuco-agglutinins and blood transfusion. *Vox Sang* **4** : 190-198, 1954.
2) Payne R : Leukocyte agglutinins in human sera. *Arch Intern Med* **99** : 587-606, 1957.
3) Payne R : The association of febrile transfusion reaction with leuko-agglutinins. *Vox Sang* **2** : 233-241, 1957.
4) Brittingham TE, Chaplin H : Febrile transfusion reaction caused by sensitivity to donor leukocytes and platelet. *JAMA* **165** : 819-825, 1957.
5) Dausset J : Iso-leuco-anticorps. *Acta Haemat* **20** : 156-166, 1958.
6) Payne R : Fetomaternal leukocyte incompatibility. *J Clin Invest* **37** : 1756-1763, 1958.
7) van Rood JJ, Eernisse JG, Leeuwen A : Leukocyte antibodies in sera from pregnant women. *Nature* **181** : 1735-1736, 1958.
8) van Rood JJ, van Leeuwen A : Leukocyte grouping. A method and it's application. *J Clin Invest* **42** : 1382-1390, 1963.
9) Terasaki PI, McClelland JD : Microdroplet assay of

human serum cytotoxins. *Nature* **204**：998-1000, 1964.
10) Medawar PB：Immunity to homologous grafted skin. II, The relationship between the antigens of blood and skin. *Br J Exp Pathol* **27**：15-24, 1946.
11) Dausset JJ, Rapaport FT, Ivanyi P, et al：Tissue alloantigens and transplantation. Histocompatibility Testing 1965 (Videbæk A ed), pp 63-72, Munksgaard, Copenhagen, 1965.
12) van Rood JJ, van Leeuwen A, Schippers AMJ, et el：Leukocyte groups, the normal lymphocyte transfer test and homograft sensitivity. Histocompatibility Testing 1965 (Videbæk A ed), pp 37-50, Munksgaard, Copenhagen, 1965.
13) Terasaki, PI, Vredevoe DL, Porter KA, et al：Serotyping for homotransplantation. V. Evaluation of a matching scheme. *Transplantation* **4**：688-699, 1966.
14) Lalezari P：Neutrophil-specific antigens：their relationship to neonatal and acquired neutropenias with comments on the possible role of organ-specific alloantigens in organ transplantation. *Transplant Proc* **9**：1881-1886, 1977.
15) Verheugt FWA, von dem Borne AEGK, van Noord-Bokhorst JC, et al：Serological, immunochemical and immunocytological properties of granulocyte antibodies. *Vox Sang* **35**：294-303, 1978.
16) Bodmer WF, Albert E, Bodmer JG, et al：Nomenclature for factors of the HLA system, 1987. Immunobiology of HLA, vol I. Histocompatibility Testing 1987 (Dupont B ed), pp 72-79, Springer-Verlag, New York, 1989.

（2） HLA 抗原系

HLA は human leukocyte antigen の略であり，ヒト白血球抗原を意味するが，単なる白血球の型ではなく，赤血球以外の有形血液成分をはじめほとんどの体細胞に存在し，主要組織適合性遺伝子複合体（major histocompatibility complex, MHC）と称される．著しい多型性を示し，臓器移植，輸血の領域において重要視されているだけでなく，各種疾患との関連性について注目され，個人識別の手段として法医学でも応用されている．また人種により抗原の出現頻度に差がみられることから，人類学的にも興味がもたれている．

a） HLA 抗原の種類 （表 1.17[1]，図 1.6）

HLA 抗原は第 6 染色体短腕上にある HLA-A, -B, -C, -D, -DR, -DP, -DQ などの遺伝子座の遺伝子により産生される．HLA-A, -B, -C 座に属するクラスI抗原，HLA-D, -DR, -DQ, -DP 座に属するクラスII抗原に分けられ，その構造，体組織分布が異なっている．さらにこの遺伝子領域には補体成分を支配する遺伝子座があり，クラスIII抗原といわれるが，いわゆる HLA 抗原とは異なるものである．A, B, C, DR, DQ 座抗原はリンパ球細胞毒試験により同定され，D 座抗原はリンパ球混合培養試験により，DP 座抗原

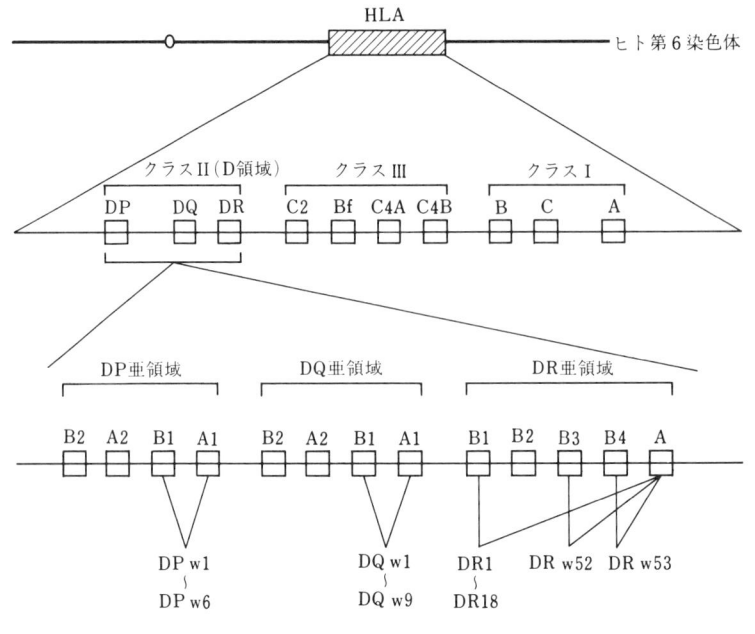

図 1.6 HLA 抗原の遺伝子座

1.6 白血球型

表 1.17 公認されている HLA 抗原

A	B	C	D	DR	DQ	DP
A1	B5	Cw1	Dw1	DR1	DQw1	DPw1
A2	B7	Cw2	Dw2	DR2	DQw2	DPw2
A3	B8	Cw3	Dw3	DR3	DQw3	DPw3
A9	B12	Cw4	Dw4	DR4	DQw4	DPw4
A10	B13	Cw5	Dw5	DR5	DQw5(w1)	DPw5
A11	B14	Cw6	Dw6	DRw6	DQw6(w1)	DPw6
Aw19	B15	Cw7	Dw7	DR7	DQw7(w3)	
A23(9)	B16	Cw8	Dw8	DRw8	DQw8(w3)	
A24(9)	B17	Cw9(w3)	Dw9	DR9	DQw9(w3)	
A25(10)	B18	Cw10(w3)	Dw10	DRw10		
A26(10)	B21	Cw11	Dw11(w7)	DRw11(5)		
A28	Bw22		Dw12	DRw12(5)		
A29(w19)	B27		Dw13	DRw13(w6)		
A30(w19)	B35		Dw14	DRw14(w6)		
A31(w19)	B37		Dw15	DRw15(2)		
A32(w19)	B38(16)		Dw16	DRw16(2)		
Aw33(w19)	B39(16)		Dw17(w7)	DRw17(3)		
Aw34(10)	B40		Dw18(w6)	DRw18(3)		
Aw36	Bw41		Dw19(w6)			
Aw43	Bw42		Dw20	DRw52		
Aw66(10)	B44(12)		Dw21			
Aw68(28)	B45(12)		Dw22	DRw53		
Aw69(28)	Bw46		Dw23			
Aw74(w19)	Bw47		Dw24			
	Bw48		Dw25			
	B49(21)		Dw26			
	Bw50(21)					
	B51(5)					
	Bw52(5)					
	Bw53					
	Bw54(w22)					
	Bw55(w22)					
	Bw56(w22)					
	Bw57(17)					
	Bw58(17)					
	Bw59					
	Bw60(40)					
	Bw61(40)					
	Bw62(15)					
	Bw63(15)					
	Bw64(14)					
	Bw65(14)					
	Bw67					
	Bw70					
	Bw71(w70)					
	Bw72(w70)					
	Bw73					
	Bw75(15)					
	Bw76(15)					
	Bw77(15)					
	Bw4					
	Bw6					

(Bodmer ら, 1989[1])

はPLT試験（primed lymphocyte typing test）により同定される（HLA型検査の項参照）．

i) HLAクラスI抗原 人体のほとんどすべての有核細胞や血小板の表面，血漿中に分布している．

① HLA-A座抗原： A座とB座抗原名の番号はたがいに重複しないように一連の番号がつけられている．

A座に属する抗原は24種公認されている．このうちA9はA23，A24の部分抗原（split antigen），A10はA25，A26，Aw34，Aw66の部分抗原に，Aw19はA29，A30，A31，A32，Aw33，Aw74の部分抗原に，A28はAw68，Aw69の部分抗原に分けられる（表1.17で抗原名のあとの（ ）は（ ）内の抗原の部分抗原であることを示す．wの記号のついている抗原は特異性が完全に明確でないものを示す）．その他の抗原に部分抗原は認められていない．日本人に高い頻度で存在する抗原はA24，A2，A26，A11，A31，Aw33などであり，A1，A3，A23，Aw34は少なく，その他の抗原はまれである．

② HLA-B座抗原： 多型性に富み，50種の抗原とBw4，Bw6といわれる2種のsupertypicな抗原が公認されている．B5はB51，Bw52の部分抗原に，B12はB44，B45の部分抗原に，B14はBw64，Bw65の部分抗原に，B15はBw62，Bw63，Bw75，Bw76，Bw77の部分抗原に，B16はB38，B39の部分抗原に，B17はBw57，Bw58の部分抗原に，B21はB49，Bw50の部分抗原に，Bw22はBw54，Bw55，Bw56の部分抗原に，B40はBw60，Bw61の部分抗原に，Bw70はBw71，Bw72の部分抗原にそれぞれ分けられる．またB座の抗原はBw4，Bw6のいずれかの抗原と密接な関係がある（表1.18）．1つの抗原に属する部分抗原の一方がBw4と他方はBw6に関係する場合がある．例えばB38(16)はBw4と，B39(16)はBw6と関連しているのでB16と判定された場合どちらの部分抗原であるか判定する根拠となる．日本人に高頻度に出現する抗原はBw52，Bw61，Bw62，B51，Bw54，B35，Bw60，B44，B7であり，Bw55，B39，Bw48，Bw59，B13，Bw56，Bw58，Bw42，B37などは少数である．その他の抗原はきわめて少数である．

③ HLA-C座抗原： 11種の抗原が公認されている．Cw3はCw9，Cw10の部分抗原に分けられる．Cw11はBw46と連関し，抗Cw1と抗Cw3の両方に反応する抗原でCx46とも呼ばれていた．日本人ではCw3，Cw1，Cw11が多く，その他の抗原は少ない．

ii) HLAクラスII抗原 Bリンパ球，活性T細胞，単球など組織分布は一部の細胞に限られている．

① HLA-D座抗原（D領域抗原）： Dw1～Dw26の抗原が公認されているが，この抗原はリンパ球混合培養試験により同定されるもので，座の位置はDR，DQ，DP座を含む総合的な遺伝子領域であり，D領域（D region）と呼んでいる．

② HLA-DR座抗原： 20種の抗原が公認されている．DR2はDRw15，DRw16の部分抗原に，DR3はDRw17，DRw18の部分抗原に，DR5はDRw11，DRw12の部分抗原に，DRw6はDRw13，DRw14の部分抗原にそれぞれ分けられる．DRw52とDRw53はsupertypicな抗原であり，DR1～DRw18の抗原とは異なるβ鎖により多型性を示す．表1.19に示すようにDR1，DR2，DRw10，DRw15，DRw16を除く他のDR抗原はDRw52またはDRw53のいずれかと強く連関し

表 1.18 HLA-Bw4，-Bw6とHLA-B座抗原との関係

Bw4に含まれるB座抗原
　B5，B13，B17，B27，B37，B38(16)，B44(12)，Bw47，Bw49(21)，B51(5)，Bw52(5)，Bw53，Bw57(17)，Bw58(17)，Bw59，Bw63(15)，Bw77(15)
Bw6に含まれるB座抗原
　B7，B8，B14，B18，Bw22，B35，B39(16)，B40，Bw41，Bw42，B45(12)，Bw46，Bw48，Bw50(21)，Bw54(w22)，Bw55(w22)，Bw56(w22)，Bw60(40)，Bw61(40)，Bw62(15)，Bw64(14)，Bw65(14)，Bw67，Bw70，Bw71(w70)，Bw72(w70)，Bw73，Bw75(15)，Bw76(15)

(Bodmer ら，1989[1])

表 1.19 HLA-DRw52，-DRw53とHLADR座抗原との関係

DRw52と相関するDR座抗原
　DR3，DR5，DRw6，DRw8，DRw11(5)，DRw12(5)，DRw13(w6)，DRw14(w6)，DRw17(3)，DRw18(3)
DRw53と相関するDR座抗原
　DR4，DR7，DR9

(Bodmer ら，1989[1])

表 1.20 HLA-D と DR の関係

HLA-D 特異性	相関する DR 特異性
Dw1, Dw20	DR1
Dw2, Dw12	DRw15(2)
Dw21, Dw22	DRw16(2)
Dw3	DR3
Dw4, Dw10, Dw13, Dw14, Dw15	DR4
Dw5	DRw11(5)
Dw6, Dw18, Dw19	DRw13(w6)
Dw9, Dw16	DRw14(w6)
Dw7, Dw11, Dw17	DR7
Dw8	DRw8
Dw23	DR9
Dw24, Dw25, Dw26	DRw52

(Bodmer ら, 1989[1])

ている．DR 抗原は D 座抗原とも連関があり，初期に認められた DR 1〜DRw 8 は D 座抗原の血清学的同定抗原であると考えられ，対応する D 座抗原は同じ番号が付されている．しかしその後発見された新しい抗原は別個に命名されている（表1.20）．日本人では DR 4, DR 2 が特に多く，DR 9, DRw 8, DR 1, DRw 6 なども多く，その他の抗原は少ない．

③ **HLA-DQ 座抗原**： 9 種の抗原が公認されている．DQw 1 は DQw 5, DQw 6 の部分抗原に，DQw 3 は DQw 7, DQw 8, DQw 9 の部分抗原に分けられる．

④ **HLA-DP 座抗原**： 6 種の抗原が公認されている．日本人には DPw 5, DPw 2 が多い．

b） HLA 抗原の構造（図1.7）

HLA 抗原は α 鎖，β 鎖 2 種の糖タンパク質から構成されている細胞膜抗原である．クラス I 抗原は分子量 44000 の α 鎖と分子量 12000 の β 鎖からなり，α，β 鎖は非共有結合で結合している．α 鎖は 3 個の領域（ドメイン）からなる細胞外部分をもち，HLA 領域の遺伝子に支配され，抗原特異性を示し，細胞膜を突き抜ける形で細胞膜に存在している．β 鎖は β_2-ミクログロブリンであり，多型性は認められない．クラス II 抗原は分子量 33000〜34000 の α 鎖と分子量 27000〜29000 の β 鎖が非共有結合した構造からなり，α 鎖，β 鎖はいずれも細胞膜外に 2 個のドメイン構造（α_1, α_2, β_1, β_2）をもつ．DR, DP 座抗原は β 鎖が，DQ 抗原は α 鎖，β 鎖が多型性を示す．

c） HLA 抗原の遺伝（図1.6，1.8）

前述したように，HLA 抗原は第 6 染色体上の HLA 各座の遺伝子により支配され，各座には多数の対立遺伝子があり，高度の多型性を示している．各抗原は共優性（codominant）の遺伝形式をとり，各個人は各座の抗原をそれぞれ 2 種ずつ保有する．各遺伝子座はたがいに近接しており，A 座-B 座間の距離は 0.8 cM（センチモルガン）で

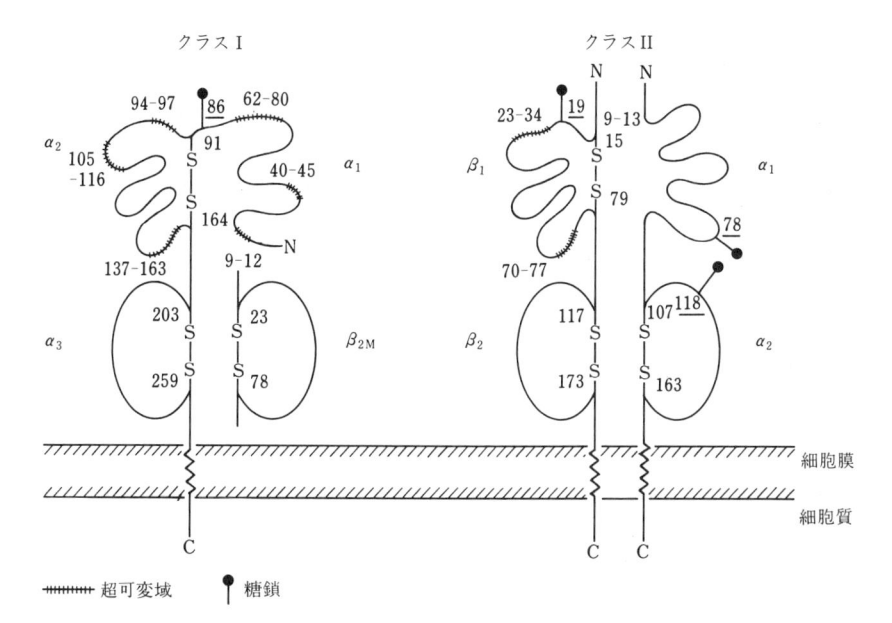

図 1.7 HLA 抗原の構造（前田平生：HLA ハンドブック, p75, サイエンスフォーラム, 1987）

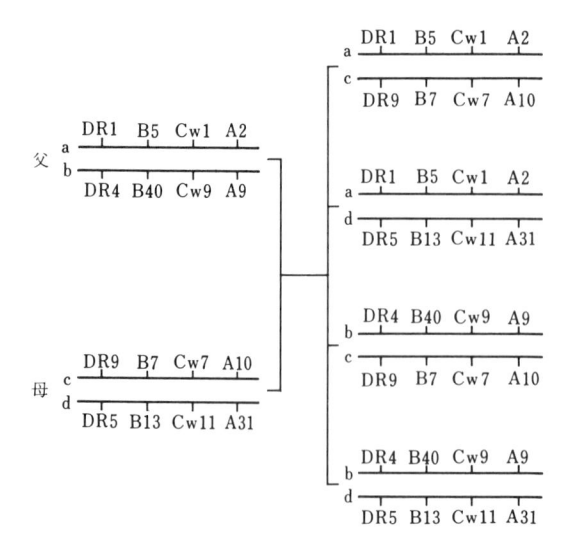

図1.8 HLAハプロタイプの遺伝形式

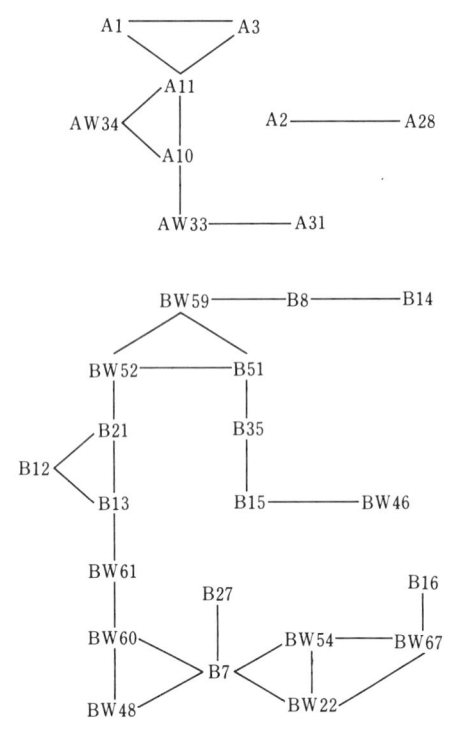

図1.9 HLA抗原の交差反応の例（十字猛夫：内科 **48**：554, 1981）

ある．これは減数分裂の際に交差（crossing over）が起こる頻度が100回に0.8回であることを意味している．A-C座間では0.2 cM，B-DR座間は0.7 cM，DR-DP座間は1 cMの距離である．したがって各遺伝子は1つの遺伝子群（例えば *A 24-B 7-Cw 7-Dw 1-DR 1-BQw 1-DPw 1* のように）として親から子に遺伝する．この遺伝子群をハプロタイプ（haplotype）と呼ぶ（図1.8）．

特定のハプロタイプの頻度がそれぞれの遺伝子頻度から推定した値と大きく相違することがある．これを連鎖不平衡（linkage disequilibrium）と呼ぶ．連鎖不平衡の存在するハプロタイプは人種によっても異なるが，日本人では *Aw 33-B 44, A 24-B 7, A 24-Bw 52, B 7-Cw 7, B 35-Cw 3, B 7-DR 1, Bw 52-DR 2* などの間に強い連鎖不平衡がみられる．

最近のDNA解析の進歩に伴い，クラスⅡ抗原の各座は複数の遺伝子座をもつ亜領域であると考えられている．DR亜領域には1個の α 鎖遺伝子（*DRA*）と4個の β 鎖遺伝子（*DRB 1, DRB 2, DRB 3, DRB 4*）がある．*DRA* 遺伝子はDR座抗原の α 鎖を支配し，*DRB 1* 遺伝子はDR 1〜DRw 18抗原の β 鎖を支配し，*DRB 3* 遺伝子はDRw 52抗原の β 鎖を，*DRB 4* 遺伝子はDRw 53抗原の β 鎖を支配し，*DRB 2* 遺伝子は抗原の発現がない偽遺伝子（pseudogene）である．DQ亜領域には2個の α 鎖遺伝子（*DQA 1, DQA 2*）と2個の β 鎖遺伝子（*DQB 1, DQB 2*）があり，*DQA 1* と *DQB 1* がDQ座抗原の α 鎖，β 鎖を支配し，*DQA 2* と *DQB 2* は抗原を発現しているかは不明である．DP亜領域には2個の α 鎖遺伝子（*DPA 1, DPA 2*）と2個の β 鎖遺伝子（*DPB 1, DPB 2*）があり，*DQA 1* と *DQB 1* がDP座抗原の α 鎖，β 鎖を支配し，*DQA 2, DQB 2* は抗原の発現がない偽遺伝子である．

d） HLA抗原の血清学的特徴

ⅰ） 交差反応（cross reaction）　HLA抗体には2種の抗原に等しく反応する場合があり，一方の抗原で吸収するともう一方の抗原に反応する抗体も同時に吸収されることがある．これを交差反応と呼ぶ．交差反応性を示す抗体は2つの抗原の間の共通抗原部分と反応すると考えられているが，いくつかの抗原の間にはたがいに交差反応を示すことが知られており，cross reacting groupとも呼ばれている（図1.9）．HLA抗原の血清学的検査ではよくみられる現象であり，正しいHLA型の判定のために考慮に入れておくことが必要である．

1.6 白血球型

表 1.21 公認されている HLA 対立遺伝子

A		B		C		DR		DQ		DP	
対立遺伝子	特異性	対立遺伝子	特異性	対立遺伝子	特異性	対立遺伝子	特異性	対立遺伝子	特異性	対立遺伝子	特異性
A*0101	A1	B*0701	B7	Cw*0101	Cw1	DRB1*0101	DR1	DQA1*0101	—	DPA1*0101	—
A*0201	A2	B*0702	B7	Cw*0201	Cw2	DRB1*0102	DR1	DQA1*0102	—	DPA1*0102	—
A*0202	A2	B*0801	B8	Cw*0202	Cw2	DRB1*0103	DR'BR'	DQA1*0103	—	DPA1*0103	—
A*0203	A2	B*1301	B13	Cw*0301	Cw3	DRB1*1501	DRw15(2)	DQA1*0201	—	DPA1*0201	—
A*0204	A2	B*1302	B13	Cw*0501	Cw5	DRB1*1502	DRw15(2)	DQA1*0301	—		
A*0205	A2	B*1401	B14	Cw*0601	Cw6	DRB1*1601	DRw16(2)	DQA1*0401	—	DPB1*0101	DPw1
A*0206	A2	B*1402	Bw65(14)	Cw*0701	Cw7	DRB1*1602	DRw16(2)	DQA1*0501	—	DPB1*0201	DPw2
A*0207	A2	B*1501	Bw62(15)	Cw*1101	Cw11	DRB1*0301	DRw17(3)	DQA1*0601	—	DPB1*0202	DPw2
A*0208	A2	B*1801	B18	Cw*1201	—	DRB1*0302	DRw18(3)			DPB1*0301	DPw3
A*0209	A2	B*2701	B27	Cw*1301	—	DRB1*0401	DR4	DQB1*0501	DQw5(w1)	DPB1*0401	DPw4
A*0210	A2	B*2702	B27	Cw*1401	—	DRB1*0402	DR4	DQB1*0502	DQw5(w1)	DPB1*0402	DPw4
A*0301	A3	B*2703	B27			DRB1*0403	DR4	DQB1*0503	DQw5(w1)	DPB1*0501	DPw5
A*0302	A3	B*2704	B27			DRB1*0404	DR4	DQB1*0601	DQw6(w1)	DPB1*0601	DPw6
A*1101	A11	B*2705	B27			DRB1*0405	DR4	DQB1*0602	DQw6(w1)	DPB1*0801	—
A*2401	A24(9)	B*2706	B27			DRB1*0406	DR4	DQB1*0603	DQw6(w1)	DPB1*0901	DP'Cp63'
A*2501	A25(10)	B*3501	B35			DRB1*0407	DR4	DQB1*0604	DQw6(w1)	DPB1*1001	—
A*2601	A26(10)	B*3701	B37			DRB1*0408	DR4	DQB1*0201	DQw2	DPB1*1101	—
A*2901	A29(w19)	B*3801	B38(16)			DRB1*1101	DRw11(5)	DQB1*0301	DQw7(w3)	DPB1*1301	—
A*3001	A30(w19)	B*3901	B39(16)			DRB1*1102	DRw11(5)	DQB1*0302	DQw8(w3)	DPB1*1401	—
A*3101	A31(w19)	B*4001	Bw60(40)			DRB1*1103	DRw11(5)	DQB1*0303	DQw9(w3)	DPB1*1501	—
A*3201	A32(w19)	B*4002	B40			DRB1*1104	DRw11(5)	DQB1*0401	DQw4	DPB1*1601	—
A*3301	Aw33(w19)	B*4101	Bw41			DRB1*1201	DRw12(5)	DQB1*0402	DQw4	DPB1*1701	—
A*6801	Aw68(28)	B*4201	Bw42			DRB1*1301	DRw13(w6)			DPB1*1801	—
A*6802	Aw68(28)	B*4401	B44(12)			DRB1*1302	DRw13(w6)			DPB1*1901	—
A*6901	Aw69(28)	B*4402	B44(12)			DRB1*1303	DRw13(w6)				
		B*4601	Bw46			DRB1*1401	DRw14(w6)				
		B*4701	Bw47			DRB1*1402	DRw14(w6)				
		B*4901	Bw49(21)			DRB1*0701	DR7				
		B*5101	B51(5)			DRB1*0702	DR7				
		B*5201	B52(5)			DRB1*0801	DRw8				
		B*5701	Bw57(17)			DRB1*0802	DRw8				
		B*5801	Bw58(17)			DRB1*0803	DRw8				
						DRB1*0901	DR9				
						DRB1*1001	DRw10				
						DRB3*0101	DRw52a				
						DRB3*0201	DRw52b				
						DRB3*0202	DRw52b				
						DRB3*0301	DRw52c				
						DRB4*0101	DRw53				
						DRB5*0101	DRw15(2)				
						DRB5*0102	DRw15(2)				
						DRB5*0201	DRw16(2)				
						DRB5*0202	DRw16(2)				

(WHO-HLA Nomenclature Committee, 1990[2])

ii) CYNAP (cytotoxicity negative, absorption positive)**現象** 細胞毒試験 (cytotoxicity test) では陰性となり細胞表面の抗原が検出されないリンパ球などの細胞を使って抗体の吸収を行うと,吸収 (absorption) が陽性となる場合がある.この現象を CYNAP と呼ぶ.2種以上の HLA 抗体を含む血清より単一特異性抗体を得るため吸収操作を行うことがあるが,場合によっては必要な抗体も吸収されてしまうことがあり,HLA 抗原の血清学的検査において注意しなけらばならない現象である.白血球凝集反応を細胞の抗原検査に用いた場合は ANAP (agglutination negative, absorption positive) と呼ばれる.

e) HLA の DNA タイピング

DNA 多型については別項 (1.10) で述べられているが,HLA 領域の遺伝子についても DNA タイピングが確立されつつある.

従来の血清学的,細胞学的な方法で同定された HLA 特異性のうち,クラス I 抗原の一部,クラス II 抗原についてはすべての対立遺伝子がタイピングされている(表 1.21).これらの対立遺伝子は著しい多型性を示すものがあり,新しい対立遺伝子の報告が相次ぎ,その数は次第に増加している.

f) HLA と疾患関連性

HLA 抗原と疾患の遺伝的素因との関連性が推定され,多数の疾患についての相関が解析され,きわめて多数の報告がある.詳細は他書にゆずり[3,4],概略を述べる.

特定の HLA 抗原の出現頻度が正常人に比して,疾患患者に統計学的に有意に高く,HLA 抗原と強い関連性を示す疾患は数多くあり,人種によっても異なる.人種にかかわりなく相関を示すものは強直性脊椎炎と B 27, 天疱瘡と A 10, DR 4, Behçet 病と B 51, 亜急性甲状腺炎と B 35, 潰瘍性大腸炎と Bw 52, 尋常性乾癬と Cw 6, ナルコレプシーと DR 2 などがあり,日本人に特有なものでは高安病と Bw 52, DQw 1, Buerger 病と DQw 1, 原田病と DRw 53, 若年性糖尿病と DR 4 などがある.その機序については十分解明されていないが,HLA 抗原が外来病因のレセプターとなり両者の結合により発病すると考えるレセプター説,HLA 抗原が病因物質と類似していて病因物質に対して非自己と認める免疫応答が起こりにくいためとする抗原類似説,疾患に関係する遺伝子が HLA 遺伝子と近接して位置するため連鎖不平衡にある特定の HLA 抗原が相関しているという連鎖不平衡説,HLA 抗原遺伝子が免疫応答を支配し HLA 型により応答に差が生じてある特定の対立遺伝子をもつ場合に疾患感受性が高くなるという免疫応答遺伝子説などがある. (木内政寛)

文　献

1) Bodmer WF, Albert E, Bodmer JG, et al : Nomenclature for factors of the HLA system, 1987. Immunobiology of HLA, vol I. Histocompatibility Testing 1987 (Dupont B ed), pp 72-79, Springer-Verlag, New York, 1989.
2) WHO-HLA Nomenclature Committee : Nomenclature for factors of the HLA system 1989. *Immunogenetics* 31 : 131-140, 1990.
3) Ryder LP, Anderson E, Svejgaard A : HLA and Disease Registry Third Report, Munksgaard, Copenhagen, 1979.
4) 渡辺　格, 辻　公美 (編) : 臨疫免疫, 第 14 巻冬期特別増刊号, 科学評論社, 東京, 1982.

参考文献

1) 辻　公美 (編) : HLA ハンドブック, サイエンスフォーラム, 東京, 1987.
2) Dupont B (ed) : Immunobiology of HLA, vol I, II, Springer-Verlag, New York, 1989.

1.7 血小板型

血小板は骨髄中の巨核球を起源とし，末梢血中に15万〜35万個/μlあり，健常な血管内にあっては比較的不活性な状態を保っている．形態学的には円盤状であるが生理活性物質の刺激によって円錐状となり，粘着や放出，凝集などの反応ステップへと進む．この結果，生理的には1次止血をつかさどり，病的には血栓形成を招来するということになる．血小板が輸血学的に重要なことは，造血器疾患，特に再生不良性貧血や白血病に際し，疾患自体やこれらの治療によって生じた骨髄抑制状態に起因する血小板減少に対して血小板を補充し，出血傾向をおさえる点にある．一般的に末梢血中の血小板数が2万個/μl以下になると出血傾向が出現するため，血小板輸血が必要となる．しかも，輸血の必要性が頻回，長期にわたる症例が多いため，中には十分な輸血効果が得られなくなってくるという現実がある．その原因としては，患者の発熱，免疫複合体の存在，著明な脾腫，DICの合併などもあげられるが，さらに重要なことは，血小板製剤中に含まれる白血球や血小板自体が保有する抗原によって患者が感作された結果生ずる同種抗体の産生である．

このような抗体の存在下では血小板輸血が行われたとしても，輸血された血小板が破壊され，輸血の効果が期待できなくなってくる（血小板輸血無効状態，rifractoriness）．したがって患者の抗体産生の有無を知り，その抗体の種類を同定する必要性のためにも，血小板の型あるいは血小板抗原に関する知識は不可欠である．

血小板の表面に存在すると考えられている抗原系には大きく分けて3種類ある．その1つは赤血球抗原系としてのABH型物質，2つ目は白血球抗原系のHLA抗原（class I抗原：HLA-A, -B, -C座），そして血小板膜特異抗原である．実際の輸血で血小板輸血の無効状態が問題となるのは後2者の抗原系である．

(1) 血小板ABO式血液型
a) 型物質の由来

血小板表面にはABO式血液型抗原が存在していることについては異論はなく，赤血球と同様，type 2 H鎖（内因性血液型前駆物質）を保有する糖脂質である．その由来については説の分かれるところである．O型の血小板をA型やB型の血漿と混ぜるとA型，B型物質が認められること，もともとA型，B型の血小板からこれらの型物質を解離することが可能なことなどから，ABH型物質は単に血小板表面に吸着しているのであるとする外因説がある．一方で，Dunstanらはtype 2 Hオリゴ糖（内因性血液型前駆物質）に対するモノクローナル抗体を用いた実験により巨核球にtype 2 Hが存在することを証明し，これを根拠に巨核球での血液型物質の合成を示唆し，血小板上の血液型物質の由来には内因性のものもあると結論した．しかし，巨核球表面にtype 2 Hの存在を証明しえなかったという報告もある．

型物質の由来はともかく，A型の人の血小板はA型を，B型の人の血小板はB型を示すということは事実である．実際の輸血に際しては，ABO不適合血小板輸血によってもそれを禁忌としなければならないほどの副作用はほとんどなく，むしろ血小板数の増加や止血効果が得られていることは評価すべきで点である．ABO式以外の赤血球系の血液型抗原では，P, Ii, Le^{a}各抗原を証明したとする報告がみられる．しかしRh式，Kell式，Kidd式，あるいはDuffy式などの血液型抗原の発現は，これまでのところないと考えられている．

b) ABO式血液型検査

赤血球の型を判定するような通常の凝集反応による方法は利用できないので，別の方法を用いなければならない．1つの方法としていわゆる吸収試験がある．一定の力価に調製した抗A，抗B血清を，型判定しようとする血小板でそれぞれ別に吸収し，吸収後の抗血清力価を測定するものである．力価の低下が認められた系が対応抗原を有するということになり，力価の低下を目安に抗原の半定量としても利用できる．

法医学領域で血痕検査に用いられている解離試験も血小板のABO式血液型検査に応用できる．洗浄後の血小板を綿糸に固着，乾燥させる．抗A,

抗B血清と一定時間反応させ，余分の抗血清を洗浄除去したのち，56℃，10分間熱解離する．解離液と対応血球との凝集反応の有無により型を判定するものである．検査に3～4時間程度の時間を要し，定量性には欠けるが確実性は高い．

（2） 血小板HLAクラスI抗原（platelet class I antigen）

ヒト血小板にはHLAクラスI抗原であるHLA-A, -B, -C, (-E)が表現されているが，クラスII抗原であるHLA-DR, -DQ, -DP, (DO)の表現はない．血小板上のクラスI抗原は他の有核細胞の細胞表面に分布しているHLA抗原系とまったく同じである．したがって，血小板上のHLAを理解するには，一般的な組織適合性複合体（MHC, major histocompatibility complex）としてのHLAの知識を深めることで十分代償できる．血小板上のHLA抗原の大部分は血漿由来，すなわち外因性であるとする考え方がある．その根拠の1つとして，血小板上のHLA抗原はクロロキンによって抽出されるが，血小板特異抗原は抽出されない点をあげている．これと逆の説として，Santoseらは，HLA-A2陰性ドナーの血小板を重篤な血小板減少性紫斑病のHLA-A2陽性患者に輸注し，患者血漿中に有するであろうHLA-A2抗原が輸注されたドナーの血小板に吸着するかどうかを検査した．しかし，18時間経過してもそのような現象は認められなかったと報告している．また，別の報告で，HLAはインタクトな血小板上ではリン酸化している可能性があり，その意味からすると，HLA抗原は血小板自身に由来するもの，すなわち内因性であろうと結論している．どちらであるのかはもう少し時間が必要である．また，血小板上HLA抗原数はどの程度なのかという定量的な研究はモノクローナル抗体による解析でHLA-A2が6400，HLA-Bw4が3600，HLA-Bw6が3800程度と報告されている．日本人が保有する抗原についてさらに広く抗原数が調べられ，抗体を産生しやすい抗原の種類と抗原数の関連性などの検討が待たれる．

輸血学上なぜ血小板のHLA抗原が問題となるのか簡単にふれる．血小板製剤の輸血を受けた患者の中には，患者の保有していないHLA抗原の輸注が抗原刺激となって，抗体を産生する．そして，以後に輸血される血小板が患者の保有する抗体との対応抗原を有していれば，その血小板は破壊されてしまい，輸血効果が得られないという結果になってしまう．

HLA-A, -B, -C抗原のうち，血小板輸血に影響を与えるのは，HLA-AおよびB座の抗原である．C座の抗原は少ししか表現されていないので，ほとんど考慮の対象とはならない．このような不応状態（refractoriness）となった患者に対しては，HLA-A, -B座の型が患者と一致したドナーの血小板で対処する方法がとられている．

患者に適合したHLAを有するドナーの出現頻度はHLA-A, -B座のすべての組み合わせのハプロタイプ頻度をもとに計算することができる．高橋，十字らは，ABO式血液型を無視しうるならば1000人のドナープールで約50％の患者に5人分のHLA適合血小板が供給できるとし，さらに，交差反応性を有する抗原をも考慮すると，約2000人のドナープールで約90％の患者に5人の適合血小板の供給が可能であると計算している．日本人集団は欧米人ほどHLA抗原型に多型性を示さないことも幸いしているのである．

（3） 血小板特異同種抗原（platelet specific alloantigens）

a） 抗原の名称

現在まで報告されている血小板同種抗原はすべて，血小板膜上の糖タンパクに存在する．最初の血小板特異抗原系は1959年にZw^a抗原として発表された．その2年後の1961年Pl^{A1}抗原の発表があったが，抗体を交換して検討した結果，Zw^aとPl^{A1}は血小板膜糖タンパクのGpIIIaに存在する同一の抗原であることが確認された．その後も血小板同種抗原の報告が相次ぎ，報告者によって固有の名称をつけられていたが，後の検査で同一の抗原系であったという例があるため，ISBT（International Society of Blood Transfusion）とICSH（International Committee for Standerdization for Haematology）の共同作業で，命名法についてルールをつくり公式化することを決めた．そのルールの要約は以下の通りである．human platelet antigen(s)ということでHPAと

1.7 血小板型

表1.22 ヒト血小板同種抗原

抗原系	旧名称	抗原	旧名称	糖タンパク結合部位
HPA-1	Zw, Pl^A	HPA-1a HPA-1b	Zw^a, Pl^{A1} Zw^b, Pl^{A2}	GP Ⅲa
HPA-2	Ko, Sib	HPA-2a HPA-2b	Ko^b Ko^a, Sib^a	GP Ⅰb
HPA-3	Bak, Lek	HPA-3a HPA-3b	Bak^a, Lek^a Bak^b	GP Ⅱb
HPA-4	Pen, Yuk	HPA-4a HPA-4b	Pen^a, Yuk^b Pen^b, Yuk^a	GP Ⅲa
HPA-5	Br, Hc, Zav	HPA-5a HPA-5b	Br^b, Zav^b Br^a, Zav^a, Hc^a	GP Ⅰa

(ICSH/ISBT Working Party on Platelet Serology: *Vox Sang* 58: 176, 1990)

呼び,報告の年次に従って番号を付し,対立抗原はアルファベットで明示し,新しく発見されたHPA抗原系はICSH/ISBTでの承認を必要とする,といった内容である.この合意は日本血小板ワークショップでも了承が得られている.したがって,最初に発見されたZw^{a}抗原はHPA-1aということになる.この命名法に従って今回まで報告されている血小板同種抗原を整理したのが表1.22である.将来的にはこの呼称が採用されるであろう.本稿では従来の名称と新しい名称を併記しながら記述する.このような血小板同種抗原も日本人での遺伝子頻度などが赤血球やHLAと同様広範囲に検索されて,民族性,地域性などが早く確立されるべきである.

b) 血小板同種抗原の臨床的意義

血小板同種抗原が関与していると考えられる臨床的な病態としておよそ3つある.日本人での重要な抗原系を折り込みながら以下に述べる.

ⅰ) 輸血後紫斑病(post-transfusion purpura, PTP) 日本ではPTPについての報告はないが,最初の血小板同種抗原(Zw^a, HPA-1a)の発見のきっかけがPTPの症例で,血小板に対する抗体を保有することによった.この抗原は血小板膜上のGp Ⅲaに存在するが,N末端から33番目のアミノ酸はPl^{A1}(HPA-1a)はロイシン,Pl^{A2}(HPA-1b)はプロリンであると報告されている.日本人集団のこれまでの報告ではPl^{A1}(HPA-1a)の陰性者はみいだされていない.

ⅱ) 新生児血小板減少性紫斑病(neonatal al-loimmune thrombocytopenic purpura, NATP) 柴田らのYuk(HPA-4)抗原の報告によって,日本でも本症と血小板型との関係が注目されてきた.これは,いわゆる赤血球抗原に由来する新生児溶血性疾患が,母親からの抗体によって児の赤血球が破壊される機序と同様に,母親に産生された抗体によって児の血小板が破壊される.その結果,児に紫斑が生じたり,重篤な場合には,脳内出血や水頭症を生ずるというものである.血小板の抗原系あるいは抗体の検査が産科領域で丹念に行われるようになれば,NATPあるいはこれに関連する疾患の頻度はもう少し高くなるものと考えられる.1986年,柴田らによって報告されたYuk^a(HPA-4b),Yuk^b(HPA-4a)は,1985年Asterらが Pen抗原として報告したものと同一である.まぎらわしい点は,Yuk^{a}はPen^{b}に相当し,Yuk^{b}はPen^{a}に相当することである.血小板膜上のGp Ⅲaに存在することが確認されており,Gp Ⅲaには,複数の血小板抗原系が存在することになる.岡田らはYukとは別のシステムのBak^a(HPA-3a, Gp Ⅲb上に存在)によるわが国初のNATPを報告している.日本人のYukシステムの抗原頻度はYuk^a(HPA-4b)のホモが0.0%,Yuk^a/Yuk^b(HPA-4b/HPA-4a)が2.7%,Yuk^b(HPA-4a)のホモが97.3%であり,この抗原システムは東洋人に比較的特異な可能性が示唆されている.

ⅲ) 血小板輸血無効状態(refractoriness to platelet transfusion) これまで血小板輸血が効果を示さない場合は,血小板のHLAに対する

抗体を患者が産生したことに起因するのだろうと考えられていたが，HLA適合血小板を輸注しても効果の上がらない症例が少なからず存在することから，血小板膜上に存在する他の抗原系の関与が指摘されてきた．それらの症例を検討した結果，Sib(HPA-2)やNakの抗原系がみいだされた．SibはGpⅠb糖タンパクに存在しており，NakはGpⅣに局在していることが確認されている．また，Nakは血小板のみならず，単球にもその存在が認められているので，血小板の特異性という範疇からは少しはずれる．

c) 血小板同種抗原の検査法

血小板抗原の検出と血小板抗体の検出は，まったく同じ方法で行える．いくつかの方法があるが，代表的なものについて簡単に説明する．

i) 蛍光抗体法(platelet suspension immunofluorescent test, PSIFT)　固定した血小板を37℃で各種抗血小板同種抗体との反応を，FITC標識抗ヒトIgG抗体で観察する．蛍光顕微鏡よりも最近はフローサイトメトリーが利用される．

ii) 混合受身凝集反応(mixed passive hemagglutination test, MPHA)　抗体名既知の抗体と被検血小板との結合があるかどうかを抗ヒトIgG抗体を結合させたヒツジ赤血球での凝集反応により観察するものである．初心者でも判定が容易に行える利点がある．

iii) 免疫転写法(immunoblotting)　血小板膜をSDS-PAGEで分離し，抗体名既知の抗体との反応を，酵素標識2次抗体での発色により観察する方法で，通常の免疫化学の分野で行われる手法と同一である．

iv) 免疫沈降法(immunoprecipitation)　血小板膜の糖タンパクをアイソトープで標識し，既知抗体と反応した免疫複合体をSDS-PAGE後オートラジオグラフィーで検出する方法である．

v) MAIPA (monoclonal antibody-specific immobilization of platelet antigens)　血小板膜タンパクとモノクローナル抗体との複合体を酵素標識抗マウスIgG抗体により判定するものである．この原理を利用したELISAの変法も報告されている．

〔吉岡尚文〕

文　献

1) Thomas JK : Human platelet antigen systems. Platelet (Smith DM, Summers SH, ed), pp 15-39, American Association of Blood Banks, Virginia, 1988.
2) Borne AEG, Decary F : ICSH/ISBT working party on platelet serology. Nomenclature of platelet-specific antigens. *Vox Sang* 58 : 176, 1990.
3) 降旗謙一：血小板同種抗原の検査法．輸血検査の進歩(関口定美編)，pp 238-250, 富士書店，札幌，1991.

1.8 血清タンパク型

　血清タンパクは機能や性質が異なるタンパク質の集合で,少なくとも60種類以上のタンパクの物理化学的性状が明らかになっている.これらの中には遺伝的多型現象 (polymorphism) を示すタンパクが多数みいだされており,汎用される形質だけでも20種類以上にのぼる.多型現象は集団遺伝学や人類遺伝学の領域のみならず,さまざまな疾患に対する素因との関連性を知る上でも意義がある.免疫グロブリンアロタイプを除く血清タンパク型は電気泳動による易動度の相違をもとに判定されている.これは遺伝的に決定されているタンパク質のアミノ酸置換による荷電の違いに基づくものである.電気泳動法による多型の研究は,Smithies のデンプンゲル電気泳動法や Davis らのポリアクリルアミドゲル電気泳動法 (PAGE) の開発が大きな貢献をしてきた.一般的な検査の手順は,血清の前処理(必要としない場合もある)に引き続いて電気泳動を行う.電気泳動に用いられる支持体にはデンプン,アガロース,PAG などがあり,最近は等電点電気泳動 (isoelectric focusing) によることが多い.これらの電気泳動法によって分離された血清型の検出は,タンパク染色 (Coomassie-blue R 250) や免疫学的な方法でなされる.以下に代表的な血清タンパク型について述べるが,輸血学上,個体の血清タンパク型の違いが重篤な輸血副作用の原因となることはきわめてまれである.むしろ輸血に際しては,IgA やハプトグロビンなどの血清タンパクが欠損している例に対して慎重であらねばならない.

(1) 免疫グロブリンアロタイプ (immunoglobulin allotype)

　ヒトの免疫グロブリンはイソタイプ (isotype), アロタイプ (allotype) およびイディオタイプ (idiotype) という変異によって分類されている.これらのうちアロタイプがいわゆる遺伝形質のことである.イソタイプのようにすべての個体に共通して存在するのではなく,両親から受け継いだもののみが存在する.種々の対立遺伝子があり,免疫グロブリン H 鎖や L 鎖の C 領域の1個あるいは2個のアミノ酸置換が起こった結果,抗原的な違い(血清学的な相違)が生じることによって,アロタイプの識別が可能となる.IgG H 鎖のアロタイプは Gm (gamma-chain marker) アロタイプ, IgA H 鎖は Am (alpha-chain marker) アロタイプ, IgE H 鎖は Em (epsiron-chain marker) アロタイプ, k 型 L 鎖は Km (kappa-chain marker) アロタイプと呼ばれている.遺伝形式は HLA 型のように遺伝子が一定の組み合わせ,すなわちハプロタイプ (haplotype) をなして遺伝する.さらに,Gm アロタイプと Am アロタイプを支配する遺伝子座のあいだには連鎖 (linkage) が認められている.

　アロタイプの判定は赤血球凝集阻止試験により行われる.この方法によると,凝集反応陰性の際には,被検血清は反応系に用いた抗血清の対応するアロタイプ陽性ということになる.最近はモノクローナル抗体を用いた酵素免疫測定法 (ELISA) による判定の報告もある.

　a) Gm アロタイプ (Gm allotype;Gm 型)
　遺伝子は14番目の染色体上にあり,1956年 Grubb らによって発見され,Gm(a) と名づけられた.その後も Gm(x), Gm(b) など次々と新しい因子が発見され,それらが個々にアルファベットで命名されるにいたり,WHO は1965年に,命名を数字にする方法を導入した.しかし WHO の命名法は体系的でない部分もあるため,依然アルファベット名を用いることが多い.WHO の命名法は,各因子を Gm(1), Gm(2), ……のようにし,表現型の表記法は,もし,ある因子が存在すればその因子の数字を書き,なければ数字の前にマイナス符号を付けて書く.例えば,Gm(1, −3, 5) という具合に表す.表1.23 に各因子のアルファベット名と数字名とを対比させてある.本稿ではアルファベット名で記載する.

　Gm 因子は IgG 分子のいずれかのサブクラスの H 鎖上にある.大部分の抗原についてはサブクラスおよび相同部分が判明しており,いくつかのものはアミノ酸組成までわかっている.日本人集団では,抗 Gm(a), Gm(x), Gm(f), Gm(g), Gm

表 1.23 免疫グロブリンアロタイプの命名法と分子上の局在

WHO	原名	局	在	
1	a	IgG1	Fc	CH3
2	x	IgG1	Fc	CH3
3	bw, b2, f	IgG1	Fd	CH1
5	b, b1	IgG3	Fc	CH2
6	c	IgG3	Fc	CH3
7	r	IgG1	/	/
10	b5, bα	IgG3	Fc	CH3
11	b0, bβ	IgG3	Fc	CH3
13	b3	IgG3	Fc	CH3
14	b4	IgG3	Fc	CH2
15	s	IgG3	Fc	CH3
16	t	IgG3	Fc	CH3
17	z	IgG1	Fd	CH1
21	g	IgG3	Fc	CH2
23	n	IgG2	Fc	CH2
24	c5	IgG3	Fc	CH3
26	m, u	IgG3	Fc	CH2
27	v	IgG3	Fc	CH3
28	g5	IgG3	Fc	CH3

表 1.24 日本人の Gm 型頻度

表現型	遺伝子型	頻度 (%)
(ag)	(ag/ag)	21.0
(agb3st)	(ag/ab3st)	23.9
(axg)	(axg/a(x)g)	15.7
(agfblb3)	(ag/afb1b3)	10.8
(axgb3st)	(axg/ab3st)	10.0
(afb1b3st)	(afb1b3/ab3st)	7.3
(ab3st)	(ab3st/ab3st)	5.5
(axgfb1b3)	(axg/afb1b3)	3.8
(afblb3)	(afb1b3/afb1b3)	2.0

(松本秀雄：血液型の知識より)

(b1)，Gm(b3)，Gm(s)，Gm(t) の8種類の抗血清を用いて検査すると，9つの表現型が得られ，4種類のハプロタイプ Gm^*ag，Gm^*axg，Gm^*ab3st および $Gm^*afb1b3$ によって説明できる（表1.24）．もちろん人種や民族によってこれらのハプロタイプには差がある．また，新生児や生後数カ月以内の乳児では，母親由来のGm因子が検出されたり，輸血を受けている患者ではドナーの型が混在して検出されたりすることがあるので注意を要する．

IgGの化学構造の分析技術が進歩すると，例えば，IgGサブクラスのγ3上のGm(g)の296番目のアミノ酸はチロシンであるが，Gm(g−)ではフェニルアラニンであることがみいだされた．しかし，別のサブクラスであるγ2の296番目のアミノ酸はすべてがフェニルアラニンであることがわかった．このようにGm(g−)抗原はIgG2ではすべてに認められるので，IgG2上ではアロタイプではない．これをnon-markerと呼び，γ2 non-gと記載する．やや混乱すると思われるが，IgG3のγ鎖ではこの因子はアロタイプとして作用している．

Gm型は個体の識別や親子鑑定のみならず，人類遺伝学上，ある集団の特徴づけや集団の分化過程などを知る意味で有力な遺伝標識として用いられている．

b) Am アロタイプ（Am allotype；Am 型）

最初の発見は1969年であったが，van Loghemらが1973年に，$A_{2m}(1)$ および $A_{2m}(2)$ の2対立遺伝子によって規定される $A_{2m}(1+2-)$ (1+2+)，(1−2+)の3表現型があることを報告した．遺伝形式は常染色体で，遺伝子の間には優劣はない．形質の発現頻度にはかなりの人種差があり，さらに $A_{2m}(1)$ はGmハプロタイプとの連鎖がある．

c) Km アロタイプ（Km allotype；Km 型）

1961年にRopartzらが報告したアロタイプで，2番目の染色体上に存在し，抗原はK型L鎖にある．優劣のない遺伝形式をとり，Gm型とは独立して遺伝する．以前はInv型と呼ばれていたが，現在はKm型に統一されている．Km(1)，Km(2)，Km(3)の3つの因子があるが，日本人ではKm(1)と(2)は常に一緒に出現する．表現型はKm(1, 2, 3)，(1, 2, −3)，(1, −2, 3)，(1, −2, −3)，(−1, −2, 3)となり，まれではあるが沈黙遺伝子（silent gene）の存在といわれる（−1, −2, −3）の報告もある．日本人集団について，抗Km(1)および抗Km(3)血清を用いて検査した成績は，報告者によりやや異なるが，Km(1, −3) 10％，Km(1, 3)とKm(−1, 3)は40ないし50％である．

(2) ハプトグロビン型（haptoglobin type；HP 型）

ハプトグロビン（HP）は電気泳動によって $α_2$-グロブリン領域に認められ，糖質を約19％含む糖タンパクである．主に肝臓で合成され，生体内あるいは試験管内でもヘモグロビンと特異的に結合し，きわめて安定な複合体を形成する．健康人の

1.8 血清タンパク型

表 1.25 日本人のハプトグロビン（HP）表現型頻度

表現型	遺伝子型	頻度	遺伝子	頻度
1S-1S	HP^*1S/HP^*1S	6.8%	HP^*1F	0.000
2FS-1S	HP^*1S/HP^*2FS	38.1	HP^*1S	0.260
2SS-1S	HP^*1S/HP^*2SS	0.0	HP^*2FF	0.000
2FS-2FS	HP^*2FS/HP^*2FS	53.8	HP^*2FS	0.733
2FS-2SS	HP^*2FS/HP^*2SS	0.1	HP^*2SS	0.001
2FS-2variant	$HP^*2FS/HP^*2var.$	1.0	$HP^*var.$	0.006
2variant-1S	$HP^*1S/HP^*2var.$	0.2		

濃度は 40〜180 mg/dl 程度であるが，肝臓の実質障害や生体内溶血などがあると一過性に著減あるいは消失する．また，新生児の大部分では検出されないことが多い．

HP は α 鎖および β 鎖と呼ばれる 2 種のポリペプチドが 4 量体を形成しており，デンプンゲル電気泳動や PAGE では速く泳動される 1 型，遅く泳動される 2 型，そして両者の成分を有する 2-1 型の 3 基本形に分けることができる．β 鎖は型による差はなく，ヘモグロビンとの結合活性を有している．型に関係しているのは α 鎖で，α 鎖には分子量の異なる α_1 と α_2 の 2 種があり，易動度の差を示す要因となっている．α_1 は 83 個のアミノ酸からなり，分子量は約 9000 である．尿素の存在下での泳動では，α_1 はさらに易動度の速い α_1F とこれよりも遅い α_1S とに分離される．1F は N 末端から 54 番目のアミノ酸がリジンであるのに対して 1S はグルミタン酸である．優劣のない 2 つの対立遺伝子 HP^*1F, HP^*1S によって支配される．したがって，HP1 の表現型は HP 1F-1F, 1S-1S および 1F-1S の 3 つの亜型に分けることができる．一方，α_2 は 142 個のアミノ酸からなり，分子量は α_1 の 2 倍の約 17000 である．α_2 鎖は α_1 鎖の C 末端に近い部分のもう 1 つの α_1 鎖の N 末端に近い部分と 2 本の鎖が連続して 1 本になったという非相同交差（unequal cross-over）による部分重複（partial duplication）で発生したものと考えられている．したがって，HP 2 の亜型表現型は HP(2 F-2 F), (2 F-2 S), (2 S-2 F) および (2 S-2 S) の 4 つになるが，HP(2 F-2 S) と (2 S-2 F) の区別は実際上不可能であるので，3 つの対立遺伝子 HP^*2FF, HP^*2FS(2SF) および HP^*2SS によって支配されていることになる．このようにしていくと，HP 2-1 型がさらに亜型に分けられることになり，HP の型は理論上 15 種類以上の亜型に分類することができる．しかし各遺伝子の出現頻度には片寄りがあるため，人種や民族によっては想定される型がまったく認められないこともある．これまでの報告や筆者らの検索によっても，日本人集団では HP^*1F や HP^*2FF の遺伝子はほとんど認められていない．表 1.25 は筆者らが検査した HP 亜型の表現型と遺伝子頻度である．この表からもわかる通り，大部分の日本人の遺伝子は HP^*1S と HP^*2FS である．

まれではあるが健康な日本人集団の中にも HP が欠損している例がみられる．筆者らがこれまで行った成績では，見かけ上の欠損が大部分である．DNA レベルまでの検査で欠損と考えられた例は約 6000 例を検査して 1 例のみしかみいだされていない．

（3） GC 型（group specific component type）

GC は α_2-グロブリン領域に認められるタンパクで，ビタミン D との結合活性を有するため，ビタミン D 結合タンパクとも呼ばれている．以前はアガロースゲルによる免疫電気泳動法によって出現した沈降線の形や位置によって型判定がなされていた（GC 1, 2-1, 2 の 3 型）．現在は PAG 等電点電気泳動法を用いた免疫ブロット法が繁用されている．この方法によると，従来の GC 1 は早く泳動される 1F とそれよりもやや陰極側に泳動される 1S とに分けられ，3 種の対立遺伝子 GC^*1F, GC^*1S および GC^*2 によって決定される 6 種の主要表現型 GC 1 F, 1 FS, 1 S, 2-1 F, 2-1 S および 2 に分類される．その他 GC には多くの変異型遺伝子の関与する表現型が 6〜7 ％の割合でみいだされている．変異型の命名法は国際ワークショップで決められており，1 S 型より陽極側に泳動

されるGC1の変異型はGC1Aと呼ばれ，その位置によって1A1, 1A2, ……と命名されている．筆者らが行った主要表現型6種の分布はGC1F 21%, GC1FS 23%, GC1S 6%, GC2-1F 24%, GC2-1S 12%, GC2が7%であり，地域差はほとんど認められない． （吉岡尚文）

(4) 補体系タンパクの多型

補体は，新鮮血清中に含まれる易熱性の成分であり，生体の感染防御，免疫反応，炎症などにあずかる臨床的に重要な反応系である．補体系タンパクは，連鎖反応により次々に活性化する成分と，その反応を制御するタンパクより構成され，20種類ほどが知られている．その活性化には，抗原抗体結合物によって導入される古典的経路 (classical pathway) と，異種細胞を直接識別する第2経路 (alternative pathway) とがある (図1.10)．補体系タンパクの遺伝的変異には，欠損と多型が知られている．

a) 補体系タンパクの遺伝的欠損

1960年にSilversteinがC2欠損を報告して以来，すべての補体成分に欠損の存在することが明らかにされている[1,2]．また制御因子についても，Donaldson (1963) により，遺伝性血管神経浮腫 (hereditary angioneurotic edema, HANE) は，C1インヒビター (C1NH) の欠損を伴うことが，さらにAlperら (1970) により，感染症を繰り返す患者でI因子 (factor I) の欠損が報告されている．補体成分の欠損では，C3, C5欠損症のように易感染性が認められる場合や，C1r, C1s, C2, C4欠損症のように全身性エリテマトーデス (systemic lupus erythematosus, SLE), SLE様症状，円板状エリテマトーデス (discoid lupus erythematosus, DLE) などの自己免疫疾患類似の症状を伴う場合が多いが，欠損している補体成分の種類により特有な疾病を引き起こすことはなく，またC2やC9欠損症では，まったく異常のない症例もある (表1.26)．

b) 補体系タンパクの遺伝的多型

1968年に電気泳動後のアガロースゲルをそのままタンパク染色することにより，C3の遺伝的変異がまず報告され，その後，等電点電気泳動法

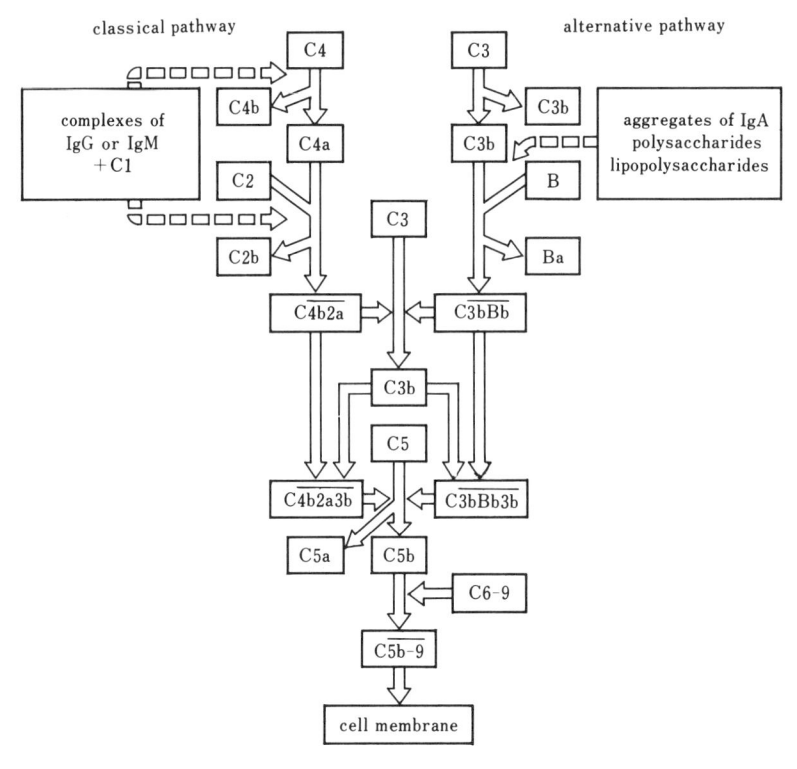

図1.10 補体系の活性化経路

1.8 血清タンパク型

表 1.26 補体系タンパク欠損症と病態

欠損タンパク	SLE, SLE様症状	腎炎	感染症	その他
補体成分				
C1q	○	○	○	
C1r	○		○	
C1s	○			
C4	○			
C2	○	○	○	
C3	○	○	○	
C5	○		○	
C6			○	
C7		○	○	
C8	○		○	
C9				
制御因子				
C1NH				HANE
I			○	

表 1.27 日本人における遺伝子頻度

形質	主な遺伝子とその遺伝子頻度 (>0.01)
C1R	*1* 0.42, *2* 0.36, *3* 0.21
C4A	*2* 0.11, *3* 0.69, *4* 0.13 *Q0* 0.07
C4B	*1* 0.59, *2* 0.17, *5* 0.09 *Q0* 0.16
C2	*C* 0.94, *B* 0.02, *AT* 0.03
C3	*S* 0.99
C5	
C6	*B* 0.51, *A* 0.42, *B2* 0.06
C7	*1* 0.81, *2* 0.10, *3* 0.04, *4* 0.05
C81	*A* 0.62, *B* 0.37
BF	*S* 0.79, *F* 0.18, *FB1* 0.02
IF	*B* 0.89, *A* 0.11
HF	*B* 0.49, *A* 0.43, *A1* 0.01, *Q0* 0.07
D	
C4BP	
C3BRM	

や特異抗体を用いた免疫固定法などにより，次々と遺伝的多型の存在が明らかにされている[3]．表1.27にその種類と日本人の遺伝子頻度を示す．

i) C2型, BF型, C4型(MHCクラスIII抗原)　C2, BF (factor B), C4は，第6染色体短腕上のヒト主要組織適合性遺伝子複合体 (major histocompatibility complex, MHC) のクラスIII領域に存在している（図1.11）．

①C2型：　1976年 Alper, Hobart と Lachman により遺伝的多型が報告されている．クラスIII領域に存在する補体系タンパクの中では，遺伝的変異に乏しく，最も頻度の高いアロタイプはC2Cであるが，まれなアロタイプも存在している（図1.12）．

②BF型：　C3に次いで2番目に遺伝的多型の存在することが，Alperら(1972)により明らかにされている．BF型には，アガロースゲル電気泳動法により通常 *BF*S* と *BF*F* の2つの対立遺伝子により発現される3つの表現型が存在するが，多くの民族グループでまれな変異型も報告されている．変異型の同定は，F1(コーカソイドに頻度の高い変異型)とSの主バンド間の長さを1としたときの相対易動度をもって命名するよう提唱されている[4]．さらに等電点電気泳動法を用いて亜型（subtype）の存在も明らかにされている（図1.13）．

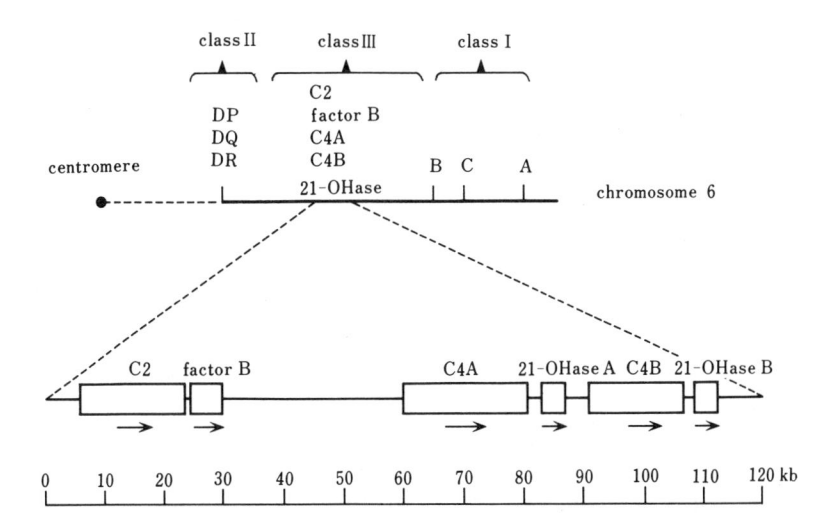

図1.11　MHC領域遺伝子構成 (Campbell RD, Bentley DR：*Immunol Rev* 87：23, 1985)

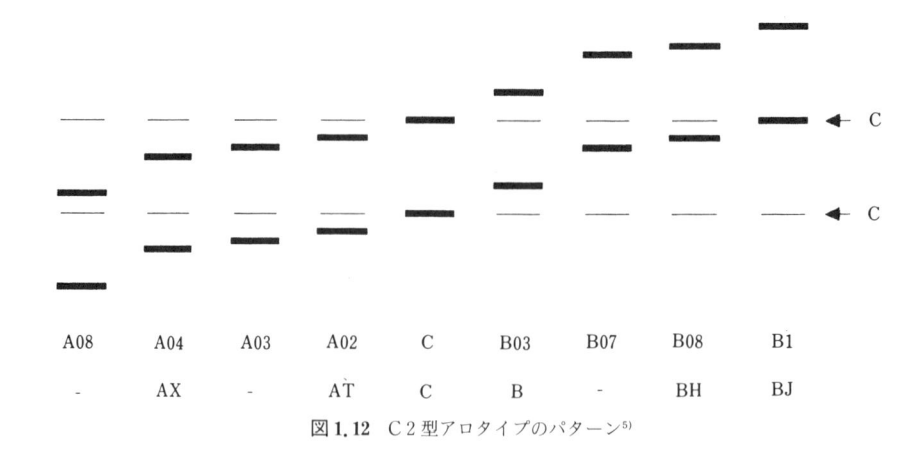

1. 臨床における血液型

| A08 | A04 | A03 | A02 | C | B03 | B07 | B08 | B1 |
| - | AX | - | AT | C | B | - | BH | BJ |

図 1.12 C2型アロタイプのパターン[5]

S　FBS　FAS　FB　FA　FAFB

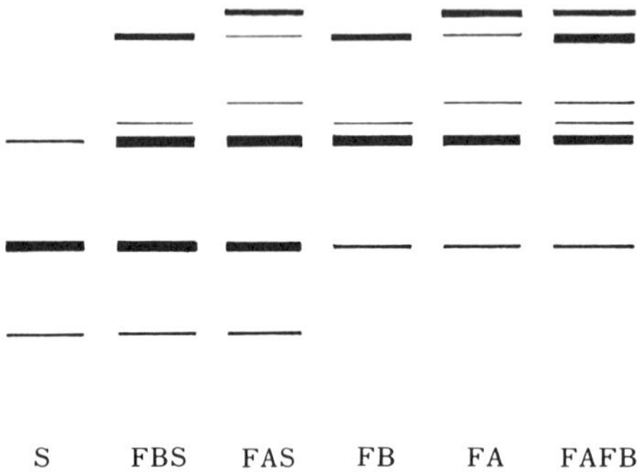

図 1.13 等電点電気泳動による BF 型サブタイプのパターン[5]

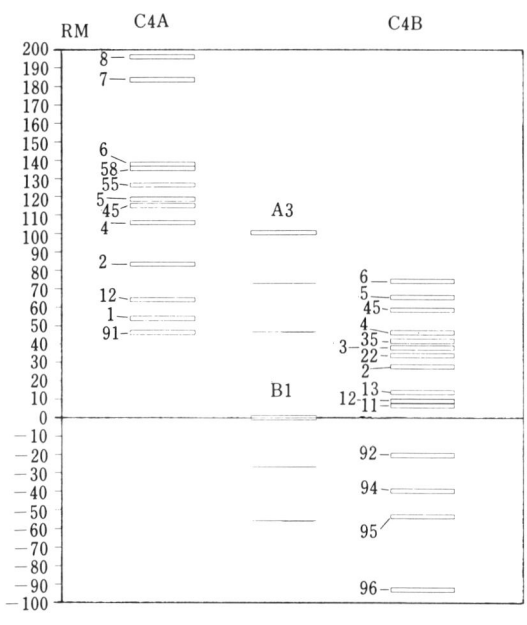

図 1.14 C4型アロタイプのパターン[5]

A4 A3 A21 A2 A1 A01 A M92 M91 M M1 M11 M2 B B1 B11 B2 B21 B3 B4 B5

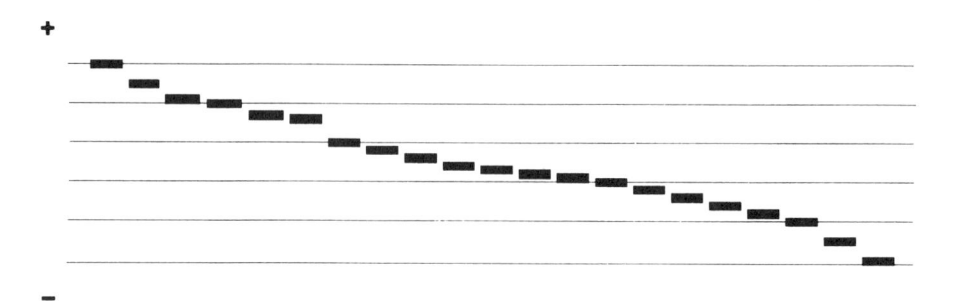

図 1.15 C6型アロタイプのパターン[5]

③ C4型: C4型の遺伝的多型の研究は, Rosenfeldら(1969)の報告に始まるが, 1978年 O'NeillらによりC4構造遺伝子座は, 単一ではなく2つの密に連鎖したA座, B座からなることが提唱されている. 遺伝子重複によって生じたと考えられるこのC4AとC4Bの2つの構造遺伝子座には, 少なくともC4Aに13, C4Bに16の対立遺伝子と沈黙遺伝子(silent alleleまたはnull allele; *Q0*)が存在し(図1.14), さらにヒト血液型物質であるRoger抗原(Rg)とChido抗原(Ch)が, C4AアロタイプおよびC4Bアロタイプの抗原決定基であることが明らかとなっている.

MHCクラスIII領域に存在するこれらBF, C2, C4A, C4B4遺伝子座は, たがいに密に連鎖し, 対立遺伝子はハプロタイプで遺伝されるので, この組み合わせを特にコンプロタイプ(complotype)と称している. 日本人で最も頻度の高い組み合わせは, SC31(BFS, C2C, C4A3, C4B1)である. また各遺伝子座は, HLAとも強く連鎖している.

ii) C6型, C7型

① C6型: C6型は, 1975年Hobartらにより報告されて以来, 多くの民族グループで研究が行われ, 1989年に開催されたVIth Complement Genetics Workshop and Conferenceでは, C6AとC6Bアロタイプのほかに19のまれなアロタイプが確認されている[5](図1.15).

② C7型: C7型は, 1978年Hobartらがコーカソイドについて報告している. 日本人では, コーカソイドに比べて遺伝的変異性が高く, 民族差の存在することが明らかにされている. またC6とC7遺伝子座は, たがいに密に連鎖している.

iii) その他の補体系タンパク型 C8は, α鎖のC81(C8A)とβ鎖のC82(C8B)の2つの遺伝子座で, 遺伝的多型の存在が明らかにされている. C81(C8A)型では, コーカソイド, ニグロイド, モンゴロイドの間で遺伝子頻度に差は認められていない.

IF(factor I)型は, 1986年筆者らにより日本人で初めて報告されたが, コーカソイドでは単一頻度を示し, その多型はモンゴロイドに特異的である. またユーラシア大陸において遺伝子頻度に地理的勾配の存在が示されており, 人類学的にも有用な遺伝形質である.

C1の亜成分であるC1R型多型は, KambohとFerrell(1986)により示されたが, 日本人では遺伝子頻度に偏りがなく, 法医学的にも有用性の高い遺伝形質である.

その他HF(factor H)型についても日本人の遺伝子頻度が明らかにされている.

c) 補体系タンパク多型と疾患関連性

補体成分の特定の遺伝子と疾患が相関を示すことが報告されている.

C3型では, *C3*F*とリウマチ様関節炎(rheumatoid arthritis, RA), 嚢胞性線維症(cystic fibrosis), および動脈硬化症(arteriosclerosis)との相関が示されている[6~8].

MHCクラスIII抗原では, HLA抗原との連鎖も含めて疾患関連性の報告がなされている.

C2型では, インシュリン依存性若年性糖尿病(insulin dependent diabetes mellitus, IDDM)における増殖性網膜症(proliferative retinopathy)と*C2*B*が相関を示し, *C2*B*保有者の相対危険率は2.5であったと報告されているが[9], この相関は, HLA-DR4に関連しているともいわれている.

BF型では, コーカソイドで*BF*F1*がIDDMと相関を示すことが知られている[10]. しかしHLAB座とMHCクラスIIIのハプロタイプをみると, 最も頻度の高いのは, *HLA-B18, C2*C, BF*F1, C4A*3, C4B*Q0*であり, また*HLA-B18*と*BF*F1*の連鎖不平衡は, 一般的に患者群の方が高いことから, *BF*F1*がIDDMと2次的に相関していることも考えられる. *BF*F1*は, また突発性膜性腎症(idiopathic membranous nephropathy)の発症にかかわっているともいわれている.

C4型では, まれな遺伝子*C4*B29*がRAと相関を示し[11], 多発性硬化症(multiple sclerosis)では, C4ハプロタイプの*C4A*4B*2*の保有者が多くなっている. またAlzheimer病(Alzheimer's disease)患者の55%にも*C4B*2*が認められ, *C4B*29*は, 膜性増殖性糸球体腎炎(membranoproliferative glomerulonephritis)のよいマーカ

ーとなるともいわれている[12]. さらに白人でHLA-Bw 47 と相関を示す先天性副腎皮質過形成症（congenital adrenal hyperplasia, CAH）は, クラスIII遺伝子領域に位置する 21-ヒドロキシラーゼ遺伝子の欠損によることが知られているが, C 4 ハプロタイプとの関連が指摘されている[13].

補体系タンパク多型の疾患関連性は, そのすべてが確認されているわけではなく, 今後の研究が期待される.

文献

1) Agnello V : Complement deficiency states. *Medicine* **57** : 1-23, 1978.
2) Inai S, Kitamura H, Hiramatsu S, et al : Deficiency of the ninth component of complement in man. *J Clin Lab Immunol* **2** : 85-87, 1979.
3) Rittner C, Schneider PM : Genetics and polymorphism of the complement components. The Complement System (Rother K, Till GO, eds), pp 80-135, Springer-Verlag, Berlin, Heidelberg, New York, London, Paris, Tokyo, 1988.
4) Mauff G, Hauptmann G, Hitzeroth HW, et al : The nomenclature of properdin fantor B allotypes. *Immunobiology* **154** : 115-120, 1978.
5) Rittner C, Hauptmann G, Mauff G : Proceedings of the VIth complement genetics workshop and conference. *Complement Inflamm* **7** : 173-268, 1990.
6) Brönnestam R : Studies of the C3 polymorphism. Relationship between C3 phenotypes and rheumatoid arthritis. *Hum Hered* **23** : 206-213, 1973.
7) Schiotz PO, Hioby N, Norling N, et al : C3 polymorphism is a Danish cystic fibrosis population and its possible association with antibody responce. *Hum Hered* **28** : 293-300, 1978.
8) Dissing J, Lund J, Soerensen H : C3 polymorphism in a group of old arteriosclerotic patients. *Hum Hered* **22** : 468-472, 1972.
9) Bertrams J, Dewald G, Spitznas M, et al : HLA-A, B, C, DR, Bf, and C2 alleles in insulin dependent diabetes mellitus with proliferative retinopathy. *Immunobiology* **158** : 113-118, 1980.
10) Bertrams J, Baur MP, Gruneklee D, et al : Association of Bf F1 and haplotype HLA-B18, Bf F1 with insulin-dependent diabetes mellitus. *Immunobiology* **158** : 129-133, 1980.
11) O'Neill GJ, Nerl CW, Kay PH, et al : Complement C4 is a marker for adult rheumatoid arthritis. *Lancet* **2** : 214, 1982.
12) Wank R, Schendel DJ, O'Neill GJ, et al : Rare variant of complement C4 is seen in high frequency in patients with primary glomerulonephritis. *Lancet* **1** : 872-873, 1984.
13) White PC, New MI, Dupont B : Adrenal 21-hydroxylase cytochrome P-450 genes within the MHC class III region. *Immunol Rev* **87** : 123-150, 1985.

（5） 凝固線溶系タンパクの多型

血液凝固因子は, 国際的に承認されているものだけでも 12 種類あるが, 1959 年の血栓症国際会議で同義語の多かった名称がローマ数字の I から XIII (VIは欠番) に統一されている. 血液凝固反応により形成されたフィブリンは, 線溶系のプラスミンにより除去され, 凝固線溶系が血液の恒常性維持の上で密接に関連していることが明らかとなっている.

現在遺伝的多型が明らかにされ, 遺伝学的に有用性の高いのは, フィブリン安定化因子（第XIII因子）と線溶系のプラスミノーゲンである.

a） 第XIII因子（F 13）型

第XIII因子 (F 13) は, 血漿中では酵素活性をもつ A サブユニットと担体である B サブユニットが A_2B_2 の形をとっており, Ca^{2+} の存在下で可溶性のフィブリンを不溶性のフィブリンに変化させる働きを有している. 第XIII因子の遺伝的多型は, A サブユニット（F 13 A), B サブユニット（F 13 B）のいずれにも存在する.

i) **F13A 型** Board (1979) により遺伝的多型が明らかにされており, 2 つの対立遺伝子 *F13A*1* と *F13A*2* により発現される 3 つの表現型が存在する（図 1.16）. 日本人の遺伝子頻度は, *F13A*1*=0.8774, *F13A*2*=0.1226 である.

ii) **F13B 型** Board (1980) により遺伝的多型の報告がなされている. *F13B*1*, *F13B*2*, *F13B*3* の 3 つの対立遺伝子に加えて, まれな変異型も存在しており（図 1.17), 日本人の遺伝子頻度は, *F13B*1*=0.2977, *F13B*2*=0.0184, *F13B*3*=0.6805, *F13B*R*=0.0033（R：rare

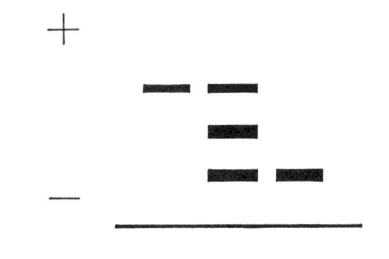

図 1.16　F 13 A 型のバンドパターン

1.8 血清タンパク型

3-3 3-1 1-1 2-1 2-2 3-2 15-3 7-2 6-1 13-3 4-1 14-3
(10-1)

図1.17 F 13 B 型のバンドパターン

alleles) である．コーカソイドと比較すると F13B*1 と F13B*3 の頻度が逆転している．

b) プラスミノーゲン型

血液線溶系因子であるプラスミノーゲンは，ウロキナーゼやストレプトキナーゼなどで活性化され，強いフィブリン溶解作用を示すプラスミンの酵素原である．

プラスミノーゲン (PLG) 型の遺伝的多型は，Hobart (1979) や Raum ら (1980) により明らかにされている．その後，多くの民族グループで研究が行われ，1984年の国際輸血学会議で，PLG型アロタイプの命名法の統一が検討された[1] (図1.18)．日本人の調査では，抗原性はあるが活性をもたない変異型 (PLGM 5) が多型的頻度で存在することが筆者らにより報告されている．これは，アミノ酸残基が1つだけ置換されているためであり，また再発性血栓症と関係する報告もみられ[2]，臨床的にも興味深い型である．日本人の遺伝子頻度は，$PLG^*A=0.956$, $PLG^*M5=0.026$, $PLG^*B2=0.013$, $PLG^*R=0.006$ である．

文献

1) Skoda U, Bertrams J, Dykes D, et al : Proposal for the nomenclature of human plasminogen (PLG) polymorphism. Vox Sang 51 : 244-248, 1986.
2) Aoki N, Moroi M, Sakata Y, et al : Abnormal plasminogen. A hereditary molecular abnormality found in a patient with recurrent thrombosis. J Clin Invest 62 : 1186-1195, 1978.

(6) その他の血清タンパク型

トランスフェリン (TF) 型，$α_1$-アンチトリプシン (PI) 型，$α_2$HS-糖タンパク (AHSG) 型，$α_1$-酸性糖タンパク (ORM) 型，リポタンパク型，アルブミン型などの遺伝的多型の報告がなされている．

TFは，肝臓と網内系で合成される鉄輸送タンパクであるが，本態性低色素性貧血や急性肝炎などで増加し，肝硬変や慢性骨髄性白血病などで減少する．TF欠損症では鉄欠乏性貧血を招来するが，特定の変異型が生物学的機能異常を示すという報告はない．

PIは肝臓で合成され，トリプシン，キモトリプシン，エステラーゼなどのタンパク質分解酵素の

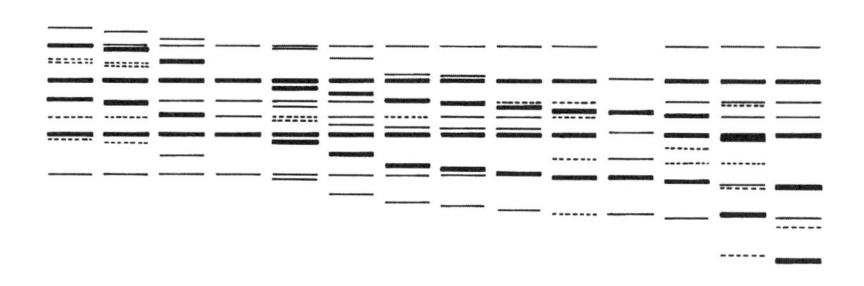

A3A A2A A1A A AM5 AM4 AM3 AM2 AM1 AB B AB1 AB2 AB3

図1.18 PLG 型のバンドパターン[1]

表1.28 その他の血清型

形質		機能	遺伝子頻度 (>0.01)
トランスフェリン	TF	血清中の鉄の運搬	C1 0.74, C2 0.24
$α_1$-アンチトリプシン	PI	セリンプロテアーゼ作用	M1 0.74, M2 0.21, M3 0.05
$α_2$HS-糖タンパク	AHSG	オプソニン作用	1 0.73, 2 0.27
アポリポタンパク E	APOE		3 0.89, 4 0.09, 2 0.02
AG	AG		X 0.73, Y 0.27

作用を阻害するプロテアーゼ阻害物質であり，血清中に最も多量に存在する．また急性期反応タンパクであり，種々の疾患で増減するほか，変異型の中には，量的異常を示すものもある．PI欠損者の一部は，慢性閉塞性肺疾患または新生児肝炎を発症する．

このほか有用性の高い形質について，日本人の遺伝子頻度をまとめて表1.28に示す．

（中村茂基）

参考文献

1) 岸　紘一郎，安田年博，水田啓子ほか：血液型検査法．法医血清学的検査法マニュアル（岸　紘一郎ほか編），pp 105-133，金原出版，東京，1990．
2) 松本秀雄：血液型の知識，金原出版，東京，1976．
3) Shindo S：Haptoglobin subtyping with anti Hp α-chain antibodies. *Electrophoresis* 11：483-488, 1990.
4) 吉岡尚文，進藤祥子，工藤敏行：東北6県のGc亜型分布と遺伝子頻度．法医学の実際と研究 27：39-46，1984．

1.9 赤血球酵素型 (red cell enzyme types)

(1) 赤血球酵素の多型

1955年，Smithiesはデンプンゲル電気泳動法を用いて，血清タンパク質の1つであるハプトグロビンの遺伝的多型を発見した．この方法は，1963年Hopkinsonらによる赤血球酸性ホスファターゼの多型検出にも応用され，これを契機として，その後多数の赤血球酵素の多型が明らかとなった．その結果，現在では，20種を超える赤血球酵素について多型が知られている（表1.29）．

多型検出にあたっては，赤血球溶血液を試料とし，広義のアイソザイム (isozyme) をデンプンゲル電気泳動上の易動度の差異で分離し，その泳動パターンを可視化して酵素の多型性を判定するのが一般的である．この広義のアイソザイムには，①共通の基質特異性を有して同一の化学反応を触媒するにもかかわらず，電気泳動，クロマトグラフィーあるいは免疫化学的に区別可能な，物理化学的に異なる分子型からなる酵素群（狭義のアイソザイム）と，②生体内で何らかの化学的修飾を受けた修飾酵素の両者が含まれる．

また最近では，多型タンパク質の検出に，分解能の優れた等電点電気泳動法 (isoelectric focusing, IEF) が導入され，研究・実務面ともに新たな展開をみせている．

表1.29 多型現象が認められる赤血球酵素

酵素名	EC No.[*1]	遺伝子座位のある染色体番号	対立遺伝子
Acetylcholinesterase (ACHE)	3.1.1.7	3?[*2]	ACHE*1, ACHE*2
Acid phosphatase-1 (ACP1)	3.1.3.2	2	ACP1*A, ACP1*B, ACP1*C
Adenosine deaminase (ADA)	3.5.4.4	20	ADA*1, ADA*2
Adenylate kinase (AK1)	2.7.4.3	9	AK*1, AK*2
Carbonic anhydrase-2 (CA2)	4.2.1.1	8	CA2*C, CA2*H
δ-aminolevulinate dehydrase (ALADH)	4.2.1.24	9	ALDH*1, ALDH*2
Esterase D (ESD)	3.1.1.1	13	ESD*1, ESD*2
Galactose-1-phosphate uridyltransferase (GALT)	2.7.7.12	9	GALT*N, GALT*D, GALT*QO[*2]
Glucose-6-phosphate dehydrogenase (G6PD)	1.1.1.49	X	G6PD*A, G6PD*B
Glucose phosphate isomerase (GPI)	5.3.1.9	19	GPI*1〜10
Glutamate oxaloacetate transaminase (GOT1)	2.6.1.1	10	GOT*1, GOT*2, GOT*3
Glutamate pyruvate transaminase (GPT)	2.6.1.2	16 or 8[*2]	GPT*1, GPT*2
Glutathione reductase (GSR)	1.6.4.2	8	GSR*F, GSR*S
Glyoxalase-1 (GLO1)	4.4.1.5	6	GLO1*1, GLO1*2
Nucleoside phosphorylase (NP)	2.4.2.1	14	NP*1, NP*2
Peptidase-A (PEPA)	2.4.11.?	18	PEPA*1〜4, PEPA*6, PEPA*8
Peptidase-B (PEPB)	3.4.13.?	12	PEPB*1〜4
Peptidase-C (PEPC)	3.4.13.?	1	PEPC*1〜5, PEPC*QO[*2]
Peptidase-D (PEPD)	3.4.13.9	19	PEPD*1, PEPD*2, PEPD*3
Phosphoglucomutase-1 (PGM1)	2.7.5.1	1	PGM1*a1〜a4
Phosphogluconate dehydrogenase (PGD)	1.1.1.44	1	PGD*A, PGD*C
Phosphoglycerate kinase (PGK1)	2.7.2.3	X	PGK*1, PGK*2
Phosphoglycolate phosphatase (PGP)	3.1.3.18	16	PGP*1, PGP*2, PGP*3
S-adenosylhomocystein hydrolase (SAHH)	3.3.1.1	20	SAHH*1, SAHH*2, SAHH*3
Uridine monophosphate kinase (UMPK)	2.7.1.48[*2]	1	UMPK*1, UMPK*2

[*1]：酵素番号 (Enzyme Commission Number)：国際生化学連合酵素委員会報告 (1964) による．
[*2]：著者改変　　（四方・永野（編）：現代の法医学，改訂第2版，p304，金原出版，東京，1988より，一部改変）

(2) 代表的な赤血球酵素型

a) 酸性ホスファターゼ (acid phosphatase-1, ACP 1) 型 (EC 3.1.3.2)

i) 遺伝血清学的事項　ACP 1 は至適 pH 5.0～6.0 で正リン酸エステルを加水分解する酵素であり，動植物や細菌に広く分布している。ヒトでは特に前立腺で活性が高く，赤血球，白血球，肝臓や脾臓などにも局在する。

ACP 1 の多型は，1963 年 Hopkinson, Spencer と Harris によって発見された。通常は赤血球溶血液試料をデンプンゲル電気泳動で分離後，0.1％の 4-メチルウンベリフェリルリン酸を基質として反応させ，ゲル内の ACP 1 の触媒作用で遊離した 4-メチルウンベリフェロンの蛍光バンドを UV ランプ下で観察している。

一般的に ACP 1 の多型は，第 2 常染色体上のたがいに優劣のない 3 つの対立遺伝子，ACP 1*A（日本人集団での頻度 0.212；以下同様に，対立遺伝子や表現型のあとのカッコ内の数字は，日本人集団における頻度を示す），ACP 1*B (0.788), ACP 1*C によって決定され，6 つの表現型 ACP 1 A, BA, B, CA, CB, C が認められる。ただし，ACP 1*C の遺伝子頻度は白人では 0.055 であるが，日本人や黒人ではきわめて低く，日本人集団では通常 ACP 1 A (4.5％), BA (33.4％), B (62.1％) の 3 表現型が観察される。また，ホモ接合体である表現型 ACP 1 A, B, C 間の活性比は 2：3：4 である。

ii) 臨床関連事項　ACP 1 活性は葉酸 (folic acid) や葉酸化合物で阻害され，その阻害程度は ACP 1 C で最も強く，ACP 1 A が中間，ACP 1 B で最も弱く，葉酸やビタミン B_{12} 欠乏性巨赤芽球性貧血 (megaloblastic anemia) では ACP 1 活性は上昇している。また，ACP 1 は生体内では flavin mononucleotide に対し特異性を有し，赤血球内にあってはグルタチオン還元酵素などと関連し赤血球膜構造の維持に関与している。そのため，いわゆる hemolytic favism (後述，g) G 6 PD の項参照) および新生児期黄疸の発生や重症度と ACP 1 活性との関連が報告され，ACP 1 B 個体では溶血の危険性は最も低く，ACP 1 A や CA で高いという (Sensabaugh ら, 1978)[1]。

b) アデノシンデアミナーゼ (adenosine deaminase, ADA) 型 (EC 3.5.4.4)

i) 遺伝血清学的事項　ADA はプリン代謝系のサルベージ回路にあって，(デオキシ-)アデノシンを脱アミノ化し，(デオキシ-)イノシンを生成する酵素である。赤血球以外に白血球，肝臓，腎臓，肺などに分布している。

ヒト溶血液中の ADA 多型は，Spencer, Hopkinson, Harris (1968) によりデンプンゲル電気泳動法で発見された。溶血液を泳動・分離後，ゲル内 ADA の作用で，反応液中のアデノシンをイノシンに変え，続いて，このイノシンをヌクレオシド脱リン酸酵素の作用でヒポキサンチンに変換した後，さらにヒポキサンチンをキサンチンオキシダーゼで酸化する。この際に，発色用試薬 MTT はフェナジンメト硫酸 (PMS) 存在下で還元され，最終的に青紫色のホルマザンが生じるため，アイソザイムが肉眼的に観察可能となる。

ADA の遺伝子座は第 20 常染色体上にあり，通常 ADA*1 (0.968) と ADA*2 (0.032) の優劣のない 2 個の対立遺伝子に支配されているため，表現型は ADA 1, 2-1, 2 の 3 型に分類される。まれな対立遺伝子としては，ADA*3, ADA*4, ADA*5 などが知られている。

ii) 臨床関連事項　重症複合免疫不全症 (severe combined immunodeficiency, SCID) は細胞性，液性免疫機能の両者が先天性に重篤に障害される免疫不全疾患群で，WHO 分類では ADA 欠損のあるものと，欠損のないものに分け，後者はさらに細網異形成症，T, B 細胞減少，T 細胞減少 B 細胞数正常，bare lymphocyte syndrome の 4 群に分類されている[2]。

このうち，ADA 欠損のある SCID は，Giblett (1972) が赤血球溶血液に ADA 活性を認めず，ADA*QO (silent gene) のホモ接合体と考えられる小児例を報告して以来注目され，現在では SCID の約 20％ が，ADA 欠損に基づく常染色体劣性遺伝性疾患と考えられている[3]。この ADA 欠損を伴う SCID では，主に T 細胞内に 2'-デオキシアデノシン-5'-三リン酸 (dATP) が蓄積するため，乳児早期から T 細胞系の機能異常をきたす。また，蓄積したアデノシンおよびデオキシアデノシンにより，プリン代謝系の S-アデノシルホモシ

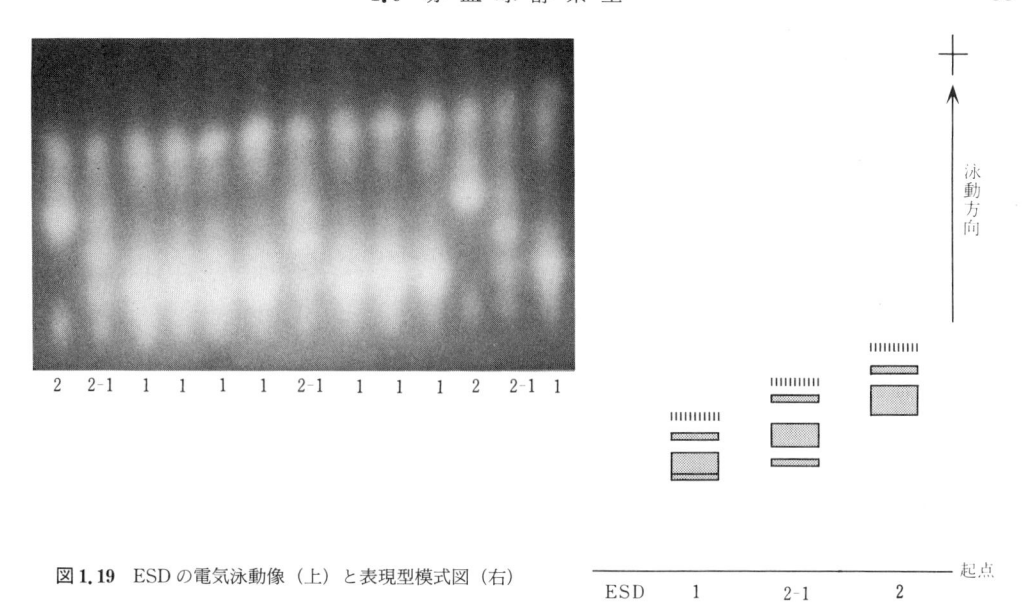

図1.19 ESDの電気泳動像（上）と表現型模式図（右）

ステインヒドロラーゼ（表1.29参照）活性も阻害される．

なお，赤血球ADA活性の測定はスクリーニング検査として用いられている．

c）**エステラーゼD**（esterase D, ESD）型
（EC 3.1.1.1）

i）**遺伝血清学的事項**　一般にエステラーゼはエステルを酸とアルコールに分解し，ヒトでは赤血球以外に，肝臓，腎臓などに広く認められる．ESDは赤血球内の他のエステラーゼA, B, Cとは基質を異にし，α-, β-ナフチルアセチルエステルを分解せず，蛍光物質ウンベリフェロンのエステル（ACP 1の項参照）を特異的に加水分解する．

従来，ESDの多型（Hopkinsonら，1973）は，溶血液をデンプンゲル電気泳動後，0.1％の4-メチルウンベリフェリル酢酸を基質とし，ESDの作用で生成した4-メチルウンベリフェロンをUV照射下で観察してきたが，最近では，ポリアクリルアミドゲル等電点電気泳動法（polyacrylamide gel isoelectric focusing, PAGIEF法）による判定が一般的になっている．

ESDの遺伝子座は第13常染色体上にあり，優劣のない2個の対立遺伝子 *ESD*1* (0.650)，*ESD*2* (0.350) によって決定される3つの主要な表現型ESD 1 (42.3％)，2-1 (45.4％)，2 (12.3％) に分類される（図1.19）．

また，まれな対立遺伝子 *ESD*3*，*ESD*4*，*ESD*5*，*ESD*11* や活性を示さない *ESD*Q0*（silent gene）も報告され，PAGIEF法により，新たに *ESD*7* もみいだされている．

ii）**臨床関連事項**　網膜芽細胞腫（retinoblastoma）は網膜に原発する悪性腫瘍で，約85％が3歳までに発症する．発生頻度は約1万6千から2万人の出生に対し1人の割合であり，性差はない．常染色体優性遺伝形式をとる家族内発症例（両眼性，10〜30％）と散発例（片眼性，70〜90％）がある．

最近，この網膜芽細胞腫の遺伝子座位（RB 1）とESDの遺伝子座位が第13常染色体上の同じ領域（13 q 14.1）にあること，またこの第13常染色体長腕q 14.1の欠失が腫瘍発生に深く関与していることが明らかにされた[4,5]．すなわち，RB 1上にある網膜芽細胞腫関連遺伝子（rb-1）は，本来，腫瘍発生を抑制しているが，q 14.1領域の欠失でこの抑制作用が失われて，腫瘍が発生すると考えられている[4,5]．また，家族内発生の認められる家系を対象に体細胞由来DNAのRFLP（restriction fragment length polymorphism）分析とESDのアイソザイム分析を用い，未発症者の危険度を予測したところ，rb-1遺伝子を含む座位が2つとも失われることが腫瘍形成と直接的に結びついていた[6]．

d) s-グルタミン酸ピルビン酸トランスアミナーゼ (s-glutamate pyruvate transaminase, s-GPT) 型 (EC 2.6.1.2)

i) 遺伝血清学的事項　GPT は糖質とアミノ酸代謝の転換を触媒し，ヒトでは肝臓，心臓，腎臓に分布する．臨床生化学検査上，重要な酵素である．GPT には，細胞上清中に局在する soluble 型 (s-GPT) とミトコンドリアに局在する mitochondria 型 (m-GPT) との 2 つのタイプがあるが，ATP のほとんどを嫌気的解糖系で産生する赤血球内には，s-GPT のみが存在する．

赤血球溶血液をデンプンゲル電気泳動法で分離すると (Chen, Giblett, 1971)，通常 3 つの表現型 GPT 1 (38.6%)，2-1 (46.3%)，2 (15.1%) に区別される．おそらくは第 16 常染色体（第 8 常染色体という説もある）上の優劣のない 2 個の対立遺伝子 $GPT*1$ (0.623)，$GPT*2$ (0.376) に支配されており，このうち，$GPT*1$ の産物である酵素活性は $GPT*2$ がつくる酵素の約 3 倍といわれている．

また，$GPT*2$ は主たる型である $2A$ と，頻度の低い亜型 $2B$，$2C$ に区分され，その他，まれな対立遺伝子として silent gene $GPT*Q0$ や $GPT*3$ 〜 $GPT*9$ などが報告されている．

ii) 臨床関連事項　GPT の遺伝子座位は，単純性先天性表皮水疱症 (epidermolysis bullosa hereditaria simplex Ogna, EBS Ogna；simple epidermolysis bullosa Ogna) (Gedde-Dahl, 1971) の座位と遺伝的連鎖が認められている．この疾患はノルウェーの Ogna 村で発見されたもので，常染色体優性遺伝形式をとり，生下時または乳幼児期に発症する．軽微な機械的刺激をうけやすい手，足，肘膝部に大小の表皮内水疱（夏期に増悪）を形成するが，瘢痕や粟粒腫を残さずに治癒し，全身状態および発育は正常である．ただし，他の単純性表皮水疱症と異なり，全身毛細血管の出血傾向，出血性水疱 (hemorrhagic bullae) および足趾の爪の変形性過形成を特徴としている[7]．

e) 6-ホスホグルコン酸脱水素酵素 (phosphogluconate dehydrogenase, PGD) 型 (EC 1.1.1.44)

i) 遺伝血清学的事項　PGD はペントースリン酸回路の重要な酵素で，6-ホスホグルコン酸とリブロース-5-リン酸の間の可逆的変換反応（酸化的脱カルボキシル化が主体）を触媒し，赤血球以外にも肝臓など多くの組織に分布している．

PGD の多型検出 (Carter, Fildes, Fitch, Parr, 1968) には，通常，デンプンゲル泳動後，6-ホスホグルコン酸を基質とし，PMS 存在下で発色用基質 MTT ((b) ADA の項参照) を還元し，青紫色のホルマザンを生成させる方法が用いられている．

PGD の遺伝子座位は第 1 常染色体上にあり，優劣のない 2 つの対立遺伝子 $PGD*A$ (0.915) と $PGD*C$ (0.085) の支配をうけているため，表現型は 3 主要型，PGD A (83.7%)，AC (15.6%)，C (0.7%) に分類される．また，PGD 座位と Rh 式血液型座位との間には連鎖がある (1p36.2 領域) といわれている．

ii) 臨床関連事項　PGD 欠損例では PGD 活性が正常の 5% 以下でも無症状であり，PGD 単独欠損では溶血は生じない．しかし，単独では溶血を起こさない程度の G6PD（後述，g) 項参照）変異型を有し，同時に PGD の部分的欠損をもつ個体では溶血が認められたとの報告があり (Beutler ら，1985)，同じペントースリン酸回路（別名 hexose monophosphate shunt）に属するこれら 2 酵素の異常の共同作用が考えられている．

f) ホスホグルコムターゼ-1 (phosphoglucomutase-1, PGM 1) 型 (EC 2.7.5.1)

i) 遺伝血清学的事項　PGM はグリコーゲン代謝系にあって，グルコース-1,6-二リン酸の存在下で，グルコース-1-リン酸とグルコース-6-リン酸との相互変換を触媒し，赤血球以外に肝臓，腎臓，脳，皮膚など，ほとんどの組織に分布している．

Spencer, Hopkinson, Harris (1964, 1965, 1968) はデンプンゲル電気泳動法を用い，ヒト PGM に PGM 1, PGM 2, PGM 3 の 3 種のアイソザイムがあり，それぞれ異なる常染色体上の遺伝子 $PGM 1$（第 1 染色体），$PGM 2$（第 4 染色体），$PGM 3$（第 6 染色体）により支配されることを明らかにした．赤血球中では PGM 1 と PGM 2 の活性はほぼ等しく，一方，白血球，肝臓，腎臓および筋肉などの組織中の活性は，大部分が PGM 1 由来であ

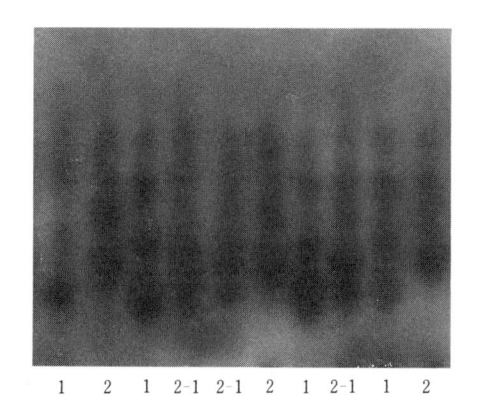

図1.20 PGMの電気泳動像（上）と表現型模式図（右）

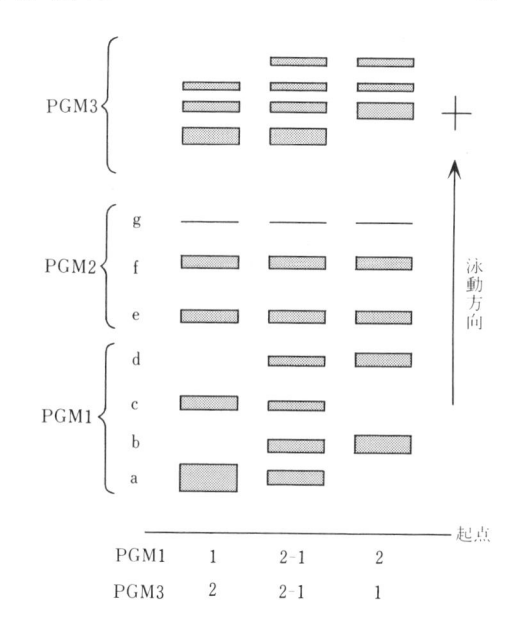

る．また，PGM3活性は成熟赤血球ではきわめて低く，主に胎盤，精子や白血球で検出される．

赤血球PGM1は3つの主要表現型 PGM1 1, 2-1, 2型に分類され，優劣のない対立遺伝子 *PGM1*1* (0.772) と *PGM1*2* (0.225) により支配されている．すなわち，PGM1型についてはデンプンゲル電気泳動上，その起点に近いa, b, c, dの4本のアイソザイムの組み合わせで，1, 2-1および2型が区別されている．また，さらに陽極側の残りのe, f, gの3本のアイソザイムはPGM2遺伝子座位に支配される（図1.20）．

また，近年，PAGIEF法により従来のPGM1 1型はPGM1 1BとPGM1 1A，PGM1 2型はPGM1 2BとPGM1 2Aのいずれかのアイソザイムを含んでいることが判明した．その結果，PGM1型は優劣のない4つの対立遺伝子 *PGM1*1A* (0.6810), *PGM1*2A* (0.1675), *PGM1*1B* (0.0914), *PGM1*2B* (0.0550) により支配され，10の主要な表現型（PGM1 1A, 1A2A, 1A1B, 1A2B, 2A, 1B2A, 2A2B, 1B, 1B2B, 2B)に分類可能となった．さらにわが国では，まれな対立遺伝子として *PGM1*7* (0.0051) が特徴的である[8]．

ii) 臨床関連事項 PGM1欠損症の家系調査を含め，PGMの表現型と疾病に関する報告はまだない．またPGM1欠損例でも明らかな病的所見は認められていない[9]．ただし，PGM1の遺伝子座位とPTC (phenylthiocarbamide) 味盲座位との間の連鎖の可能性が示唆されている．

g) グルコース-6-リン酸脱水素酵素 (glucose 6-phosphate dehydrogenase, G6PD) **型** (EC 1.1.1.49)

i) 遺伝血清学的事項 1956年Carsonらにより，マラリア治療薬であるプリマキンの過敏症（ヘモグロビン尿を伴う薬剤惹起性急性溶血発作）が，赤血球中のG6PD欠損に起因することが明らかにされた．

デンプンゲル電気泳動上，G6PDの多型としては白人やアジア人のB型（正常型）と，黒人の約20％に出現するA型 (common variant) が主なものであり，遺伝子座位はX染色体上に位置し，*G6PD*A* と *G6PD*B* の対立遺伝子に支配されている．変異型としては，マラリアに対し抵抗性を有するG6PD欠損症型に相当するA－型とB－型があり，前者 (primaquine sensitive type) は黒人に多く，後者 (Mediterranean type) は地中海地方の白人（特にイタリア人）に多い．その他，性質の異なる300種以上の遺伝的変異型が知られている[10]．

なお，近年，G6PDのcDNAがクローニングされ，アミノ酸の1次構造も決定されている．

ii) 臨床関連事項 G6PDの異常は遺伝性

溶血性貧血の一因として広く知られている。G6PDはペントースリン酸回路にあって，還元型グルタチオンの生成に関与しており，同酵素の欠損時には還元型グルタチオンが減少するため，外来性酸化物（プリマキンなどの抗マラリア剤，サルファ剤，ニトロフラン，フェナセチンなど，ならびに fava bean（*Vicia faba*；ソラマメの一種））による溶血が生じる[10]。なお，fava bean の食用で起こる急性溶血性貧血は favism として有名であり，地中海周辺地域で好発する。

結　び

以上，日本人集団で多型の観察される代表的な赤血球酵素型について，基本的事項を述べた。PAGIEF を含めた検査手技や実際の泳動パターンなどの詳細については，別項 3.4 血清タンパク型と酵素型および参考文献を参照していただきたい。
　　　　　　　　　　　　　　　　（大島　徹）

文　献

1) Sensabaugh GF, Golden VL : Phenotype dependence in the inhibition of red cell acid phosphatase (ACP) by folates. *Am J Hum Genet* **30** : 553-560, 1978.
2) 髙木秀二, 矢田純一 : Severe combined immunodeficiency (SCID)—最近の話題. Annual Review 血液 1987（髙久・青木・仁保・長尾　編), pp 356-367, 中外医学社, 東京, 1987.
3) 四宮範明, 小林　登 : ADA 欠損を伴った SCID. 広範囲症候群, 新訂版, pp 1008-1009, 日本臨牀社, 大阪・東京, 1987.
4) Burck KB, Liu ET, Larrick JW : Oncogenes—an introduction to the concept of cancer genes, Springer-Verlag, New York・Berlin・Heidelberg, 1988.
5) Sparkes RS, Murphree AL, Lingua RW, et al : Gene for hereditary retinoblastoma assigned to human chromosome 13 by linkage to esterase D. *Science* **219** : 971-973, 1983.
6) Cavenee WK, Murphree AL, Shull MM, et al : Prediction of familial predisposition to retinoblastoma. *N Engl J Med* **314** : 1201-1207, 1986.
7) Pye RJ : Bullous eruptions. Textbook of Dermatology, 4 th ed (Rook A, Wilkinson DS, Ebling FJG, et al, eds), pp 1619-1663, Blackwell Scientific, Oxford, 1986.
8) Maneyama Y, Horai S, Omoto K : The distribution of the phosphoglucomutase-I (PGM$_1$) subtypes in Japanese. *Jpn J Human Genet* **23** : 383-387, 1978.
9) Ferrell RE, Escallon M, Aguilar L, et al : Erythrocyte phosphoglucomutase : a family study of a PGM 1 deficient allele. *Hum Genet* **67** : 306-308, 1984.
10) 三輪史郎 : グルコース-6-リン酸脱水素酵素. 臨床検査 **32** : 1329-1333, 1988.

参考文献（全般的なもの）

1) 新版日本血液学全書刊行委員会 : 新版日本血液学全書 10, 血液型と輸血, 丸善, 東京, 1977.
2) Prokop O, Göhler W（石山昱夫訳）: 遺伝血清学, 学会出版センター, 東京, 1979.
3) 松本秀雄 : 血液型の知識, 改訂第 3 版, 金原出版, 東京, 1982.
4) 辻　力 : 赤血球酵素型. 現代の法医学, 改訂第 2 版（四方一郎・永野耐造編), pp 303-309, 金原出版, 東京, 1988.
5) McKusick VA : Mendelian Inheritance in Man : catalogs of autosomal dominant, autosomal recessive, and X-linked phenotypes, Johns Hopkins Univ Press, Baltimore・London, 1990.
6) 岸　紘一郎, 安田年博, 水田啓子ほか : 酵素型検査. 法医血清学的検査法マニュアル（岸・滝澤・山本編), pp 133-154, 金原出版, 東京, 1990.
7) 佐藤千代子 : 遺伝的多型現象. 医科遺伝学（荻田善一　監, 梶井・松田・山村　編), pp 124-144, 南江堂, 東京, 1991.
8) 服部絢一 : 新版血液疾患, 朝倉書店, 東京, 1982.

1.10 DNA多型

血液型などにみられる遺伝的多型は，当然のことながら，遺伝子(gene)によって支配されている．この遺伝子の本体はDNAで，糖とリン酸が交互に連結した直鎖を骨格とし，糖の部分に，adenine(A), guanine(G), cytosine(C), thymine(T)の4種類の塩基のいずれかが結合している．精子と卵子から1セット（半数体）ずつ受け継がれた46本の染色体の中に，ATGCの4つのDNA文字配列として遺伝情報が暗号化（コード化）されている．1セットのDNAは生命を維持するために必要かつ十分な最小単位であり，これはゲノム(genome)と呼ばれている．ヒトのゲノムは，塩基対を約30億（3×10^9 bp）を含んでいる．

(1) ゲノムの構造
a) 遺伝子DNAと非遺伝子DNA

遺伝子DNAは，コード配列を含むエクソン(exon)とエクソンを分断するイントロン(intron)から通常成り立っている．エクソンには20種類のアミノ酸とアミノ酸への翻訳の開始・終止を規定する配列が含まれており，mRNAに転写される．また，遺伝子の転写開始点の上流に，RNAの合成開始を指令するTATA boxやCAAT boxなどのプロモーター領域やエンハンサーという遺伝子発現の調節領域がある．遺伝子の多くは，ゲノム中に1個しか存在しない単一塩基配列であるが，リボソームRNA(rRNA)や転移RNA(tRNA)など大量に合成される遺伝子は，多数の反復コピーとして，いくつかの染色体に散在している．ところで，高等生物のゲノムDNA中で，形質発現に関与するコード配列は全体の2～5％程度で，制御配列など遺伝子情報を担っている部分やイントロンを含めても10％ぐらいにしかならない．それ以外の大部分は，直接，形質発現に関与していないものと考えられ，非遺伝子DNAと総称されている．

b) 相補性

DNAの2本鎖では，AとT，GとCの間で，水素結合によって塩基対をつくる性質があり，これを相補性という．この2本鎖は高温（60～80℃以上）や強いアルカリで水素結合が切断されて1本鎖になり(denature)，徐々に温度を下げたり，pHを中性に戻すと，相補性のある塩基間で再結合(annealing)し，2本鎖DNAとなる．この2本鎖形成反応は，ハイブリダイゼーション(hybridization)と呼ばれ，広く一般に利用されている．

c) DNAの変異と遺伝

DNA複製過程は，驚くべき精度で行われる．そのエラーは，100億塩基対に1個というもので，これはいろいろな酵素による修復が行われることによる．しかし，中には，複製や組み換えの過程で起こった突然変異が修復を免れ，次の世代に受け継がれることがあり，ヒトの個体間には，200～500塩基に1個の割合で差異があるといわれている．遺伝子DNAの変異は，遺伝病の病因遺伝子となったり，血液型などにおける多型を示すが，ほとんどは，致命的な結果を招くことが多く，遺伝子DNAの変異は実際には少ない．一方，非遺伝子DNAに起こった突然変異は修復や淘汰を免れることが多く，非遺伝子DNAの一見無意味な塩基配列には，個から個へ受け継がれてきた変異が記録されているともいえる．そしてこの非遺伝子領域にはDNAの繰り返し配列（反復配列）がかなり含まれている．

d) ミトコンドリアDNA (mitochondrial DNA：mt-DNA)

細胞内小器官のミトコンドリアは，核内の染色体DNAとは別個の独自のDNAとタンパク質合成系をもっている．mt-DNAは，核DNAより頻繁に塩基の変異が起こっており，進化速度が速く，生物種特異性や種内特異性が大きい．ヒトのmt-DNAは，長さ16.5kbの環状2本鎖である．コピー数が多いのでPCR法による増幅も容易で，かつ塩基配列は多型に富んでおり，毛髪などの微量試料や古代ミイラ，古人骨といった試料からの解析も可能である．また，このmt-DNAは母性遺伝し，卵子細胞質のmt-DNAがコピーされることになる．

(2) DNA 多型

親子間で受け継がれる染色体の塩基配列には，通常差異を認めない．しかし，頻度は少ないが実際には突然変異により塩基対が変化したり，また，DNA配列の挿入や欠失などが長い間に繰り返し起こって，多型を生じている．同一の染色体座にあって，それぞれ区別できる変異をもつ遺伝子を対立遺伝子と呼ぶが，この対立遺伝子の数が多いほど多型が高いという．

a) 制限酵素によるDNA断片長多型 (RFLPs)

一般にはDNA多型を検出するために制限酵素が利用されている．制限酵素は各種微生物から精製された多種のDNA分解酵素で，特定の塩基配列を認識してその部位を切断する「はさみ」のようなものである．

突然変異による変異点が制限酵素の認識部位に存在し，そこで切断されなくなると，長さの違ったDNA断片が得られる．そして，その断片の塩基配列を含むDNAをプローブとすれば，DNA断片の長さの多型 (restriction fragment length polymorphisms, RFLPs) がSouthern法などで検出できる(図1.21 a)．また，制限酵素によって生じるDNA断片の内部に，DNA(特に反復配列)の挿入や欠失が起こると，RFLPsを生ずる(図1.21 b)．

b) ミニサテライトによるRFLPs

非遺伝子DNAの特定場所に，ミニサテライトまたは高変異反復配列 (variable number of tandem repeat, VNTR) と呼ばれる超可変的な反復配列が存在し，高頻度の多型を示す．ここでは，10～100の塩基配列の反復単位が縦列に繰り返しており，全体の長さは1 kbから20 kbのものが多く，反復度は多いものでは1000にも及ぶ．

染色体上には多くの種類のミニサテライトが散在しており，たがいに類似しているミニサテライトが多数ある．ミニサテライトにおける反復回数により，DNA断片の長さの多型(RFLPs)を生じ

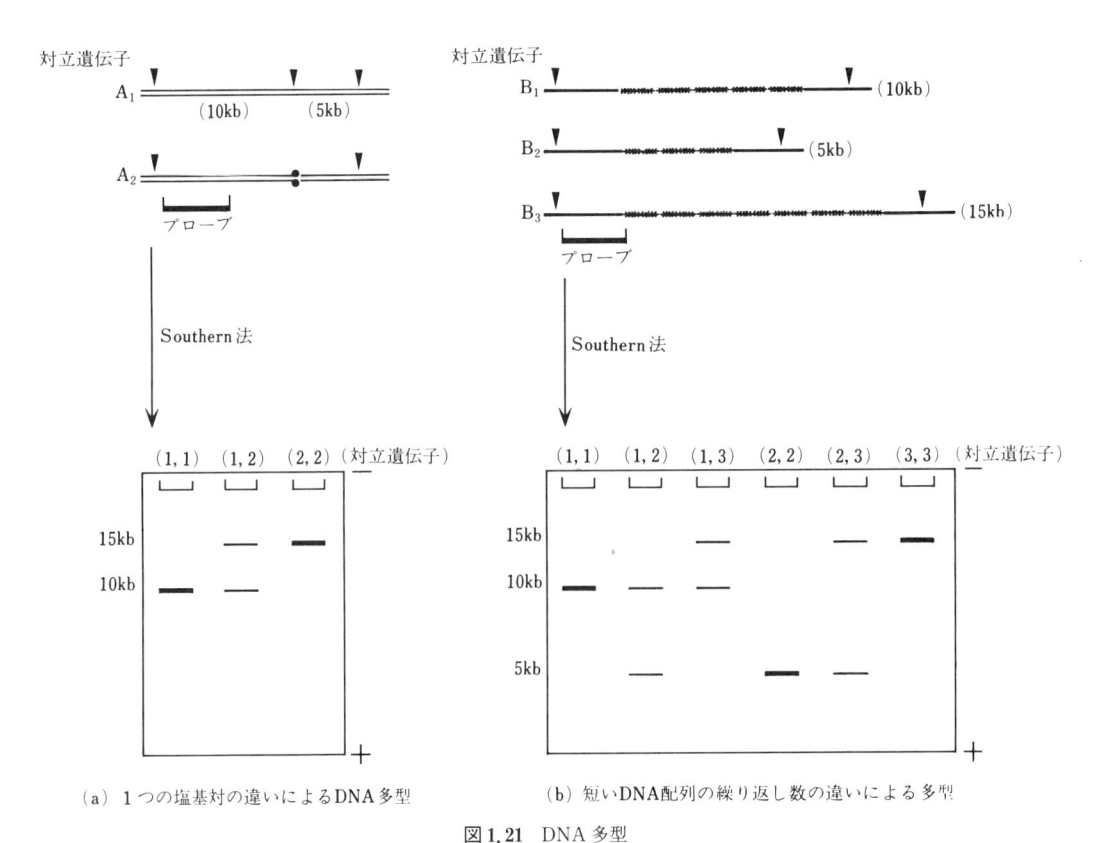

(a) 1つの塩基対の違いによるDNA多型

(b) 短いDNA配列の繰り返し数の違いによる多型

図1.21 DNA多型
▼制限酵素による切断部位：変異を起こしている塩基．
1人のヒトでは2つの対立遺伝子を受け継いでいる．

る．ミニサテライトプローブを用いて Southern 法を行うと，DNA フィンガープリントが作成できる．数十の染色体座を同時に検出でき，マルチローカスプローブ法とも呼ばれる．

c） VNTR（シングルローカス）

染色体上の特定のミニサテライトに隣接するユニーク配列をプローブとして利用すると，1つの遺伝子座のみが検出される．YNH 24，MCT 118 や Y 染色体由来の pHY 10 などが市販されている．1本または2本のバンドが検出され，出現したバンドの起源が明らかであり，遺伝子頻度や突然変異率の推定も可能である．

（3） DNA 多型の検出法

ここでは DNA 多型検出の基本的手技である Southern 法と，この方法を利用した DNA フィンガープリント法，さらに，特定の DNA 部位を人工的に増幅するという PCR 法について紹介する．

a） Southern 法

1975年 Southern は，DNA ハイブリダイゼーション法と電気泳動法を組み合わせた Southern 法を報告した．制限酵素で高分子 DNA を切断して生じたさまざまな長さの DNA 断片は，アガロース電気泳動すると，短い DNA 断片（分子量の小さい）ほど速く移動し，陰極から陽極までの間で，DNA 断片の長さの順に2本鎖の状態で分画される．このゲルをアルカリ溶液に浸すと，分画された DNA がそのままの位置で1本鎖となる．これを毛細管現象や低圧吸引装置を利用してバッファーと一緒にゲルからフィルター上に移動させる（Southern blotting）．フィルター上で，あらかじめ標識した1本鎖の DNA をプローブ（「つり針」）としてハイブリダイズすると，プローブと相補性をもつ DNA 断片が結合して，標識の検出操作で，バンドとして見える．

b） DNA フィンガープリント法

イギリスの Jeffreys らが，1985年，ミオグロビン遺伝子のイントロン中に存在している33塩基の反復配列を有するミニサテライトを発見した[1]．彼らの開発したミニサテライト部分の "core" プローブを用いて Southern 法を行うと，多数のバンドが得られた．このバンドパターンは個人特異的で，きわめて高頻度の多型が検出され，

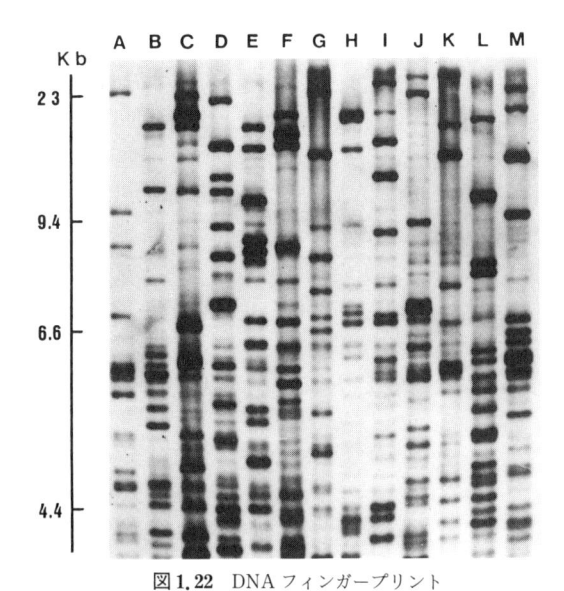

図1.22 DNA フィンガープリント
血縁関係のない13人のバンドパターンはそれぞれ異なっている．

指紋に匹敵するものとして「DNA フィンガープリント」と呼んだ．33.6（"core" プローブ）や MZ 1.3 などの市販プローブ，合成ミニサテライトプローブ "myo" による DNA フィンガープリント法が行われている．DNA フィンガープリントは，ミニサテライトをプローブとした Southern 法であるが，stringency を低くしている点に特徴があり，相補性が完全に一致していない類似したミニサテライトともハイブリダイズする．通常20本程度のきわめて個人特異的な多数のバンドを検出できる（図1.22）．バンドの由来がはっきりしないが，それぞれのバンドは，Mendel の法則に従って遺伝しており，サルなどのヒト以外の動物の親子関係や動植物の系統関係の推定にも応用されている．

c） PCR（polymerase chain reaction）法

Saiki ら[2]の開発した PCR 法は，*in vitro* で検体そのものの量を増やすという画期的な方法であり，次の3つのステップからなる．

①加熱により DNA を1本鎖にする（94〜95℃）．

②増幅したい DNA 領域（鋳型）の両端に2種類の合成 DNA プライマー（20〜30塩基）を結合させる（50〜60℃）．

③耐熱 DNA 合成酵素 Taq ポリメラーゼにより鋳型部での DNA 合成を行う（72℃）．

PCR法のポイントは，プライマーのデザインとアニーリングの温度といえる．PCR装置（自動温度制御装置）で，それぞれの適正温度と反応時間，回数を設定するだけで，①～③のサイクルが自動的に繰り返され，微量DNAの特定領域が，25～30回の繰り返しで，20～50万倍に増幅される．Southern法で1本のバンドとして検出するためには，サンプル中に1kbのDNAを約30万個必要とするが，はじめのサンプル中に1～2分子のDNAがあれば，PCR法による増幅で検出できることになる．

　PCR産物の多型の検出には，RFLPsのほか，PCR産物の長さをゲル電気泳動で比較する方法，単鎖DNAの高次構造の変化を検出する方法（PCR-SSCP），特定プローブとハイブリダイズさせる方法（PCR-SSO）などがある．HLAクラスIIのタイピングのほか，人獣鑑別や性別判定などにもPCR法は利用されている．

　PCR法は，①コンタミネーションしたDNAや目的以外のDNAも増幅してしまう，②比較的短いDNA断片（2kb以下）しか増幅できない，③塩基配列を知らないとプライマーがつくれない，という問題があるが，①微量サンプルでよい，②操作が簡単で分析時間が短い，③分解したDNAでもインタクトな目的部分を含んでいれば分析が可能である，などの大きな長所により，その応用範囲は急速に広がっている．

〔山内春夫〕

文　献

1) Jeffreys AJ, Wilson V, Thein SL：Hypervariable "minisatellite" regions in human DNA. *Nature* **314**：67-73, 1985.
2) Saiki RK, Gelfand DH, Stoffe S, et al：Primer directed emzymatic amplification of DNA with a thermostabile DNA polymerase. *Science* **239**：487-491, 1988.

参考文献

1) 木南　凌，中村祐輔（編）：「DNA診断学」のすすめ，臨床応用にむけて（Mebio Bookシリーズ），メジカルビュー社，東京，1991.
2) 原田勝二（編）：ヒトDNA Polymorphism：検出技術と応用，東洋書店，東京，1991.
3) Erlich HA：PCR Technology—Principles and Applications for DNA Amplification, Stockton Press, New York, 1989.

2. 輸血の副作用・合併症と対策

2.1 総　　論

輸血，特に同種血輸血には種々の副作用・合併症はつきものである．この副作用・合併症の性質を十分理解し，副作用や合併症の発生を最小限にすることが重要なことである．

（1） 輸血の副作用・合併症の分類

輸血の副作用・合併症は表2.1に示すように免疫学的副作用・合併症と非免疫学的副作用・合併症に分けられ，後者は感染性と非感染性に分けられる．ほとんどが同種血輸血をするために起こる副作用・合併症であることをよく理解する必要がある．

臨床的に大きな問題となるのは免疫学的副作用・合併症のうち，①ABO不適合輸血による溶血性輸血反応，②輸血後GVHD，③ウイルス感染である．この中で最も重要なものは溶血性輸血反応であり，輸血による死亡原因の約70％を占めている．その他の死亡原因は感染であることが多い．

（2） 臨床上大きな問題となる輸血の副作用・合併症

すべての副作用・合併症について後に詳しく述べられるが，そのうち臨床上大きな問題になるものについて簡単に述べる．

a） ABO不適合輸血による溶血性の副作用・合併症

ABO式血液型不適合の輸血を行うと血管内溶血が起こり，ただちにショックとなり死亡する場合もあるし，DICによる出血傾向，腎障害で無尿となり死亡することもある．それを切り抜ければ回復に向う．死亡率は10％である．

この原因は血液型検査の検査手技上の誤りよりは血液検体の取り違え，ラベルの貼り違いによる場合が多い．自己申告による血液型や輸血バッグに貼ってある適合試験済みのラベルの血液型などは参考にするが，信じてはいけない．通常は輸血前に必ず交差適合試験（クロスマッチ）を行って確認する．緊急時でもABO同型輸血が原則である．また，他の患者の血液を取り違えて用いる危険もある．したがって，輸血を施行するときに，2人（医師と看護婦など）で患者氏名と血液型の照合を声をだして行うことが大切である．

b） 輸血後GVHD

GVHDはgraft-versus-host diseaseの頭文字をとったもので，日本訳は移植片対宿主病である．輸血後GVHDは輸注されたリンパ球が免疫不全のある患者に定着して増殖し，患者の組織を傷害する状態である．傷害される主な臓器は，①肝，②皮膚，③骨髄である．皮膚は紅皮症となる．骨

表2.1　輸血の副作用・合併症

免疫学的副作用・合併症
1. 赤血球の型不適合
   ABO式血液型不適合，妊娠や頻回輸血による同種抗体による溶血など
2. 白血球，血小板の型不適合
   抗白血球抗体による発熱反応，輸血後GVHD，輸血後紫斑病など
3. 血漿タンパクの型不適合
   抗IgA抗体によるアナフィラキシー反応など

非免疫学的副作用・合併症
1. 感染性
   a．ウイルス感染
      肝炎ウイルス，HTLV-I，HIVなど
   b．その他の感染
      梅毒，マラリア，細菌など
2. 非感染性
   a．保存条件
      細菌汚染，発熱物質混入など
   b．輸血手技
      溶血液の輸血，冷却血の輸血など

髄は著明な低形成となり，汎血球減少症となる．いったん発症すると救命することはほぼ不可能である．

予防がいちばん大切である．特に近親者の新鮮血輸血は行わない．つまり，近親者はHLA抗原型の適合性が高く患者が拒絶し難いことが多いからである．また，新鮮血はリンパ球が多数生存しているからである．確実な予防の方法は輸血する血液に15 Gyの放射線照射を行うことである．免疫不全の患者に輸血が行われた場合に起こるわけであるから，そのような患者の輸血には必ず照射する．骨髄移植の患者や他の臓器移植患者では絶対的適応となる．心臓手術の患者でも起こりやすく，照射が必要である．高齢者でも注意が必要である．

c）感　染

感染は，①細菌感染，②ウイルス感染が主なものである．細菌感染は現在の輸血ではほぼ完全に防がれている．しかし，ウイルス感染についてはB型肝炎を初め，成人T細胞白血病，C型肝炎，後天性免疫不全症候群（AIDS）と輸血で感染するウイルスが同定され問題になるたびに，ドナーの検査を行い感染を予防しようとしてきた．しかし，この方法では，発見以前の輸血で多くの被害者を発生させてきたし，現在なお既知のウイルスについてさえドナーの検索は完全とはいえない．つまり，検査感度の問題や，感染後抗体が陽性になるまでに一定の期間が必要であることなどが原因で，輸血を受けた患者に上記のウイルス感染が一定の割合で発生している．さらに未知のウイルス感染についてはまったく無防備である．

このようなことを完全に防ぐには同種血輸血を行わないか，血液の中からウイルスを除去することや不活化することを考える必要がある．ウイルスを除く方法としては特殊なフィルターを使うことで可能な場合もあるが，費用対効果の問題がある．同種血輸血をできるだけ減らす努力をすれば，高くてもよいという考えがでてくるであろう．

（3）副作用・合併症を防ぐための今後の方法

第1の方法は同種血輸血をできるだけ行わないことである．アメリカの輸血学会では緊急でない同種血輸血を行う場合はインフォームドコンセントをとることを勧めている．インフォームドコンセントの内容は同種血輸血の功罪を説明するだけでなく，他にも選択があることを患者に伝えるべきであるとされる．つまり，①自己血輸血を行う場合，②指定したドナーから輸血をする場合，③輸血をしない場合，などの可能性があることを説明する必要がある．最後の，輸血をしないことはエリスロポエチンなどの造血因子の開発や，種々の止血効果のある薬剤の開発で可能になりつつある．

最近，検討が行われているのは，エリスロポエチンを手術患者の術前に投与し，自己血輸血用の採血を容易にしたり，術後に投与し，赤血球の回復を促進したりする方法である．

さらに将来の話であるが，同種血輸血に準ずるものとして in vitro で骨髄細胞を種々の造血因子とともに培養し，必要とする血球をつくることが行われるであろう．また，遺伝子工学の進歩で第VIII因子を初めとする血漿タンパクも遺伝子組み換え型の製品がつくられ，臨床応用されようとしている．赤血球についていえば遺伝子組み換え型のヘモグロビンがつくられており，この使用が可能になれば輸血の最大の副作用である異型輸血を避けることができるようになろう．　　　（溝口秀昭）

2.2 免疫学的副作用・合併症

(1) 赤血球

輸血後，赤血球表面で抗原抗体反応が起こり，赤血球が破壊する溶血反応は，時に患者を死に追いやることもあり，輸血副作用の中で最も恐れられている．

輸血前に，あらかじめ ABO 式と $Rh_0(D)$ の同型血液を準備し，患者血液との交差適合試験（クロスマッチ）を実施するのは，輸血された血液が患者の体内で抗原抗体反応を起こす機会を，皆無に近づけるためである．

即時遠心法またはスライド法による交差適合試験の合格血液を輸血していた時代には，500 回の輸血に 1 回の頻度で溶血反応が発生したが，間接抗グロブリン試験を交差適合試験や不規則抗体検出に併用するようになってから，6000〜7000 回に 1 回になった[1]という．

今日，臨床検査技師が標準術式[2]で交差適合試験や不規則抗体の検査を実施している施設では，検査段階での不適合血見落としによる輸血後溶血反応はまれである．致死的な輸血後溶血反応の多くはうっかりミス，すなわち検査の済んだ血液が，ABO 型の異なる別の患者に輸血され，発生している[3,4]．

a) 赤血球抗体出現の機会

赤血球抗体は輸血や妊娠後に出現する．

i) 輸 血 300 種類を超える赤血球型が記載されている今日，完全な同型血液を輸血用として準備することは不可能である．一卵性双生児同士でない限り，患者には自己赤血球型と若干異なる赤血球が直接，静脈内へ入るので，抗体を産生する効率も高いはずである．しかし幸いなことに，ABO 式と $Rh_0(D)$ を除くと，他の多くの血液型は抗原能（antigenic）をもつものの，抗体産生能（immunogenic）は弱く，したがって抗体産生の頻度は意外に少ない．

とはいえ，他人の赤血球を注入する同種血輸血は患者に抗体を産生させる好機となる．

同種赤血球を輸血された患者における免疫反応は，4 つに分けられる[5]．

①無反応（nonresponder）
②赤血球感作（red cell sensitization）
③抗体陽転（seroconversion）
④溶血反応（hemolysis）

ちなみに，D(－)患者に大量（200 ml 以上）の D(＋)血液が輸血されると，80％以上の患者に抗 D が検出される．また少量（1 ml）の血液を注射すると，6 カ月後に 76 例の D(－)患者中，26 例（34％）に抗 D が検出された[6]という．

ii) 妊娠と分娩 妊娠中，胎児血液が胎盤を通過し，母親体内で，父親由来の胎児赤血球型に対する免疫抗体の産生されることがある．このため女性における赤血球抗体の検出率は，男性より 2 倍以上と高い[7]．

母親に産生された免疫抗体（IgG クラス）は胎盤を通過できるので，胎児へ運搬されて新生児溶血性疾患（HDN）の原因となる．日本では子供の数の少ない家族が増え，HDN の頻度も少ないが，妊娠歴のある妊婦群における赤血球抗体の検出頻度は，一般献血者に比べ，10 倍も高い[8]．

b) 溶血反応の原因

輸血後溶血反応は不適合輸血により引き起こされる．

不適合な輸血とは，赤血球抗体陽性患者に対応赤血球型（主試験が陽性）を輸血したか，患者赤血球型に対応する赤血球抗体の陽性血液（副試験が陽性）を輸血したか，のいずれかである．

c) 溶血機序と赤血球抗体

不適合な輸血後，患者体内の赤血球膜では抗原抗体反応が起こるが，赤血球膜に抗体が結合しただけでは溶血は起こらない．

溶血は，抗体の結合した赤血球膜で補体系が C 8，C 9 まで活性化され，膜に 10 nm の穴があくか，抗体または補体 C 3 b を結合した赤血球がマクロファージに貪食されるかのいずれかである．

穴があく機序を血管内溶血（intravascular hemolysis），貪食される機序を血管外溶血（extravascular hemolysis）と大別するが，体内では，単一機序で溶血が起こることは少ない．

補体が C 9 まで完全に活性化される血管内溶血においても，抗体を結合した全赤血球が血管内で

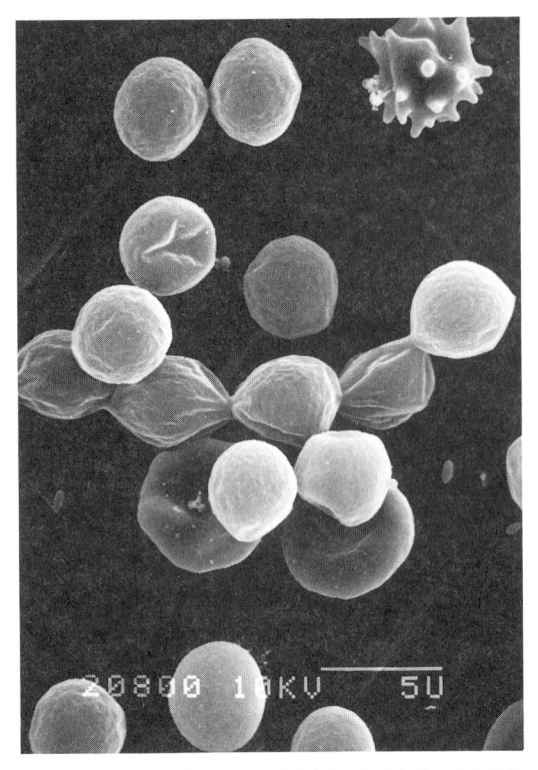

図2.1 O型血清（抗A）にA型赤血球を加えた後の赤血球像

溶血するとは限らず，低力価の抗体を結合した一部の赤血球はマクロファージに貪食される．また血管外溶血でも，貪食から逃れた小赤血球（microcyte）は血中で壊される．

　i）**血管内溶血**　　補体結合性のIgMまたはIgG型抗体が結合して起こるが，臨床的に溶血を起こす抗体は，37℃に至適温度をもつ抗体である．抗A，抗Bを除けば，30℃以下の低温域に至適温度をもつ，IgMクラス抗体が溶血を起こすことは少ない．

　自然抗体として体内を流れる抗A，抗BはIgM型であるが，37℃でも抗原抗体反応後に補体をC9まで活性化させ，強い血管内溶血を起こす．

　血管内溶血の特徴的な所見は，循環血液中の赤血球に穴があき，血漿中に遊離ヘモグロビンが放出されることである．

　図2.1は，ABO型違い輸血が行われた状況を試験管内で設定し，走査電子顕微鏡で捉えた像である．O型血清にA型血球を加え，37℃に1分加温後に固定した赤血球であるが，一部の赤血球は球状化し，一部は脱ぎ捨てたストッキングの様相を呈している．

　ii）**血管外溶血**　　補体を非結合または，結合してもC3bどまりのIgG型抗体が，赤血球に結合して起こる．血管外溶血を起こす代表的な抗体に，Rh抗体（抗E，抗c）がある．

　補体非結合性IgG型抗体をつけた赤血球は，主としてFcレセプターを豊富に保有する脾類洞内マクロファージに貪食されて，数時間以内に排除される．C3bを付着した赤血球は，主として肝臓マクロファージが選択的に貪食し，わずか数分以内に排除される．マクロファージはC3dレセプターに乏しくC3bがC3dへ変換すると貪食できないので，C3d付着赤血球は溶血されないまま流血中を循環する．

　血管外溶血の特徴的な所見は，高ビリルビン血症を呈することにある．

　d）**溶血反応の強弱**

　溶血反応の強弱は次の因子に左右される．

　i）**抗体の特性と補体結合能**　　IgG型抗体でも，サブクラスがIgG_1とIgG_3の抗体が付着すると強い溶血をきたすが，IgG_2およびIgG_4が付着した場合は溶血が起こりにくい．また補体結合性の強い抗体は溶血を起こしやすい．

　ii）**輸血された赤血球の容積（抗原の量）**
不適合な赤血球の容積が多いほど強い．

　iii）**抗体の力価**　　抗Aまたは抗Bは力価が強いので，症状も強くでることが多い．

　Kidd抗体（抗Jk^a）は，検査では溶血能が強いために弱い凝集像として見落とされたり，低力価の抗体と判断され，輸血されると，際立って強い溶血反応をきたすことがある．

　輸血領域では，生食液中で赤血球を凝集させる赤血球抗体を完全抗体，生食液中では凝集するこ

表2.2　検査および作用機序による赤血球抗体の分類

	補体結合性	補体非(～低)結合性
不完全抗体 （IgG型）	抗K 抗Fy 抗Di 抗Jk^a	抗Rh（大部分） 抗k 抗S 抗Fy^a
完全抗体 （IgM型）	抗A，抗B 抗Le^a，抗Le^b 抗A_1 抗P(P_1, P^k, p, Tj^a) 抗I，抗i	抗M，抗N 抗Rh（一部）

とができない抗体を不完全抗体と区別する慣習がある．完全抗体は免疫グロブリンのクラスがIgMであることが多くIgM型抗体，不完全抗体はIgGが多いのでIgG型抗体と呼ぶこともある．

表2.2に，検査および補体関与の有無からみた，赤血球抗体のおおよその分類を示す．

e) 溶血反応の発現と臨床症状

輸血を開始した直後から数時間以内に症状が出現する急性溶血反応と，輸血後2～10日，遅くとも14日後に発症する遅発性溶血反応の，2つに区別される．

i) 急性溶血反応 ABO型違い輸血ではこの反応を示す．抗A，抗BはIgMクラスの抗体であるが，補体をC9まで活性化し，赤血球表面の抗原量も多いので，わずかな量が輸血されても激しい症状を呈する．

初期症状は，イライラ感，オドオドして落ち着かない感じ，悪寒，戦慄，発熱，腹痛または背部痛などである．重篤な場合，短時間に乏尿，腎不全の症状や低血圧，ショック，止血管理のできない出血傾向(oozing)，さらに呼吸不全を呈し，24時間以内に死亡する症例もある．

全身麻酔下で手術中の患者など，患者に意識のない場合は，初期症状を訴えられないので，早期発見のためにvital signの変化や尿の色に注意しなければならない．

ii) 遅発性溶血反応 過去の輸血または妊娠を契機に赤血球に感作されたか，弱い赤血球抗体ができていた患者に発生する．輸血時点ではきわめて弱い抗体であるために無症状に過ごすが，輸血された赤血球型が追加抗原刺激として作用し，数日後に抗体価を急上昇させ，輸血された赤血球は破壊されて溶血する．

直接抗グロブリン試験（直接Coombs試験）は陽性であるが，臨床的には無症状の症例から，腎不全さらに汎発性血管内凝固(diffuse intravascular coagulation, DIC)を呈する症例まで，さまざまである．

輸血の既往をもつ患者に発熱，貧血，腎障害の症状がでた場合，基礎疾患によるか，遅発性溶血反応によるかの識別は重要である．

少なくとも輸血後数日経ってから患者が原因不明の発熱を呈したり，急速にヘモグロビンが低下した場合には，遅発性溶血反応を考慮しなければならない．輸血後の日時が経過しているために原因が輸血にあることに気づかず，貧血が増強することにとらわれてさらに不適合な輸血を重ねることにより，患者をますます重篤な病態に陥らせる

表2.3 赤血球抗体の種類と溶血反応の性状

型式	表示	型	出現頻度	溶血反応	至適温度	備考
ABO	抗A，B	IgM	多い	極めて多い	15～25℃	事務的なミスによる激烈で致死例もある
Diego	抗Di^a，Di^b	IgG	まれ	多い	37℃	日本人に多い
Duffy	抗Fy^a，Fy^b	IgG	まれ	多い	37℃	血管外溶血
Ii	抗I，i	IgM	少ない	少ない	5～20℃	
Kell	抗K，k	IgG	まれ	多い	37℃	血管外溶血
Kidd	抗Jk^a，Jk^b	IgG	まれ	多い	37℃	検査は弱い反応でも強い遅延性溶血
Lewis	抗Le^a	IgM	多い	時にあり	5～20℃	
	抗Le^b	IgM	多い	まれ	5～20℃	
Luteran	抗Lu^a	IgM	少ない	まれ	20～37℃	検査が陽性でも溶血は少ない
	抗Lu^b	IgG	まれ	時にあり	20～37℃	遅延性溶血
MN	抗M，N	IgM	少ない	少ない	5～20℃	
P	抗P$_1$	IgM	比較的多い	まれ	5～20℃	
	抗Tj^a	IgM	まれ	多い	15～25℃	まれな血液型の人
Rh	抗D，C c，E，e	IgG	多い	多い	37℃	血管外溶血
Ss	抗S，s	IgM	少ない	時にあり	15～37℃	

からである．

これまでに，抗 Rh，抗 Kell，抗 Duffy，抗 Kidd などによる遅発性溶血反応が記載[5]されている．これらの赤血球抗体は IgG クラスのために血管外溶血を起こすので，ヘモグロビン尿症はほとんど認められない．

臓器移植や骨髄移植後にシクロスポリンが使われるようになってから，ドナー由来の B 細胞が抗体産生に関与し，遅発性溶血反応を増加させているとする記載は[5]，今後の課題となろう．

急性および遅発性溶血反応のいずれにおいても，症状の軽い場合には見逃されやすい．

アルファベット順に赤血球抗体の種類と溶血反応の性状を表 2.3 に示した．

f） 溶血反応を示唆する検査所見

輸血後にヘモグロビン血症やヘモグロビン尿症，または血清ビリルビン値の上昇を認めた場合，溶血反応を想定すべきであろう．

その他，溶血反応を示唆する所見として，血清ハプトグロビン値が輸血前値より半分以上の低下，血清ヘモペキシンの低値，末梢血塗抹標本に小赤血球(microcyte)の出現，ヘモグロビン値の不可解な低下，直接抗グロブリン試験陽性などがある．

g） 病態と症状の関連

溶血反応に伴う症状発現は，赤血球内から出てくるヘモグロビンによるものではない．

抗原抗体反応の結果，表 2.4 に示すように，補体系，凝固系，キニン系および自律神経系の活性化や関与があり，その結果止血異常，腎障害，低血圧，ショック，悪心，嘔吐，腰腹部痛，呼吸不全が起こるとされる[4,5]．

h） 溶血反応時の対処

溶血反応による症状をみたら，主治医は患者の治療に専念し，原因検索は輸血部または検査室に任せることである．

不適合輸血，中でも ABO 型の異型輸血が行われた直後の大混乱中にあっても，主治医の第 1 の仕事は，患者の全身管理である．特に止血異常，低血圧および腎不全の対処に全力を尽くすことである．

次は，異型輸血の原因解明であるが，これは輸血部の仕事と割り切る．冷静に，原因と思われる

表 2.4 急性溶血反応による病態と症状

不適合輸血―抗原抗体反応―

病態	症状
1．補体系の活性化（C3a, C5a の放出） 　　血管透過性亢進 　　平滑筋収縮	a．止血異常
2．凝固系の活性化（トロンボプラスチン放出） 　　汎発性血管内凝固（DIC） 　　微小血栓 　　血小板の活性化 　　（ヒスタミン・セロトニン放出）	b．腎傷害
3．キニン系の活性化（ブラジキニンの産生） 　　小動脈拡張 　　毛細血管透過性亢進	c．低血圧 d．ショック
4．自律神経系の関与（カテコールアミンの放出） 　　腎と内臓血管の収縮 　　気管けいれん・血管けいれん	e．悪心，嘔吐 f．腰腹部痛，呼吸不全

輸血バッグ，患者の血液および尿に採取した月日と時刻を記入して，簡潔な事態の経緯記述をつけて，輸血部へ届ける．

急性溶血反応の対処と指示の手順を表 2.5 に示した．

i） 主治医の治療

i） 応急処置　　輸血中の血液を取り外す．ただし，輸液用静脈は確保しておく．必要に応じて酸素吸入もできるように気道を確保する．尿量を正確に測定するために尿カテーテルを挿入する．

ii） 救急治療

① 利尿をつけるために，一度にフロセミド（ラシックス 1 A ＝ 20 mg）4～6 A を静脈注射し，不適合輸血後 24 時間は，尿量を毎時 100 ml とする．利尿がついても，尿量が時間あたり 30 ml 以下に落ちたら，さらにフロセミドを適宜追加する．

フロセミドは塩類利尿剤であり，利尿効果に加え腎血流量を増加させるので第 1 選択剤である．しかし，大量（1 g/24 時間以上）を急速に投与すると聴力障害をきたす[5]．

フロセミド静注と十分な水分摂取にもかかわらず利尿がつかない場合は，急性尿細管壊死（acute tubular necrosis）を考え，透析の準備をする．

表 2.5 急性溶血反応の対処と指示の手順

(1) 応急処置
　　輸血中止
　　脈管確保
　　気道確保（必要なら）
　　尿カテーテル留置
　　vital sign（体温，血圧，脈，呼吸数など）のチェック
(2) 救急治療
　　フロセミド静注（4〜6 A）と輸液 ……………………（利尿をつけるために）
　　ヒドロコルチゾン（50〜150 mg/kg）点滴静注…………（ショックに対し）
　　塩酸ドパミン（0.3〜6 μg/kg/分）持続点滴 ……………（低血圧に対し）
　　ヘパリン（5000 単位）（新鮮凍結血漿併用）……………（DIC に対し）
　　適合赤血球輸血（必要なら）
(3) 輸血部へ検体を送付
　　不適合な血液バッグ
　　患者の血液（月日と時間記入）
　　患者の尿（月日と時間記入）
　　不適合輸血の経緯概略
(4) 経過観察と補液
　　尿量と電解質のチェックによる補液の調整
　　腎不全症状があれば早期に透析を開始

　浸透圧利尿剤として頻繁に使用されたマンニトールの点滴静注は，大量投与すると腎障害を引き起こすので，今日ではフロセミドが使われている．
　水分を摂取できない場合は補液する．
　② ショック症状に，ヒドロコーチゾン・コハク酸ナトリウム（ソルコーテフ）を体重 kg あたり 50〜150 mg 点滴静注する．
　塩酸ドパミン（イノバン，1 A＝100 mg）の少量（0.3〜6 μg/kg/分）持続点滴静注は，心拍出量を増加させ，腎血管を拡張させるので，有効である．しかし，エピネフリン（ボスミン）は血管を収縮させて，腎血流量を減少させ，危険であるので，使わない方がよい[4]．
　③ 止血異常の治療は DIC 治療に準ずる．ヘパリン（ヘパリン 1 A＝5 ml 中 5000 単位）1 A を 100 ml の 5％ブドウ糖液または生食水に入れ，点滴静注する（20000 単位まで）．
　肝機能障害のある症例には，新鮮凍結血漿（fresh frozen plasma, FFP）の輸血をヘパリンと併用すると，強力なアンチトロンビンIII作用を呈し，有効なことがある．
　④ 強い貧血状態には適合赤血球を輸血する．
　iii）**経過観察と補液**　補液は尿量を測定し，病期（直後，乏尿期および利尿期に分ける）に応じて変更する．

　①直後：　尿路を洗い流し，血漿を希釈する目的で，膠質液（デキストラン）や電解質液（乳酸加リンゲル液）を輸液する．
　②乏尿期：　輸注する水分量は不感蒸泄量と尿量の和を大きく超えないようにし，特に補液中のカリウムは厳重に制限する．
　アシドーシスのある場合は，炭酸水素ナトリウム（メイロン）の点滴静注で補正（17.5 g まで）する．
　③利尿期：　特に血清 Na，K の監視を怠らないように注意する．異常の場合は，その補正に努めることが大切である．大量の利尿により，血清 K が高値から急に低下し，低カリウム血症となり，心停止をきたすことがある．
　次の所見を呈し，明らかに腎不全に陥ったと判断される場合には，早期に透析を開始する．
　　ⓐ症状：乏尿〜無尿，頭痛，悪心・嘔吐，意識
　　　障害，てんかん発作
　　ⓑ BUN 100 mg/dl 以上
　　ⓒ血漿 HCO_3^- 12 mEq/l 以下
　　ⓓ高カリウム血症（K 7 mEq/l 以上）または高
　　　カリウム血症による心室内ブロック
　j）**原因の検索**[9]
　i）**血液バッグの確認**　準備した患者へのものか，輸血前の交差試験用血液は本当に患者の

ものか，などを確かめる．

ミスは単純な事務的な誤りによることが大部分を占めるので，きわめて大切である．もし誤りがある場合には，取り違えた相手の患者の血液についてもチェックして，事故の防止に努めねばならない．

ii) ヘモグロビン血症とヘモグロビン尿症の確認 血清の色調がピンクか否かを輸血前の血清と比較する．約 25 ml の血液が血管内溶血するだけで血清の色に変化が現れるが，不適合輸血後数時間以内では，血清中に遊離ヘモグロビンは証明されない．

正確には，抗凝固剤を加えた血液を遠心して，血漿の色調を調べる．遊離ヘモグロビンが 20 mg/dl 以上の場合にピンク，100 mg/dl では赤褐色となる．

赤色尿をみてただちにヘモグロビン尿と断定してはならない．肉眼的血尿と区別するために尿を遠心すれば，血尿の場合，赤色層は試験管の底に移り，上清は澄んでみえる．採取後時間が経つと尿ヘモグロビン反応が陽性になることもあるので，尿を新鮮なうちに遠心し，上清の色により判定する．

iii) 直接抗グロブリン試験 抗体を付着している赤血球が Coombs 試薬で凝集し，部分凝集 (mixed field) したり，一過性に陽性を示した後，溶血してしまい，陰性になることもある．したがって，陰性であっても不適合輸血による溶血を否定できない．このような場合でも1〜2週間後には，血清中に型特異性をもつ赤血球抗体が出現していることが多いので，忘れずに間接抗グロブリン試験を実施する．

iv) ABO式（おもて検査とうら検査）**および $Rh_0(D)$ の確認** ①輸血前の患者血液，②輸血された血液バッグ内の血液，および③輸血後の患者血液について検査する．Ax，Am，Bx，Bm 型であるのに，O型に誤られることがある．

v) 不規則抗体の再検査 輸血後18時間以上経過していると，患者の血液中に赤血球抗体が証明されることもある．

vi) 交差適合試験の再検 輸血された血液に対し，輸血前の患者血液および輸血後の患者血液の交差適合試験を再検し，両者の反応の程度の違いを検討する．

以上のいずれも異常のないときは，次の検索を施行する．

vii) 輸血された血液の状況の確認 温度（加熱または凍結，期限切れなど），細菌汚染，同時に静注した配合禁忌薬剤（5％デキストロース液，Ca 含有輸液など），遺伝性球状赤血球症患者からの血液，などを確認する．

viii) 患者の溶血性疾患の有無 発作性夜間血色素尿症，G6PD 欠乏症など．

おわりに

輸血現場の主治医は，針を差した後も看護婦任せにせず，輸血途中と輸血後の溶血反応の有無に配慮しなければならない．

輸血開始後15分間は，血液量にして高々15〜25 ml を滴下し，なんら異常のないことを確かめてから，輸血スピードを速めるようにすることが溶血反応の早期発見と対応に重要である．

（品田章二）

文献

1) Pineda AA, Brzica SM Jr, Taswell HF : Hemolytic transfusion reaction. Recent experience in a large blood bank. *Mayo Clin Proc* **53** : 378-390, 1978.
2) 日臨技：輸血検査標準法，日本臨床衛生検査技師会，1985．
3) Honig CL, Bove Jr : Transfusion associated fatalities : a review of Bureau of Biologics reports 1976-1979. *Transfusion* **20** : 653-661, 1980.
4) Widmann FK : Adverse effects of blood transfusion. Modern Blood Banking and Transfusion Practices, 2 nd ed (Harmening E, ed), pp 291-306 FA Davis, Philadelphia, 1989.
5) Brecher ME, Taswell HF : Hemolytic transfusion reactions. Principles of Transfusion Medicine (Rossi EC, Simon TL, Moss GS, eds), pp 619-634, Williams & Wilkins, Baltimore, 1991.
6) Mollison PL : Rh immunization by transfusion. Blood Transfusion in Clinical Medicine, 7 th ed, pp 353-367, Blackwell Scientific, Oxford, 1983.
7) 中村幸夫：不規則抗体と性差．産科婦人科領域の輸血―その理論と実際―（中村幸夫，浮田昌彦，関口定美），pp 9-12，近代出版，東京，1990．
8) 遠山 博：赤血球型不適合輸血の機序と予防．日本輸血学会雑誌 **28**：423-433，1982．
9) 品田章二：免疫血液学的検査．検査診断学（屋形 稔，河合 忠編），pp 318-324，南山堂，東京，1984．

(2) 白血球

　白血球は輸血用製剤としては一般的なものではない．小児白血病・再生不良性貧血にみられる無顆粒球症あるいは先天性顆粒球機能異常症において，成分採血（アフェレーシス）によって健康成人から入手した顆粒球製剤が用いられることがあるが，その使用はきわめて限られたものである．しかもその製剤も顆粒球数を末梢血の10ないし20倍に濃縮した特殊な全血というべきものである．特に近年のリコンビナントCSFの開発によってますます輸血製剤として使用されることは少なくなっていくであろう．しかし，輸血副作用の面からは，白血球は大きな問題である．血漿を除く通常の赤血球濃厚液や濃縮血小板の中には，必ず顆粒球やリンパ球が混入しており，以下に述べる輸血副作用の多くは，この不要な混入白血球によるものである．その理由は白血球が血小板や赤血球と異なり，輸血成分としては唯一核をもつ，つまりDNAをもっている細胞であること，また，白血球のなかでもリンパ球は免疫の中核をなすものであり，かつ増殖能を保っていることなどの理由による．

a）非溶血性発熱性副作用（non-hemolytic febrile transfusion reaction, NHFTR）

　輸血の副作用としては最も高頻度のもので，発熱・じんま疹を主徴とする（図2.2）．原因として，白血球や血小板の死骸（micro-aggregate）に由来するヒスタミン様物質が考えられている．

　事実，白血球を除去された赤血球製剤（白血球除去赤血球・解凍赤血球）を使用すると一度強い本反応を引き起こした患者でもほとんどの場合安全に輸血できる．Wenzら[1]は，期限切れ直前の濃厚赤血球を4000 rpm，5分程度の比較的強い遠心を加えた後冷蔵保存することで白血球・血小板の死骸塊をペースト状にし，40 μm径の輸血用フィルターで容易に除去する実際的な方法を開発した．このSPF（spin cool and filtrate）法の利点は無菌的に作業が行えるため，赤血球を期限いっぱい利用できることであった．しかし，最近の白血球除去フィルターの性能向上によってSPF法によらなくてもベッドサイドでのフィルターの使用のみで十分な除去が可能となった．問題はこのフィルターの使用が保険上制約されていることであろう．

b）ウイルス感染症

　白血球を介してしか感染しないウイルスとしてHTLV-I（human T lymphotropic virus type-I）が知られている[2]．名前の通りT細胞にのみ存在するレトロウイルスであり，輸血された供血者のリンパ球のDNA中にウイルスゲノムが忍者のごとく入りこんでいるために感染が起きる．同様にHIVもまたレトロウイルスであるからリンパ球輸血は大量のウイルスゲノムを持ち込むことになる．ただし，HIVは感染の伝播にHTLV-Iのようにリンパ球が必須というわけではなく，血漿成分にも感染力がある．日本では数が少ないとされていたがHTLV-IIもまた輸血で伝播していることが判明してきた．特にHAMの発症にはHTLV-IとIIの重感染が問題となってくる[3]．骨髄移植のように高度の免疫抑制がある患者においてはサイトメガロウイルス（CMV）の感染が最も問題となってくる．このウイルスも顆粒球が主たる住み家だとされている．これらのウイルス感染を防止するには抗体検査によりウイルス抗体をもたない供血者を選ぶことが必要である．わが国ではCMV抗体陰性の献血者は非常に少ないので，必要な供血者を探すのに大変苦労することがある．白血球除去フィルターを上手に利用すれば予防効果があるとの報告がある[4]．

c）血小板不応状態

　臨床的には最も問題となる副作用であろう．繰り返し血小板の輸血を必要とする白血病や再生不良性貧血においてしばしば遭遇する（図2.3）．原因の多くは繰り返し輸血の際の同種抗原免疫による抗体産生である．その大部分はHLA抗原に対

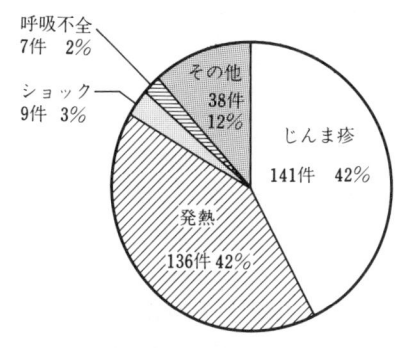

図2.2 非溶血性発熱性副作用の臨床症状（産業医科大学輸血部，1985）（野原正信ら：日輸血会誌 **32**：12-17, 1986）

- じんま疹　141件　42%
- 発熱　136件　42%
- ショック　9件　3%
- 呼吸不全　7件　2%
- その他　38件　12%

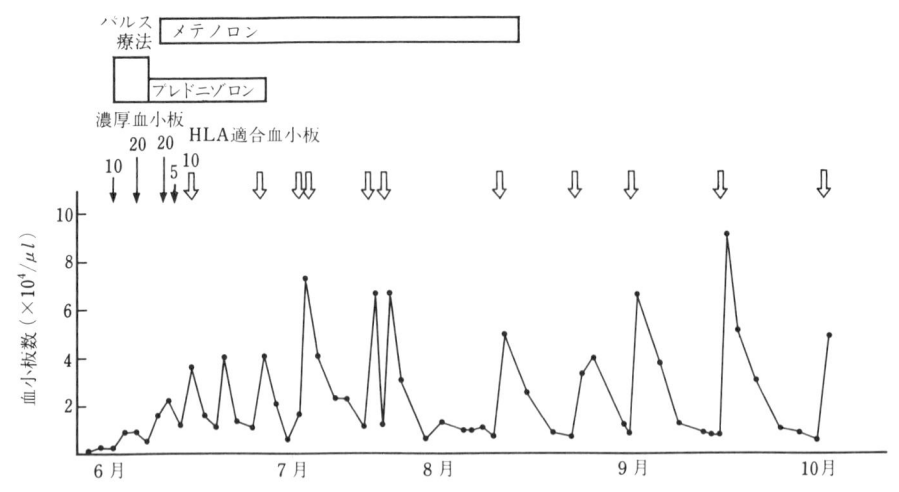

図2.3 再生不良性貧血症例に対し血小板輸血を行った1例の臨床経過（伊東一彦ら：新輸血医学，p 205，金芳堂，1990）
血小板輸血不応症例に対するHLA適合血小板の輸血効果．再生不良性貧血症例で早期よりランダムドナー由来の血小板では効果がなくなった症例で，HLA適合血小板を輸血すると，期待した血小板輸血の効果が認められた．

する抗体産生によるものであり，血小板特異抗原に対する抗体産生を原因とすることはまれである（別章）．血小板そのものが抗原としてはHLAのかたまりであるところから，当然のことのように考えられてきたが，近年，リンパ球の存在なくしては抗体産生は起きてこないことが明らかとなった[5~7]．血小板にはクラスⅠ抗原のみしか存在しておらず，抗体産生のためにはリンパ球のもっているクラスⅡ抗原の存在が不可欠だったことがマウスの実験から証明されたのである[8]．このため，近年，血小板製剤から，リンパ球を除去するフィルターが開発されてきた．これを用いることによって，混入リンパ球を10^6以下にできれば，抗体の産生はほとんど起きないと推定されている．血小板不応状態が起きていることの証明は通常10～20人のリンパ球パネルと患者血清のリンパ球細胞毒性試験（LCT）を行って確認される．最近は抗グロブリン血清（AHG）を2次抗体として反応を増強させるAHG-LCT法も用いられる．この検査で50％以上のパネル血球に対して殺細胞能がある場合には，血小板不応状態と判定される．通常のランダムな供血者由来の血小板の50％以上が最初から無効であることを意味する．このような場合の対策として日赤血液センターでは，全国的にHLAをタイピングした献血者の登録を進めており，患者HLAとの適合度の高い供血者を選び，成分採血（アフェレーシス）により血小板を作り，HLA適合血小板として供給している．これによって，血小板不応状態の半数以上が解決したが，それでもなお，輸血した血小板の上昇が得られないことがある．このような場合はむしろ血小板の消費の亢進が考えられるので，発熱・脾機能亢進・DICなどの原因を検索し対処する．

最近，血小板製剤に紫外線を照射することにより，クラスⅡ抗原が変性し，抗体産生が起きにくくなるとの報告がなされた[9]．今後検討される方向である．

d) 非心原性輸血関連急性肺傷害（transfusion associated acute lung injury）[10]

ごくまれにみられる輸血副作用である．輸血された血液の供血者が，力価の高い白血球抗体（主としてHLA抗体）をもっており，しかも患者のHLA抗原がこの抗体と対応するものであった場合にみられる急激な肺水腫による呼吸不全である．理論的には患者に強い抗体があり，輸血製剤に対応する抗原がある場合にも起こりうるが，報告がない．ステロイドが速効する．患者の白血球が抗原抗体反応によって補体系活性化をきたし，かつその白血球が肺に多く集積するために発症すると考えられている．原因不明のまま，輸血後に突然呼吸不全をきたし，人工呼吸でのサポートにより事なきを得た患者の中には，この免疫反応によるものが相当数あったのではないかと推定される．retrospectiveに献血血液中の抗体検査を行っ

2.2 免疫学的副作用・合併症

てはじめて診断される．

e) 免疫寛容（トレランス）（癌再発率の上昇）

免疫の本態が自己と他との認識であることが近年明らかにされてきた．中でもこれまで，HLAと呼ばれてきたクラスIおよびクラスII抗原は自己認識の中心的役割を担っている．輸血により他人のリンパ球がある程度の数で侵入することは，この自己認識システムの部分的破壊をもたらすことになる．すなわち，免疫寛容状態である．このことは，ある意味で両刃の剣である．臓器移植に際しては大変好都合である．免疫寛容が成立しているために，他人からの腎臓の移植は輸血歴をもつものの方が成績がよい[11]．これを積極的に利用したのがDST (donor specific lymphocyte transfusion) と呼ばれる生体間腎臓移植の際の臓器提供者のリンパ球の術前輸血法である[12]．これと同様の試みは，不妊症に対しても行われている．夫のリンパ球を妻に輸血して免疫寛容の成立を期待するものである[13]．一方，不利な面として最近注目されているのが，癌根治術を行った患者での再発率の上昇である[14]．一般には輸血を必要とする手術の方が無血で行うことのできた手術よりも重症度が高いことが多いので統計的に比較することが大変困難であったが，1990年の国際輸血学会の特別講演で少なくとも大腸癌に関しては有意差があることが報告された．すでに，マウスを用いた動物実験では，輸血によって癌細胞の増殖能が亢進することが証明されている[15]．免疫寛容の成立によって，癌細胞を異物として認識する能力が落ちてしまうことを意味している．輸血歴のある者では当然発癌率が高くなることが推定される．さらに付け加えるならば，輸血された手術患者では術後の細菌感染の頻度が，輸血を受けていない患者に比べて有意に高いことも報告されている[16]．この点について，この免疫能の低下がどのような機序によって起きてくるのかは現時点では解明されていない．

f) 輸血後GVHD—骨髄移植との対比

i) 基本的理解　輸血は一種の臓器移植とも考えられるが，移植されるのは臓器ではなく細胞である．また移植片 (graft) である血液製剤中には免疫担当細胞（リンパ球，単球，マクロファージ）が含まれている点は骨髄移植と共通している．したがって，理論的には輸血によっても同種骨髄移植と同様に移植片拒絶 (graft rejection) だけでなく graft-versus-host reaction (GVHR) も生じうる．

GVHRが成立する要件としては，①ドナーとホスト (recipient) の間で組織適合性が異なり，ホストがドナーには存在しない組織適合抗原を有する，② graft 中に免疫担当細胞が含まれる，③ホストは何らかの理由で移植されたドナー由来リンパ球を拒絶できない，ことが挙げられる[17]．GVHRの古典的理解では，ドナーとホストの組織適合性の差異が大きいほど，また移植される免疫担当細胞が多いほど，GVHRが強く発現することが知られている．たとえば，主要組織適合性遺伝子複合体 (major histocompatibility complex, MHC) が異なる組み合わせで骨髄移植を実施すると致死的GVHRが生じる（図2.4）．ヒトの骨髄移植においても，GVHRはドナー由来リンパ球が自己とは異なる組織適合抗原を認識し，ホストの組織・臓器を標的として引き起こす移植免疫反応と理解さ

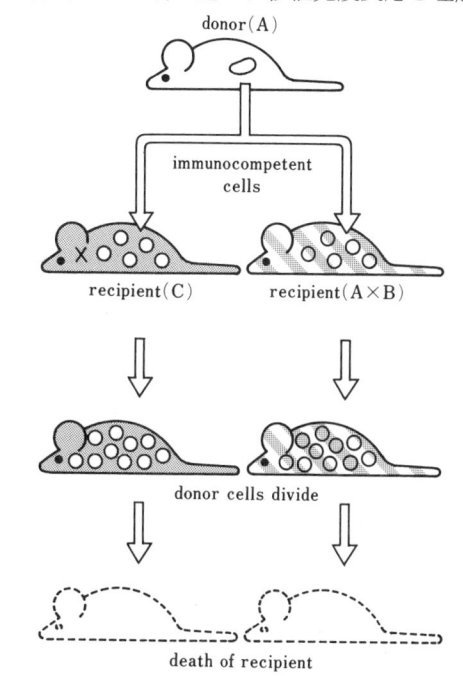

図2.4　GVHRの原理 (Roittら：Immunology, p 24. 2, Gower, 1985)

ドナー（A）の脾細胞（免疫担当細胞に富む）を致死量のX線照射を受けたレシピエント（C）あるいはF₁ (A×B) レシピエントに輸注すると，ドナー（A）の免疫担当細胞は主要組織適合抗原BあるいはCを認識，増殖し，致死的GVHRが招来される．

れており，臨床的には特異な病像を呈するのでGVH disease（GVHD）と呼ばれる[18]．

臨床的骨髄移植では，致死的GVHDを避けるために原則としてヒトMHCであるHLAが完全に一致する同胞をドナーとして骨髄移植が行われる．しかし，HLA適合ドナーからの移植においても高頻度に急性GVHDが生じることから，HLA以外のminor histocompatibility antigen（minor HA）あるいはnon-HLA抗原がGVHDの標的抗原と考えられている．この点に関しては，遺伝的背景の明らかなマウスを用いて詳細な検討が行われ，minor HAのちがいによっても致死的GVHDの生じることが明らかにされ，さらにgraftからT細胞を除去することによってGVHDを防止しうることも示されている[19]．臨床的骨髄移植の場合もGVHDを引き起こすのはT細胞であろうと想定されていたが，最近ヒトでも移植骨髄中の成熟T細胞除去によって急性GVHDを防止しうることが明らかにされている[20]．したがって，HLA一致同胞からの骨髄移植における急性GVHDはホストのminor HAを認識したドナー由来Tリンパ球によって引き起こされるものと考えられる．

ⅱ）**骨髄移植後のGVHD**[21~23]　骨髄移植後のGVHDは，発症時期および臨床像のちがいや免疫異常の特徴などから，急性GVHDと慢性GVHDの2病型に分けられる．急性GVHDは同種免疫反応を主体とし，臨床的には皮膚，肝，腸管を主病変とし，主として上皮細胞障害に基づく病態を示す．移植後早期（7～100日）より高頻度（40～70％）にみられるとされるが，わが国では欧米に比べて低頻度である（10～20％）[24~26]．一方，慢性GVHDは移植後3カ月ないし100日以降に発症し，同種免疫反応に自己免疫反応も加わり，臨床的には多臓器病変に自己免疫異常を伴い，3カ月以上生存した症例の15～50％にみられる．

輸血後GVHDと対比される同種骨髄移植後の急性GVHDの典型例を図2.5に示す[24]．症例は26歳，女性の急性骨髄性白血病で，初回寛解時にHLAの一致する姉から骨髄移植が行われた．移植後は順調に経過したが，白血球数が3000/μlを超えた移植後23日目に紅斑様丘疹が頸部，前胸部に出現し，その後皮疹は全身に拡大した．28日目

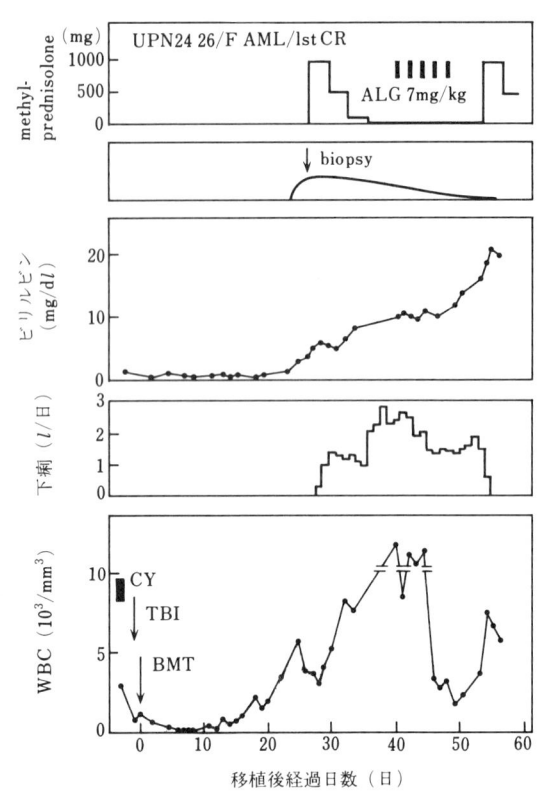

図2.5　典型的な急性GVHDの臨床経過（原田実根ら：臨床血液 25：1043, 1984）
CY：cyclophosphamide, TBI：total body irradiation, BMT：bone marrow transplantation

に実施した皮膚生検の結果，組織学的には急性GVHDの皮膚病変に特徴的な基底層の空胞変性のほか，角化細胞の好酸性壊死であるeosinophilic bodyやsatelliteリンパ球なども認められ，皮膚GVHDと診断された．皮疹に数日遅れて血清ビリルビンが急激に上昇し，同時に1000 ml/日を超える下痢も出現した．治療としてメチルプレドニゾロン（m-PSL）の大量投与を行ったところ，皮疹は消褪傾向を示したものの，黄疸および下痢はさらに増悪し，ビリルビン値10 mg/dl，下痢は2 l/日，最高3 l/日以上となったので，40日目よりanti-lymphocyte globulin（ALG）の投与を開始した．下痢はやや減少傾向を示したが，黄疸はさらに進行しm-PSLの大量投与をふたたび試みたが，効果は得られないまま57日目に肝不全および循環不全のため死亡した．この例は急性GVHDの重症例で，後述する重症度分類ではgrade Ⅳに相当する．

表2.6 臓器別GVHDの臨床的病期分類

病期	皮膚	肝		腸管
+	紅斑様丘疹,全表面の25%以下	ビリルビン	2〜3 mg/dl	下痢量/day＞500 ml
++	紅斑様丘疹,全表面の25〜50%	ビリルビン	3〜6 mg/dl	＞1000 ml
+++	全身性紅皮症	ビリルビン	6〜15 mg/dl	＞1500 ml
++++	全身性紅皮症＋水泡形成,剥離	ビリルビン	＞15 mg/dl	激しい腹痛,腸閉塞(＋)または(−)

(Thomas ED, et al：N Engl J Med **292**：832, 895, 1975)

表2.7 GVHDの臨床的重症度分類

重症度	臓器の関与度			自発的処理能力の低下
	皮疹	肝	腸	
I	+〜++	−	−	−
II	+〜+++	+	+	+
III	++〜+++	++〜+++	++〜+++	++
IV	++〜+++	++〜+++	++〜+++	+++

(Tomas ED, et al：N Engl J Med **292**：832, 895, 1975)

急性GVHDの診断や予後判定のために,シアトルグループによって設定された臨床的病期分類(表2.6)および臨床的重症度分類(表2.7)がよく利用される[21,22].わが国の集計成績[25]によれば,急性GVHDの頻度は52％(評価可能な283例中)であり,その内訳は軽症(grade I)26％,中等症(grade II)13％,重症(grade III,IV)13％である.欧米の成績に比べて重症例がかなり少ない[25,26].急性GVHDは直接死因としては10％以下を占めるに過ぎないが,急性GVHDを背景に致死率の高い間質性肺炎(死因の30〜40％を占める)が高頻度にみられるので,予後影響因子としてはきわめて重要である.

iii) 輸血後GVHD 輸血後GVHD(post-transfusion GVHD, PT-GVHD)はtransfusion-associated GVHDとも呼ばれ,ホストが輸血されたTリンパ球を拒絶できず,そのTリンパ球が認識できる同種抗原をホストが有する場合に生じる.1965年Hathawayら[27]は輸血後に汎血球減少,組織球増多,紅皮症を呈した免疫不全症の小児例を報告したが,これがPT-GVHDの最初の報告例と考えられる.以後散発的に報告がみられるが,いずれもホストに何らかの免疫不全状態が想定される場合で,具体的には免疫学的に未熟な新生児,先天性免疫不全症[28],抗腫瘍剤で免疫能の低下をきたした造血器腫瘍[28,29]などである.

一方,わが国では外科手術後に紅皮症を呈して死亡する例がかなり以前より経験されており,術後紅皮症として報告されていた[30].1986年井野ら[31]は術後紅皮症がGVHDである可能性を示唆した.これらの症例は,何らかの免疫不全状態が考えられる従来の欧米の報告例とは異なり,免疫学的には異常がなく移植片を拒絶できる免疫能を有していたと推定される.

筆者らが経験したPT-GVHDの症例を図2.6に示す[32].症例は58歳の男性で僧帽弁狭窄症に対する開心術(交連切開術)を受けた際,長男および非血縁者ドナーから新鮮全血各400 ml,濃厚赤血球2単位,新鮮凍結血漿400 mlの輸血が行われた.手術後の経過は順調であったが,術後10日目に突然39℃の発熱とともに全身に紅斑状丘疹が出現し,さらに急速に進行する肝障害がみられた.PT-GVHDが疑われ,12日目にm-PSLの大量投与が行われた.14日目の皮膚生検では,基底層の空胞変性,角化細胞の好酸性壊死,上皮の単核細胞浸潤など皮膚の急性GVHDに一致する組織学的所見が得られた.16日目当院に転科した時点では,意識混濁,頻脈,全身性紅斑がみられた.汎血球減少はなかったが,高度の肝機能障害,血中BUN,クレアチニン値の上昇が認められた.末梢血リンパ球の表面マーカーの検査では,CD 8陽性細胞の増加,CD 4陽性細胞の減少がみられ,CD 4/CD 8比は0.2と著明に低下していた.15日目に実施したHLA検査では,患者はドナーの長男と同一のHLA-A,B表現型を示したが,非血縁者のドナーとは完全に異なっていた.再度m-PSLの大量投与とALGによる治療を試みたが,下痢の出現とともに白血球が急速に減少し,DICも合併して18日目にいわゆる多臓器不全で死亡した.剖検では,皮膚は生検時の組織像とほとんど同一で,肝は肝細胞の好酸性壊死,小胆管の異型変性,門脈周辺部の単核細胞浸潤がみられた.骨髄はほとんど無形成で,散在残存するリンパ球はモノクローナル抗体UCHL 1に陽性であり,T

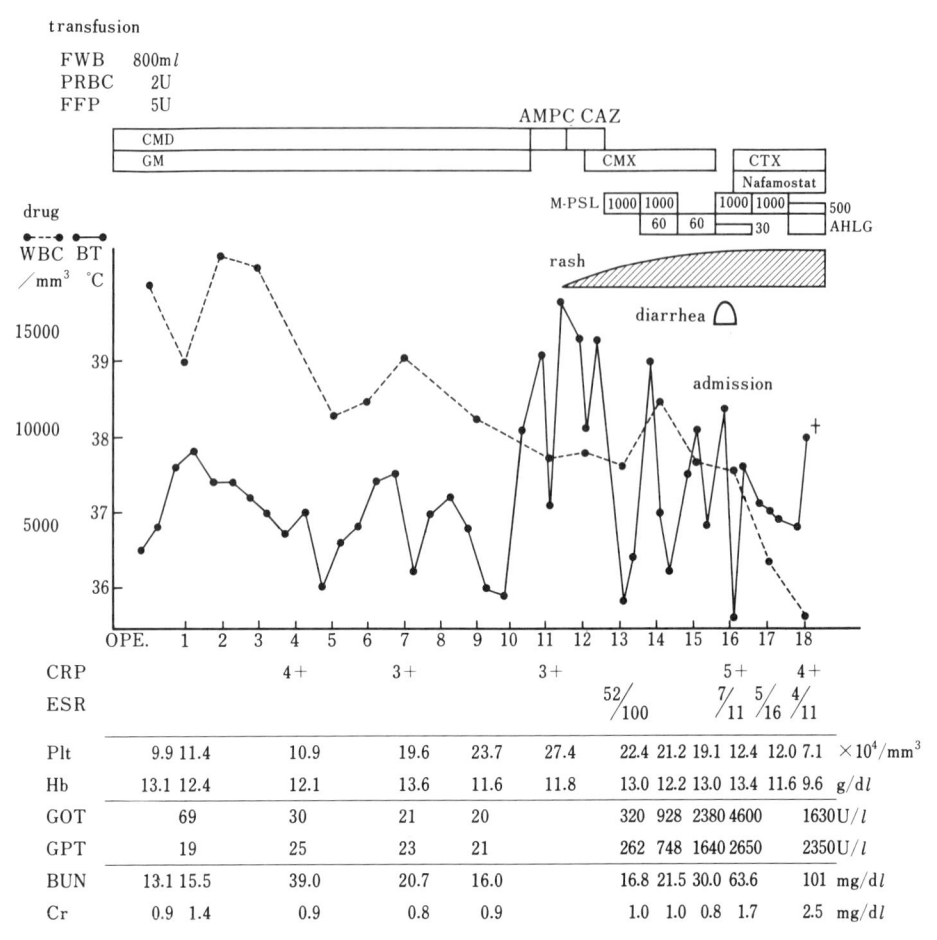

図2.6 開胸術後の臨床経過 (Aso T ら：*Acta Haematol Jpn* **52**：1064, 1989)
FWB：fresh whole blood, PRBC：pure red blood cells, FFP：fresh frozen plasma, CMD：cefamandole, GM：gentamicin, AMPC：amoxicillin, CAZ：ceftazidime, CMX：cefmenoxime, CTX：cefotaxime, M-PSL：methylprednisolone, PSL：prednisolone, AHLG：anti-human lymphocyte globulin

リンパ球であると考えられた．

これまで経験したPT-GVHD 4例の要約を表2.8に示す．いずれも外科手術時に行われた輸血6～9日後に発熱，1～2日遅れて皮疹が出現し，肝障害およびDICは全例に，下痢は4例中2例にみられた．どの症例も治療に反応せず，最終的には急速に進行する汎血球減少をきたし，輸血後20日前後で死亡している．PT-GVHD発症後，ドナーのHLA型への変換が確認されたのは1例だけであったが，他の例でもいずれかのドナーに一致するHLA表現型が観察された．

このような特徴的な臨床像を示す"術後紅皮症"は，日本輸血学会，日本胸部外科学会のアンケート調査[33]によれば，手術件数660例に1例 (96/63257) の頻度で発症しているという．PT-GVHDは骨髄移植後に発症する急性GVHDの重症型にきわめて似ており，病理組織学的所見もよく合致する[21〜23]．PT-GVHDの直接的な確認ないし証明は，①PT-GVHD発症後に患者本来のHLAとは異なるHLA表現型を示す[34]，②男性ドナーから輸血を受けた女性患者にY染色体が確認される[35]，③患者のHLA表現型がドナーと同じHLAに変換する[36]，ことなどによって明らかにされている．また，PT-GVHDの病変組織におけるドナー由来リンパ球の存在も確かめられている[30,37]．

PT-GVHDの発症は，①graftである輸血用血液製剤にGVHDを引き起こしうるTリンパ球が含まれていた，②ドナーとホストの間に組織適合

表2.8 輸血後GVHDの4症例

症例	年齢/性	手術(原疾患)	原因と考えられた輸血製剤(供血者)	症状(輸血後発症日)			肝傷害	DIC	chimerism (HLAの変化)	治療	転帰	死因(輸血後)
				発熱	皮疹	下痢						
1) YN	58/男	交連切開術(心臓弁膜症)	新鮮血2単位(長男)	++ (10日)	+++ (12日)	+ (16日)	+++	++	−	mPSL ALG	死亡	多臓器不全 (18日)
2) SU	52/女	肝左葉切除術(肝癌)	濃厚赤血球2単位(ボランティア)	+ (6日)	++ (8日)	+ (7日)	++	+	−	mPSL	死亡	多臓器不全 (17日)
3) IA	70/男	胃切除術(胃潰瘍)	新鮮血1単位(ボランティア)	++ (9日)	++ (10日)	−	+	+	+	mPSL CsA	死亡	肺炎 呼吸不全 (22日)
4) SI	63/男	経尿道的前立腺切除術(前立腺肥大症)	新鮮血300 ml(長男)	++ (7日)	++ (9日)	−	+	+	−	mPSL	死亡	敗血症? (25日)

性に差があった,③graftはホストに拒絶されず生着した,ことを意味する.輸血用血液製剤中に含まれるリンパ球は全血400 mlで平均$1×10^9$個,200 ml全血から得られる濃厚血小板で約$4×10^7$個といわれている.1単位の新鮮血でもPT-GVHDが生じうる(表2.8の症例3)ことから,$5×10^8/50$ kgと考えれば$1×10^7$/kg前後のリンパ球の輸注でPT-GVHDは発症しうると考えられる.組織適合性の差異や免疫能の低下のある場合には,さらに少ないリンパ球の輸注でもPT-GVHD発症の危険性が指摘される.von Fliednerらの報告[38]では,全血,濃厚赤血球,濃厚血小板だけでなく新鮮血漿や顆粒球の輸血によってもPT-GVHDがみられている.また,保存血でもリンパ球のmitogen反応性やMLC反応性は数日間は十分保持されており[39],保存血のみの輸血でもPT-GVHDの発症が約10%みられる[17].

通常の輸血では,ほとんどの場合ドナーとホストのHLAは適合せず,輸注されたリンパ球は免疫能の低下していないホストによって拒絶されるものと考えられる.ドナーとホストに組織適合性に差があり,しかも移植片拒絶が生じない状況はきわめて限られていると予想されるが,具体的にはドナーのHLAハプロタイプがa/a,ホストがa/a, a/c, a/dなどの場合が考えられる.このように,ドナーがhomozygous,ホストがheterozygousとなる組み合わせの頻度は日本人では1/300〜1/600と推定されており,欧米(1/1000)より明らかに高頻度である.この点は,わが国でPT-GVHDが欧米より高頻度にみられる理由の1つと考えられる.また,わが国では新鮮全血(特に当日採血の生血)が外科手術の際に多用されてきたことも重要な要因と考えられる.

PT-GVHDを予防する方法としては,輸血用血液製剤の15 GyのX線照射が最も有効である.この放射線量でMLC反応性(同種抗原を認識したTリンパ球の増殖反応)は完全に抑制され,赤血球や血小板の機能はまったく影響を受けない.また,血縁者からの輸血や新鮮血の輸血を極力避け,可能な場合は自己血輸血を利用する.リンパ球の混入を防ぐ目的で白血球除去フィルターの使用も考えられる.除去効率の高いフィルターが開発されつつあるが,どの程度PT-GVHD防止に有効か,今後の検討が必要である.

iv) PT-GVHDと骨髄移植後GVHDの比較

PT-GVHDは,①標的抗原,②標的臓器,③病型,④予後などの点で骨髄移植後のGVHDと異なる(表2.9).すでに述べたように,PT-GVHDはほとんどの場合HLAを標的抗原としてGVHDに帰着する免疫反応が生じるが,HLA適合ドナーからの骨髄移植の場合はminor HAが標的抗原である.骨髄移植後の急性GVHDでは皮膚,肝,腸管が標的臓器であるが,PT-GVHDでは骨髄も標的臓器となる点が大きく異なり,このため骨髄無形成,汎血球減少が生じ,予後不良の原因となる.骨髄移植はドナー由来の造血幹細胞の移植であり,ドナー由来Tリンパ球は造血幹細胞を非自己と認識しない.一方,PT-GVHDでは造血幹細胞はホスト由来であり,graft中のTリンパ球は造血幹細胞に発現された標的抗原を非自己と認識し,細胞障害性Tリンパ球の分化増殖が誘導される結果,造血幹細胞の分化増殖が障害され造血不

表2.9 輸血後GVHDと骨髄移植後急性GVHDの比較

	輸血後GVHD	骨髄移植後急性GVHD
頻度	まれ(0.15%前後)	40〜70%
ドナー	不特定多数	HLA一致同胞
移植片	血液製剤	骨髄細胞
ホストの免疫能	ほぼ正常	高度低下
標的抗原	HLA	minor HA
発症時期	10日前後	7〜100日
標的臓器	皮膚，肝，腸管，骨髄	皮膚，肝，腸管
汎血球減少	ほとんど必発	まれ
骨髄無形成・低形成	ほとんど必発	まれ
発熱	必発	多い
皮疹	必発	必発
肝障害	必発	中等症以上で多い
下痢	ほとんど必発	重症では必発
DIC	非常に多い	重症以外は少ない
致死率	90%以上	10%以下

全が招来される[40]．高度の汎血球減少はPT-GVHDの特徴であり，種々の重症感染症を併発し，しばしば直接死因となり，また高頻度にみられるDICの要因にもなる．PT-GVHDは重症度では骨髄移植後の急性GVHDのgrade IVに相当し，治療に反応せず，ほとんど致死的な転帰をとるため，慢性GVHDの発症はみられない．

（原田実根・稲葉頌一・権藤久司）

文献

1) Wenz B, Gurtlingler KF, O'Toole, et al：The preparation of granurocyte poor red cells by microaggregate filtration：a simplified method to minimize febrile transfusion reactions. Vox Sang 39：282-287, 1980.
2) Okochi K, Sato H, Hinuma Y：A retrospective study on transmission on adult T cell leukemia virus by blood transfusion：seroconversion in recipients. Vox Sang 46：245-253, 1983.
3) Kira J, Koyanagi Y, Hamakado T, et al：HTLV-II in patients with HTLV-I associated myelopathy. Lancet i：64-65, 1991.
4) de Graan-Hentzen YCE, Gratama GC, Mudde LF, et al：Prevention of primary cytomegalovirus infection in patients with hematologic malignancies by intensive white cell depletion of blood products, Transfusion 29：757-769, 1989.
5) 池田康夫，半田 誠：血液製剤からの白血球除去．Immunohaematology 11：145-152, 1989.
6) Sniecinski I, O'Donnell MR, Nowicki B, et al：Prevention of refractoriness and HLA-alloimmunization using filtered blood products. Blood 71：1402-1407, 1988.
7) Andreu G, Dewailly J, Leberre C, et al：Prevention of HLA immunization with leukocyte-poor packed red cells and platelet concentrates obtained by filtration. Blood 72：964-969, 1988.
8) Claas FHJ, Smeenk RJT, Schmidt R, et al：Alloimmunization against the MHC antigens after platelet transfusions is due to contaminating leukocytes in the platelet suspension. Exp Hematol 9：77-83, 1981.
9) Slichter SJ, Deeg HJ, Kennedy MS：Prevention of platelet alloimmunization in dogs with systemic cyclosporine and by UV-irradiation or by cyclosporine loading of donor platelets. Blood 69：414-418, 1987.
10) Popovsky MA, Moore SB：Diagnostic and pathogenetic considerations in transfusion-related acute lung injury. Transfusion 25：573-577, 1985.
11) Terasaki P：The beneficial transfusion effect on kidney graft survival attributed to clonal deletion. Transplantation 37：119-125, 1984.
12) Operz G, Graver, Beverly, et al：Induction of high kidney graft survival rate by multiple transfusions. Lancet i：1223-1225, 1981.
13) 八神喜昭，青木耕治：原因不明習慣性流産の免疫学的背景と免疫療法．日産婦誌 39：702-707, 1987.
14) Burrows L, Tartter P：Effect of blood transfusions on colonic malignancy recurrence rate (letter). Lancet ii：662, 1982.
15) Shirwardkar S, Blajchman MA, Frame B, et al：Effect of blood transfusions on experimental pulmonary metastases in mice. Transfusion 30：188-190, 1990.
16) Miholic J, Hudec M, Domanig E, et al：Risk factors for severe bacterial infections after valve replacement and aortocoronary bypass operations：analysis of 246 cases by logistic regression. Ann Thorac Surg 40：224-228, 1985.
17) Grebe SC, Streilein JW：Graft-versus-host reaction：a review. Adv Immunol 22：119-279, 1976.
18) 原田実根：移植免疫の理解．解説臨床免疫学（廣瀬俊一編），pp 266-284，科学評論社，東京，1987.
19) Korngold R, Sprent J：Lethal GVHD across minor histocompatibility barriers：nature of the effector cells and role of the H-2 complex. Immunol Rev 71：5-29, 1983.
20) Martin PJ, Hansen JA, Buckner CD, et al：Effects of in vitro depletion of T cells in HLA-identical allogeneic marrow grafts. Blood 66：664-672, 1985.
21) Thomas ED, Storb R, Clift RA, et al：Bone marrow transplantation. N Engl J Med 292：832-843, 895-902, 1975.
22) Sullivan KM：Acute and chronic graft-versus-host disease in man. Int J Cell Cloning 4(Suppl 1)：42-93. 1986.
23) 原田実根：急性GVHDと慢性GVHD. Medical Immunology 20：479-492, 1990.
24) 原田実根，舟田 久，吉田 喬ほか：同種骨髄移植について．臨床血液 25：1043-1051, 1984.
25) Nakamura H, Teshima H, Hiraoka A, et al：Significance of graft-versus-host disease in allogeneic bone marrow transplantation. Acta Haematol Jpn 50：1627-1633, 1987.
26) Morishima Y, Morishita Y, Tanimoto M, et al：Low

27) Hathaway WE, Githens JH, Blackburn WR, et al : Aplastic anemia, histiocytosis and erythrodermia in immunologically deficient children—Probable human runt disease. *N Engl J Med* **273** : 953-958, 1965.
28) Dinsmore RE, Straus DJ, Pollack MS, et al : Fatal graft-versus-host disease following transfusion in Hodgkin's disease documented by HLA typing. *Blood* **55** : 831-833, 1980.
29) Weiden PL, Zuckerman PL, Hansen JA, et al : Fatal graft-versus-host deisease in a patient with lymphoblastic leukemia following normal granulocyte transfusions. *Blood* **57** : 328-332, 1981.
30) 霜田俊丸：術後紅皮症について．外科 **17** : 487-492, 1955.
31) 井野隆史, 松浦昭雄, 高梨利一郎ほか：手術時の輸血によるGVHD様症候群．外科 **48** : 706-712, 1986.
32) Aso T, Asano Y, Harada M, et al : Fatal graft-versus-host disease following transfusion during open heart surgery. *Acta Haematol Jpn* **52** : 1064-1071, 1989.
33) 榊原高之, 井野隆史：いわゆる術後紅皮症について．日本輸血学会雑誌 **33** : 576-580, 1987.
34) Sakakibara T, Juji T : Post-transfusion graft versus host disease after open heart surgery. *Lancet* **2** : 1099, 1986.
35) 松下 央：輸血後GVHDにおけるリンパ球の性染色体分析．医学のあゆみ **143** : 625-626, 1987.
36) Ito K, Yoshida H, Yanagibashi K, et al : Change of HLA phenotype in postoperative erythroderma. *Lancet* **1** : 413-414, 1988.
37) Burns LJ, Westberg MW, Burns CP, et al : Acute graft versus host disease resulting from normal donor blood transfusions. *Acta Haematol* **71** : 270-276, 1984.
38) von Fliedner V, Higby DJ, Kim U : Graft-versus-host reaction following blood product transfusion. *Am J Med* **72** : 951-961, 1982.
39) Harada M, Matsue K, Mori T, et al : Viability of lymphocytes in stored blood : their surface markers, mitogenic response and MLC reactivity. *Acta Haematol Jpn* **42** : 30-34, 1979.
40) Nakao S, Harada M, Kondo K, et al : Effect of activated lymphocytes on the regulation of hematopoiesis : suppression of in vitro granulopoiesis by OKT 8^+Ia$^+$ T cells induced by alloantigen stimulation. *J Immunol* **132** : 160-164, 1984.

（3） 血小板 (platelet)

血小板輸血時にみられる免疫学的副作用の多くは血小板輸血に限ったものではなく，全血製剤の輸血や赤血球製剤の輸血の際にもみられる副作用と同じである．血小板輸血の際の副作用の特徴としては，赤血球製剤の輸血時にみられる溶血性副作用といった重篤な副作用はなく，比較的軽微なものが多い．以下に血小板輸血の際の副作用・合併症の特徴などを紹介する．

a) 血小板輸血不応状態 (refractoriness to platelet transfusion)

血小板輸血を頻回行っていると徐々に血小板輸血後の血小板数の上昇が不良となることが多い．受血者に感染症，脾腫，DICなどがあると血小板輸血の効果は不良となるが，このような原因がないのに血小板輸血効果が不良なときには抗血小板抗体が産生されていることが多い．

i) 血小板輸血効果の判定　血小板輸血効果の判定には血小板輸血後，1時間目あるいは24時間目の血小板数を測定し，以下の計算式により補正血小板増加率 (corrected platelet count increment, CCI) を求める．

$$CCI = \frac{血小板増加数(/\mu l) \times 体表面積(m^2)}{輸血血小板数(\times 10^{11})}$$

CCIが7500以上（1時間目）あるいは4500以上（24時間目）のとき，血小板輸血は有効であったと判定する．供血者を代えて数回血小板輸血を試みても常に血小板輸血無効の状態であれば血小板輸血不応状態と判定する．

ii) 血小板輸血不応状態の原因　血小板の表面にはHLAのクラスI抗原および血小板特異抗原が存在している．受血者の血清中に抗HLA抗体あるいは血小板特異抗体が存在していると，血小板輸血を行っても輸血された血小板に抗HLA抗体あるいは血小板特異抗体が結合し，早期に網内系の細胞（マクロファージなど）で貪食，処理されてしまう．そのために血小板輸血を行っても血小板数は期待したほど上昇しなくなる．

iii) 血小板輸血不応状態時の輸血対策

①抗HLA抗体が原因の場合：　抗HLA抗体 (anti-HLA antibody) 出現により血小板輸血不応状態になっている場合にはHLA適合血小板を輸血する必要がある．受血者の血清中の抗HLA抗

体が特定のHLA抗原に対する抗体の場合には，その抗原をもっていない供血者から採血，血小板交差適合試験を行った後，陰性であれば血小板を採血し，輸血すればよい．受血者の抗HLA抗体が広範囲のHLA抗原と反応する場合にはできるだけ受血者のHLA抗原と一致した供血者から採血，血小板の交差適合試験を行い，陰性であれば血小板の成分採血を行い輸血する．

②血小板特異抗体が原因の場合： 血小板特異抗体（platelet specific antiboby）出現により血小板輸血不応状態になっている場合には，同定された特異抗体の対応抗原陰性の血小板を輸血する．わが国で発見された血小板特異抗原であるHPA-2b抗原（Sib^{a}抗原）は血小板輸血不応症例の血清中より発見されたものである．抗HPA-2b抗体はそのほとんどが血小板輸血不応状態の患者からみつかっている．受血者血清中に抗HPA-2b抗体が含まれている場合にはHPA-2b抗原をもっていない血小板を輸血すると有効である．

③適合供血者がみつからない場合： 血小板交差適合試験陰性の供血者がみつからない場合には，やむをえないので1回に輸血する量を通常の2倍程度に増やし，血小板輸血を試みる．

iv） 血小板輸血不応を引き起こさないための予防対策

①抗HLA抗体産生のメカニズム： 血小板輸血不応状態の主な原因は，前述したように受血者血中の抗HLA抗体である．血小板輸血により抗HLA抗体が産生されるメカニズムは，血小板製剤中に混入しているリンパ球が免疫原となり，抗HLA抗体の産生を刺激するためである．リンパ球の表面にはHLAのクラスⅠ抗原とともにHLAのクラスⅡ抗原も表現されている．抗HLA抗体の産生には，両クラスのHLA抗原が生細胞に表現されている必要がある．血小板の表面にはHLAクラスⅠ抗原は存在するが，HLAのクラスⅡ抗原は存在しないので，血小板のみを輸血しても抗HLA抗体は産生されない．血小板輸血を行っていて抗HLA抗体が産生されるのは，血小板製剤中にリンパ球が混入しているためである．

②白血球除去による予防： 白血球の混入数が5×10^6以下であれば抗HLA抗体の産生はほとんど起こらない．200 ml由来の全血製剤では約1×10^9以上の白血球が含まれている．ランダムドナー由来の濃厚血小板を10単位輸血すると製剤中には約3×10^8の白血球が含まれている．そのため混入白血球数を5×10^6以下にするには，血小板製剤中の白血球を99％除く必要がある．

③白血球の除去法： 白血球を除去する方法としては，血小板製剤を軽く遠心して混入している白血球を除く方法と，白血球除去フィルターを用いて除く方法がある．遠心法では血小板製剤中の白血球を90％程度除去することは可能であるが，抗HLA抗体産生を予防するに必要なレベル，白血球を99％除去することはできない．最近市販されるようになった白血球除去フィルター（血小板製剤用）は血小板製剤中の混入白血球を99.9％除去する性能をもっている．しかも血小板はフィルターで除去されない．血小板輸血をする際にはこのフィルターを用いて毎回，血小板製剤より白血球を除去しておくと，抗HLA抗体の産生を防ぐことができる．

④紫外線照射による予防法： そのほか血小板製剤に紫外線をあててリンパ球の抗HLA抗体産生能を低下させ，予防しようという研究も最近注目されている．

b） 発熱反応（febrile transfusion reactions）

血小板輸血を行っていると輸血途中あるいは輸血終了直後に悪寒・戦慄とともに発熱することがある．輸血に伴う発熱は全血製剤の輸血や赤血球製剤の輸血時にもみられるもので，血小板輸血に限ったものではない．

i） 輸血後発熱の原因　輸血後発熱する原因については種々の報告があり，現在までのところ意見の一致をみていない．多くの症例では頻回の輸血や妊娠により受血者血中に白血球や血小板に対する同種抗体がすでに産生されており，輸血した血液製剤中の白血球や血小板と同種抗体が反応して発熱を引き起こすのであろうと考えられている．抗体としては，抗好中球抗体や抗HLA抗体，あるいは血小板特異抗体などが考えられている．これらの抗体が血液製剤中の白血球や血小板と反応し，その結果として補体が活性化されC5aが産生される．C5aは単球やマクロファージよりIL-1を放出させる作用をもっている．IL-1は視床下部の細胞を刺激して発熱物質であるPGE2

の産生を促し，その結果，発熱するのであろうと考えられている．

ⅱ) 輸血後発熱症例に対する白血球除去製剤の利用 発熱の原因は主として輸血用血液製剤中に含まれている白血球と考えられているため，このような症例に対しては輸血用血液製剤中より白血球を除くことが重要である．血小板製剤中に混入している白血球数を$5×10^8$以下にすると発熱に対して有効である．前述の遠心法にて混入白血球を90％除去することができるので，遠心法にて十分対応可能であるが，最近では前述のように優秀な白血球除去フィルターが市販されており，容易に入手可能であるので，発熱症例に対しても白血球除去フィルターを使用し，混入白血球を除去するのが最も簡便で確実な方法である．

ⅲ) 白血球除去製剤で発熱を防げない症例に対する輸血法 これらの方法により大多数の症例では血小板輸血に伴う発熱を防ぐことが可能である．しかしながら，これらの手段を駆使しても発熱を防ぎえない症例も時に認められる．そのような症例の場合には，輸血前に抗ヒスタミン剤の投与や副腎皮質ホルモン剤の投与を行っておき発熱を防ぐ，あるいは発熱を軽微にする努力をする必要がある．輸血後に発熱する症例に対し白血球除去フィルターの使用などの処置をせず，漫然と抗ヒスタミン剤の投与や副腎皮質ホルモンの投与などの対症療法に終始してはならない．

c) 輸血後GVHD (post-transfusion GVHD)

輸血後GVHDについては前項で述べられているので，ここでは簡単に紹介するにとどめる．

ⅰ) 輸血後GVHDのメカニズム 輸血後GVHDは輸血用血液製剤中のリンパ球が増殖し，受血者の組織を傷害することにより引き起こされる．血液製剤が新鮮であれば，リンパ球の増殖能も旺盛なため，輸血後GVHD発症の危険も高くなる．採血後7〜10日を過ぎるとリンパ球の増殖能はほとんど消失するためほぼ安全といえるが，採血後7〜10日以内の血液製剤は輸血後GVHDを引き起こす危険をもっている．血小板製剤の有効期限は採血後3日と決められているので混入しているリンパ球の増殖能はまだ旺盛であり，他の製剤，濃厚赤血球や全血製剤に比べ輸血後GVHDの危険は高いといえる．輸血後GVHDは免疫不全の患者に起こりやすいが，血小板輸血を行っている患者は急性白血病や悪性リンパ腫などの免疫不全状態の患者が多いので特に注意を要する．

ⅱ) 輸血後GVHDの予防法

①**血液製剤への照射による予防：** 輸血後GVHDを予防するには血液製剤に15Gyの照射を行い，リンパ球の増殖能を失活させた後，輸血するのが最良の方法である．現在のところ，血液照射装置未設置の病院がほとんどのため，輸血後GVHDを完全に予防することは困難である．一部の病院では悪性腫瘍患者の治療用の照射装置を用いて血液製剤を照射し，輸血後GVHDを予防している．

②**白血球除去による予防：** これらの照射装置を有していない病院では，次善の策として，白血球除去フィルターを用いて血液製剤中のリンパ球を除去し輸血する方法も一部の施設で行われている．現在の白血球除去フィルターの性能で輸血後GVHDを完全に防ぐことにはならないが，大幅に輸血後GVHD発症の危険を低下させることは可能と思われる．さらに白血球除去フィルターの性能が向上すれば，白血球除去フィルターのみで輸血後GVHDを防止することも可能になるであろう．

d) 溶血反応 (hemolytic transfusion reaction)

最初にも述べたように血小板製剤中には赤血球はほとんど含まれていないために溶血性副作用の心配はないが，以下に述べるような特殊な場合にABO不適合血小板輸血を行う際には，溶血性副作用も起こりうるので注意する必要がある．

ⅰ) ABO不適合血小板輸血を施行する背景

①**サイトメガロウイルス陰性血液製剤の入手難：** 骨髄移植症例など受血者が高度の免疫不全状態の場合にサイトメガロウイルス(CMV)などが感染すると致死的となる．そのため，骨髄移植症例などで血小板輸血する際にはCMV抗体陰性の供血者の血液を輸血する必要に迫られる．しかしながら，わが国においてはCMV抗体陰性の供血者は成人で10％前後と非常に少ないため，CMV抗体陰性の供血者を確保して連日のように血小板輸血を行うことは非常に困難である．

② **HLA 適合血小板製剤の入手難**： また，前述したように血小板輸血不応症例には HLA 適合血小板輸血が行われているが，HLA 適合供血者を連日確保することも時として困難である．

このような場合に，ABO 式血液型を無視して血小板輸血を行うことにすれば，CMV 抗体陰性の供血者や HLA 適合の供血者をみつけることも少しは容易となる．このような考えのもとに最近では ABO 式血液型同型の CMV 抗体陰性供血者や HLA 適合供血者がみつからない場合には，ABO 式血液型を無視して血小板輸血をする傾向にある．

ⅱ） **ABO 不適合血小板輸血の安全性と臨床効果** 血小板製剤に混入している赤血球の量はそれほど多くない．そのため主試験不適合の血小板輸血を行ってもそれほど重篤な溶血は起こらない．しかしながら，副試験不適合の輸血でO型の血小板を輸血する際に，血小板製剤中の抗A抗体価や抗B抗体価が高値の場合に溶血性副作用を認めたという報告もあるので，ABO 不適合血小板製剤を輸血する際には輸血速度を落とし，慎重に受血者の一般状態などを観察しながら輸血する必要がある．また，製剤中の抗A抗体価や抗B抗体価を前もって測定し，両抗体価が 32 倍以下の製剤のみを輸血するなどの配慮もする必要がある．

ABO 不適合血小板を輸血した際は血小板輸血後の血小板数の上昇が同型に比べやや不良との報告はあるが，臨床的には止血効果など十分あると考えられる．

e） **輸血後紫斑病**(post-transfusion purpura)
輸血後 7〜10 日目頃に紫斑，出血傾向などが突然出現することがある．その際，血小板数は 10000/μl 以下と著明に低下していることが多い．

ⅰ） **輸血後紫斑病のメカニズム** 輸血後紫斑病を引き起こすことがよく知られている抗体は抗 HPA-1a 抗体（抗 P1^{A1} 抗体）である．白人における HPA-1a 抗原陰性の頻度は約2％である．以前に輸血歴や妊娠歴のある HPA-1a 陰性の受血者に HPA-1a 抗原陽性の血小板を輸血すると再感作され，抗 HPA-1a 抗体が急激に産生される．7〜10 日後には抗 HPA-1a 抗体価が著明に上昇し，輸血された HPA-1a 陽性血小板を破壊する．それに加えて破壊の機序の詳細はわかっていないが受血者の血小板，すなわち HPA-1a 陰性の血小板も破壊される．そのために著明な血小板減少をきたす．

ⅱ） **輸血後紫斑病の頻度** 日本人の HPA-1a 抗原陽性頻度はほぼ 100％で，現在まで HPA-1a 抗原陰性者の報告はない．もちろん，輸血後紫斑病の報告も現在のところない．また，HPA-1a 抗原以外の血小板特異抗原による輸血後紫斑病はさらにまれである．

ⅲ） **治療法** 出血傾向が重篤な場合や血小板減少が著明な場合には，免疫グロブリンの大量療法あるいは副腎皮質ホルモンの投与を行う．これらの方法が無効の際は血漿交換療法を試みる．

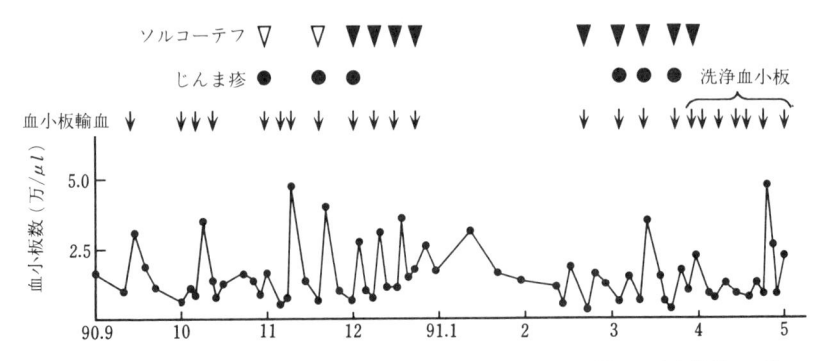

図 2.7 血小板輸血により全身に広範なじんま疹の発生を認めた骨髄異形成症候群の1例
ソルコーテフの前処置によってもじんま疹の発生を抑えることができず，洗浄血小板の使用によりじんま疹の発生を抑えることが可能であった．
▽：じんま疹の発生後，ソルコーテフ投与
▼：血小板輸血前にソルコーテフ投与

（4） 血漿タンパク（plasma protein）

血漿タンパク輸注による免疫学的副作用・合併症として最も頻度が高いのはじんま疹である．そのほか非常にまれではあるが，IgA欠損症例にみられる抗IgA抗体によるアナフィラキシーショックなどもある．

a） じんま疹（urticaria）

輸血副作用のなかで最も頻度の高い副作用である．多くの症例ではじんま疹の程度は軽く，輸血を始めてしばらくするとじんま疹を数個認める程度で輸血を中止するほどのことはない．図2.7に示す症例は血小板輸血に伴い全身にじんま疹の発生を認めた症例である．血漿タンパクが原因と考え，洗浄血小板を調整し輸血を施行，じんま疹の発生を阻止できた症例である．

i） 原因 じんま疹の原因はよくわかっていないが，受血者がもともとアレルギー体質で食べ物や花粉などにアレルギーがあり，偶然，血液製剤中にアレルゲンが含まれていたためにじんま疹が発症するのではないかと考えられている．

ii） 対策 じんま疹が出現した場合には抗ヒスタミン剤を投与し様子をみるとよい．通常は輸血を中止する必要はない．輸血速度を落として注意深く一般状態を観察しながら輸血を続行する．輸血に際してしばしばじんま疹を認める場合には，輸血前に抗ヒスタミン剤や副腎皮質ホルモン剤をあらかじめ投与しておくなど，予防的処置をとっておくとよい．

b） アナフィラキシー反応（anaphylactic reaction）

輸血直後にまれにアナフィラキシー反応を起こすことがある．皮膚の紅潮，血圧低下，前胸部痛や呼吸困難などの症状を呈する．

i） 原因 多くの場合その原因は不明であるが，一部の症例では抗IgA抗体の関与が推定されている．受血者がもともとIgAを欠損した患者であり（IgA欠損症），すでに妊娠や輸血により血中に抗IgA抗体を産生している場合に輸血を行うと，製剤中のIgAが抗IgA抗体と反応してアナフィラキシー反応を引き起こす．日本人におけるIgA欠損症の頻度は約20000人に1人の割合である．

ii） 輸血対策 抗IgA抗体を血中にもっている受血者に対して輸血を行うときは，輸血用血液製剤を5回程度洗浄し，血漿成分を可能な限り除去した製剤を輸血すると，アナフィラキシー反応を起こさず安全に輸血することができる．血漿タンパク製剤などを輸血する際にはIgA欠損症の供血者より採血した製剤を輸血する必要がある．

iii） アナフィラキシー反応に対する治療法 輸血により上記のようなアナフィラキシー反応が出現した場合には，輸血をただちに中止するが，静脈路は確保しておく．ショックに対してノルアドレナリンの投与や副腎皮質ホルモンの投与を行い，ショックからの離脱をはかる．

c） 各種抗体の移入による副作用（side effect due to passively acquired antibodies）

血液製剤中に各種の抗体が含まれており，副作用を呈することがある．

i） 抗A，抗B抗体の移入による溶血 免疫グロブリン製剤中にはIgG型の抗A，抗B抗体が含まれている．抗体価はそれほど高くなく，1：32倍以下のことが多い．しかし，特発性血小板減少性紫斑病の治療の際に行われる免疫グロブリンの大量療法の際は軽度の溶血を引き起こし，貧血の進行をきたすので，貧血を伴う患者に本療法を行う際には注意する必要がある．

ii） 血小板抗体の移入による副作用 血液製剤中に血小板特異抗体が含まれており，その製剤を輸血したことにより血小板減少，出血傾向，紫斑を呈したという症例報告がある．

iii） 抗ペニシリン抗体の移入による副作用 ペニシリン系の抗生物質を服用中の患者に抗ペニシリン抗体を含んでいる血液製剤を輸血したことにより，薬疹などを呈したという報告がある．

〔倉田義之〕

参考文献

1) Anderson KC, Weinstein HJ : Transfusion-associated graft-versus-host disease. *N Engl J Med* **323** : 315-321, 1990.
2) Brubaker DB : Transfusion-associated graft-versus-host disease. *Hum Pathol* **17** : 1085-1088, 1986.
3) Santos GW, Hess AD, Vogelsang GB : Graft-versus-host reactions and disease. *Immunol Rev* **88** : 169-192, 1985.
4) Gale RP : Graft-versus-host disease. *Immunol Rev*

88：193-215, 1985.
5) 伊藤和彦：輸血後 GVHD 発症機構と予防. *Medical Immunology* **20**：493-498, 1990.
6) 髙橋孝喜, 十字猛夫：輸血と GVHD. *Medical Immunology* **20**：499-505, 1990.
7) Mollison PL, Engelfriet CP, Contreras M (eds)：Blood Transfusion in Clinical Medicine, 8 th ed, Blackwell Scientific, Oxford, 1987.
8) Murphy MF, Waters AH：Platelet transfusions：the problem of refractoriness. *Blood Reviews* **4**：16-24, 1990.
9) Mintz PD：Febrile reactions to platelet transfusions. *Am J Clin Pathol* **95**：609-612, 1991.
10) Leitman SF, Holland PV：Irradiation of blood products. Indications and guidelines. *Transfusion* **25**：293-303, 1985.

2.3 非免疫学的副作用・合併症

A. 感染性

(1) ウイルス性肝炎

輸血に伴う感染症のうち輸血後肝炎(post-transfusion hepatitis)は,永い間最も大きな問題の1つとされてきた.

わが国では,輸血後肝炎対策として,その発生を少しでも減らすために,献血制度の確立,輸血用血液からのHBs抗原陽性の血液の排除,S-GPT値が高値を示す血液の排除,そして近年はHBc抗体価の高い血液の排除,C型肝炎ウイルス(hepatitis C virus, HCV)関連のC100-3抗体陽性の血液の排除,さらに,1992年2月からは輸血後C型肝炎の予防をさらに効果的に行うための新しいHCV関連マーカーの測定系の導入と,たえまない努力が積み重ねられてきた.

その結果,1990年以降は,輸血後B型肝炎はほぼその姿を消すにいたり,また永い間,特異的な予防法がないために大きな問題として残されてきた輸血後C型肝炎も,制圧まであと1歩というところまで迫ってきている.

a) わが国における輸血に伴う合併症(ウイルス感染症)対策の歴史

わが国に輸血用血液供給のための民間血液銀行(blood bank)が開設されたのは1951年であり,翌1952年には日本赤十字社内にも血液銀行が開設されている.しかし,当時の輸血用血液の供給は,民間血液銀行からのものが主力であり,これが血液を有償で買い上げる制度であったことから,低所得層の人たちによる定期的な,頻回の売血を促すこととなった.このことは,当時の採血用の器具器材がディスポーザブルでなかったことと相まって,この集団内でのウイルス感染率を徐々に高めたと想定される.このため,売血による輸血用血液の供給が年間250万単位を超え,ピークを迎えた1960年代前半には,輸血後肝炎が頻発し,大きな社会問題となった.

こうした時代背景に加えて,当時のライシャワー駐日米国大使が日本で輸血後肝炎を発症するという事件を契機として,わが国の輸血後肝炎対策

表 2.10 輸血に伴う合併症(感染症)対策

1964 年	売血から献血へ転換開始
↓	売血→献血への転換期
1968 年	献血制度の確立
1973 年	HBs抗原スクリーニング(SRID, CIEP)
1977 年	HBs抗原スクリーニング(R-PHA)
1981 年 9 月	ALT高値(36KU以上)スクリーニング
1986 年 4 月	400 ml採血の推進,成分採血の導入
11 月	HTLV-I, HIV抗体スクリーニング
1989 年 11 月	HBc抗体スクリーニング
	HCV抗体スクリーニング(C100-3)
1992 年 2 月	HCV抗体スクリーニング(HCV PHA)

は数多くの人々による多大な努力により,まず売血制度を献血制度に転換することから開始された(表2.10).

さらに1964年にはオーストラリア抗原(今日のHBs抗原)が発見され,その後この抗原と血清肝炎(serum hepatitis)との関係が明らかにされたことにより,1970年代に入るといちはやくHBs抗原測定による供血者血液のスクリーニングが導入され,輸血後肝炎の特異的な予防対策が開始された.その後もHBs抗原検出系の精度の改良,普及のための努力が継続され,1986年には,受血者(recipient)あたりの血液単位数の減少(供血者数の減少)を目的とした400 ml献血と成分採血の導入が行われ,またHTLV-I, HIV抗体スクリーニングも新たに加えられた.また,1989年末にはそれまでごくわずかながら残っていた輸血後B型肝炎を消滅に追い込むことを目ざしたHBc抗体測定によるスクリーニングおよび輸血後C型肝炎の特異的な予防を目ざしたC100-3抗体スクリーニングが導入された.さらに,1992年2月からは,新しいHCV関連マーカーの測定系を用いたスクリーニングが導入され,より安全性の高い血液の供給を目ざした努力が続けられている.

このように,特に血清肝炎の原因ウイルスの1つであるB型肝炎ウイルス(hepatitis B virus, HBV)がみいだされた1970年代以降は,その時点,その時点における最も新しく有効なスクリーニング法を,時を移さず導入し,より安全な血液の供給を目ざすという努力が日赤血液センターに

表2.11 国立療養所東京病院における輸血後肝炎発生率の推移[1]

年　次	追跡症例数	平均輸血量（単位）	輸血後肝炎 発症数	輸血後肝炎 発症率(%)	
1963〜1964	385	11	196	50.9	民間血液銀行
1965〜1967	386	13	120	31.1	献血制度への移行期
1968〜1972	537	12	87	16.2	献血制度一本化
1973〜1976	290	12	28	9.7	HBs抗原プレチェック (SRID, CIEP)
1977〜1982	379	16	67	17.7	(R-PHA)

より継続的に行われている．

このような統一的な輸血後肝炎対策を全国規模で行うことができたのは，献血制度を確立する際に，輸血用血液の供給は日赤によってのみ行うことができるとした制度の確立が大きな力になっているといえよう．

b）輸血後肝炎発生率の推移

売血による輸血用血液の供給が行われていた時代を含む，過去20年以上にわたるわが国の輸血後肝炎発生率（incidence of posttransfusion hepatitis）の推移は，片山らによる貴重な追跡調査[1]によってのみ，唯一うかがい知ることができる（表2.11）．

売血による輸血用血液の供給本数がピークを迎えた1960年代初めには50.9％もの多きにのぼった輸血後肝炎の発生率が，献血制度への転換期の1965年〜1967年には31.1％と，早くも減少のきざしがみえはじめている．1968年にいたり，献血制度が定着すると発生率は16.2％とさらに半減し，1973年の免疫拡散法（single radial immunodiffusion法，SRID法），対向電気泳動法（counter immunoelectrophoresis法，CIEP法）によるHBs抗原スクリーニングが導入された頃には9.7％へとさらに減少した．

当時は，さらに鋭敏なHBs抗原の検出測定法を確立し，これをスクリーニングに応用すれば，輸血後肝炎はほぼ消滅に追い込めるとの期待がもたれていた．しかし，今日も用いられている逆受身赤血球凝集法（reversed passive hemagglutination法，R-PHA法）によるHBs抗原スクリーニングが導入・確立された後にも，受血者あたりの輸血単位数の増加に伴ってむしろ輸血後肝炎の発生率は増加するきざしさえみえはじめていることがわかる．

c）輸血後B型肝炎の予防対策

i）HBs抗原測定法の改良と輸血後B型肝炎発生率の推移　わが国では1973年よりSRID法，ついでCIEP法によるHBs抗原スクリーニングが開始された．また，1977年には，より簡便かつ高感度にHBs抗原を検出するR-PHA法によるスクリーニングが導入され，この測定系はその後も改良が加えられ今日にいたっている．

HB 39.0%　NANB 61.0%
1971〜1972
HBs抗原のスクリーニング実施前

HB 18.5%　NANB 81.5%
1973〜1976
免疫拡散法または電気泳動法によるHBs抗原のスクリーニングの実施

HB 4.0%　NANB 96.0%
1977〜1987
R-PHA法によるHBs抗原のスクリーニングの実施

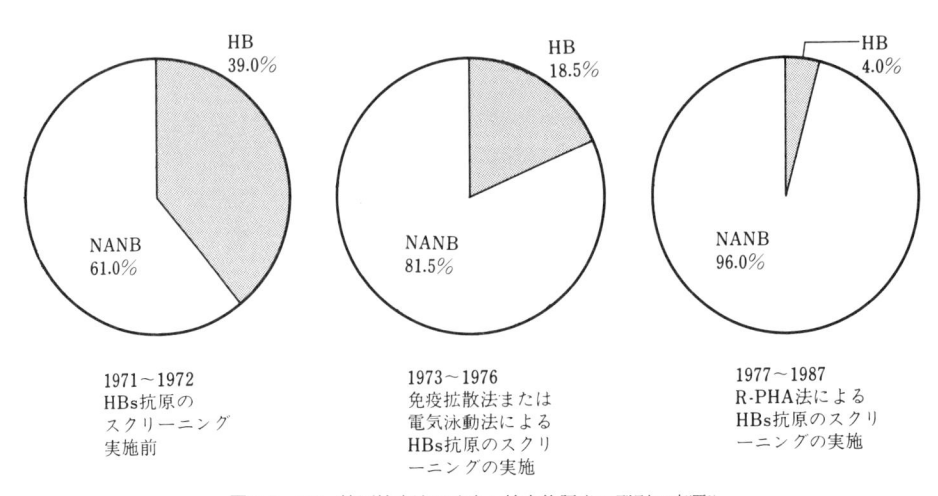

図2.8　HBs抗原検出法の改良と輸血後肝炎の型別の変遷[1]

2.3 非免疫学的副作用・合併症

表2.12 1980年代の国内各地における輸血後肝炎発生率

地区	期間	追跡例数	B型(%)	非A非B型(%)	地域
北海道	1980	117		16(13.7)	
仙台	1981〜1985	703	2(0.3)	102(14.5)	317 / 2265 (14.0%)
	1986〜1987	218	0	13(6.0)	
東京都心	1980〜1985	800		113(14.1)	
	1986	98		17(17.3)	
東京西郊	1981〜1985	257	2(8.8)	44(17.1)	
	1986〜1987	72	0	12(16.7)	
大阪	1980	308		37(12.0)	
長崎-1	1982〜1985	181		44(24.3)	368 / 1792 (20.5%)
	1986〜1987	126		17(13.5)	
長崎-2	1983〜1986	93		10(10.8)	
福岡	1984〜1985	416	1(0.2)	91(21.9)	
	1986〜1987	668	2(0.3)	169(25.3)	

調査機関　北海道：北海道輸血後肝炎研究班，仙台：国立仙台病院，東京都心：国立病院医療センター，東京西郊：国立療養所東京病院，大阪：大阪輸血後肝炎研究班，長崎-1：長崎大学，長崎-2：国立長崎中央病院，福岡：九州大学

　この間の輸血後B型肝炎の予防効果の推移をみるために片山らによって追跡が行われ，血清が保存されていた1971年以降の輸血後肝炎発生例について血清学的診断を行った結果を図2.8にまとめて示す[1]．

　HBs抗原スクリーニングが導入される前の1971年から1972年にかけての輸血後肝炎例の中に占めるB型肝炎の比率は39.0％であったが，SRID法，またはCIEP法によるHBs抗原スクリーニングが導入された段階では，この比率は18.5％に減少している．さらに，より検出感度の優れたR-PHA法によるHBs抗原スクリーニングが定着した1977年以降は，この比率はわずか4％にまで減少している．このように，輸血後B型肝炎の発生は，ごくわずかとはなったものの，依然として残り，また，輸血後肝炎の95％以上が非A非B型肝炎によって占められるという状態は1970年代の後半から1980年代の終わりまで続いていた．

　1980年代に入ってからの全国各地からの報告をまとめてみても輸血後B型肝炎の発生は全国的にもごくわずかながらみられ，消滅するにはいたっていないことがわかる（表2.12）．

　なお，調査された地域を北海道を含む東京以東と大阪以西とに大別して輸血後非A非B型肝炎の発生率を比較してみると，前者では14.0％，後者では20.5％と西高東低の傾向がみられる．また，輸血後B型肝炎例を含めて報告された全例をまとめてみると，輸血後肝炎発生率は追跡総数4057例中692例（17.1％）となり，片山らにより報告された1977年から1982年にかけての発生率17.7％とほぼ同率となっている．このように，輸血後B型肝炎の減少に伴って，新たに輸血後非A非B型肝炎が大きな問題として浮上してきたが，このことについては後半で述べることとして，まずわずかながら残っていた輸血後B型肝炎対策のその後について述べてみたい．

　ii) **HBc抗体スクリーニング**　R-PHA法によるスクリーニングが定着したことにより，輸血後B型肝炎は追跡調査により確認された全輸血後肝炎例の4％弱を占めるにすぎなくなったが，依然としてその発生は続いていた．一方，厚生省難治性の肝炎調査研究班，劇症肝炎分科会の全国調査の成績[2]によれば，B型劇症肝炎例の中に輸血後性の症例が目立つことから大きな問題とされ，その対策を立てることが迫られていた．

　輸血後B型肝炎を発症した症例について，その全供血者を再調査すると，他のHBVマーカーがすべて陰性であるが，HBc抗体のみが高い値(2^{12} IAHA価，immune adherence hemagglutination titer）を示す供血者がみいだされることがある．この場合，同時に輸血に使用された他の供血者からの血液はすべてのHBVマーカーが陰性，もし

くはまれにHBs抗体が低力価（$2^{3\sim 4}$ PHA価，passive hemagglutination titer）陽性のものが混在するにすぎないことから，この供血者の血液が感染源であったと推定されていた[3]。このことは慢性肝疾患例において，末梢血中のHBs抗原が陰性であるにもかかわらず，HBc抗体が高力価（2^{12} IAHA価以上）の例で，まれに肝組織内にHBs抗原，HBc抗原の一方，あるいは両者の存在が蛍光抗体法によって証明されることによっても裏づけられている[4]。

このことから，ごくわずかに残存し続けている輸血後B型肝炎を駆逐するために，HBs抗原・抗体が陰性で，HBc抗体のみが検出される供血者の血液を選び出して，PCR法（polymerase chain reaction法）によるHBV DNAの検出を行い，輸血用血液からの除外基準設定のための in vitro での検討が行われた。その結果，赤血球凝集阻止法（hemagglutination inhibition法，HI法）によるHBc抗体価が2^5以下の献血者群では，HBV DNAは1例も検出されず，これに対して，$2^6\sim 2^8$ HI価を示す群ではその3％に，$2^9\sim 2^{11}$ HI価を示す群ではその9％に，2^{12} HI価以上の群ではその38％にHBV DNAが検出されることが明らかになった（表2.13）[5]。以上の検討成績をもとに，R-PHA法によってHBs抗原が検出されない場合でも，HBc抗体価が2^6 HI以上の値を示し，かつ中和抗体であるHBs抗体の共存が認められない供血者の血液を輸血用血液から排除するという基準が新たに追加設定され，1989年11月から全国の日赤血液センターで実施に移された。

この結果，同スクリーニングが導入される前の1988年1月から1989年10月までに輸血を受けた1581例では，そのうちの4例（0.25％）に輸血後B型肝炎の発生がみられていたのに対して，同スクリーニング導入後の1989年12月以降に輸血を受けた908例では1例の輸血後B型肝炎の発生もみないという成果が挙げられている[6]。

また，ここに示した日赤内の輸血後肝炎研究班をあげての追跡調査のほかに，輸血に伴うB型肝炎発生のモニタリングも同時に行われているが，日赤血液センターでのスクリーニングを経た血液のみの輸血を受けた受血者の中から明らかなB型肝炎を発症したとの報告は1992年3月の時点にいたるまでまだ1例もみられていない。

以上の成績は，B型肝炎ウイルス研究の成果を適切にスクリーニングに応用することにより，ついにわが国から輸血後B型肝炎はほぼ完全に駆逐されるにいたったことを示している。なお，ここに示したHBc抗体スクリーニングにより排除される血液は全献血者血液の中の0.4％を占めるにすぎない[7]ことも付記しておく。

d）輸血後C型肝炎の予防対策

i) 非特異的な予防とその効果　1989年，アメリカにおいてHCVの遺伝子の一部がクローニングされ[8]，HCV関連の抗体（C 100-3抗体）の測定系[9]が開発されるまで，全受血者の15～20％に発生していた輸血後非A非B型肝炎は特異的な予防法の決め手を欠いたまま，その発生を少しでも減らすためのさまざまな努力が行われてきた。すなわち，輸血後非A非B型の追跡調査成績からハイリスクの供血者を想定し，輸血用血液の中から，S-GPT値が高い値を示す血液を排除すること[10,11]，輸血，肝炎歴のある供血者の血液を排除すること[12]，受血者あたりの輸血単位数を減らすための400 ml献血，成分献血の推進，輸血用血液の適正利用の勧告，また欧米では，HBc抗体陽性の血液全部を排除すること[13,14]などが検討あるいは実施に移されてきた。

このうち一般献血者集団におけるHBc抗体陽性率が約15％と高い値を示すわが国では，これらのすべてを輸血用血液から排除するスクリーニン

表2.13　HBc抗体価別にみたPCR法によるHBV-DNAの検出成績[5]

HBc抗体価 (2^n)	例数	HBV-DNA(PCR)陽性例数	各群別陽性率
≥12	13	5	38％
11	8	1	
10	14	0	3/35 (9％)
9	13	2	
8	26	1	
7	48	1	4/127 (3％)
6	53	2	
5	53	0	
4	49	0	0/119 (0％)
≤3	17	0	
合計	294	12	

2.3 非免疫学的副作用・合併症

グは実際的ではないと考えられ[15]，検討課題にはのぼらなかった．しかし輸血，肝炎歴のある供血者血液の排除，供血者のS-GPT値の上限を従来の35KUまでとするものから，20〜25KUとすることによる輸血後非A非B型肝炎の予防効果については，輸血後肝炎追跡終了例をもととした retrospective study から，その発生を半減させる効果があるとの成績が得られ，血液の廃棄率も全献血者の7％弱にとどまることから[12]，実施への期待が寄せられていた．一方，受血者あたりの輸血単位数の減少を目ざした400ml献血，成分採血の推進および輸血用血液の適正利用の勧告は1986年から実施に移され，1980年代後半には輸血後非A非B型肝炎の発生率はわずかではあるが減少のきざしがみえはじめていたものの，依然として全受血者の14％前後に発生がみられるという状態が続いていた．

ii） C100-3抗体スクリーニング 1989年，アメリカで確立されたHCV関連のC100-3抗体の測定系[8,9]は，同年11月より日赤血液センターにより供血者血液のスクリーニングのためにいちはやく導入された．

同スクリーニングが導入され，約2年を経た現在，輸血例を追跡し，その効果を確かめる prospective study により，輸血後肝炎の予防効果とともにその限界もまた明らかになりつつある．

表2.14に，日赤内に設けられた非A非B型肝炎等に関する研究班に参加する11の施設の協力による追跡調査[6]によって得られた成績をまとめて示す．

この調査では，C100-3抗体スクリーニング開始前の1988年1月から1989年11月までと，同スクリーニングが開始された1989年11月から1990年12月までの期間に分けて，それぞれ輸血単位数が1〜10単位の受血者群と11〜20単位の受血者群とに分けて検討されている．

まず，1〜10単位の輸血を受けた群についてみ

表2.14 C100-3抗体スクリーニング導入前・後における輸血後非A非B型肝炎発生率

C100-3抗体スクリーニング	輸血単位数	追跡数	輸血後非A非B型肝炎発生数（％）
導入前 1988.1〜1989.10	1〜10	1189	58（4.9）*
	11〜20	392	64（16.3）
導入後 1989.11〜1990.12	1〜10	784	15（1.9）**
	11〜20	124	4（3.3）

＊，＊＊：$P<0.01$

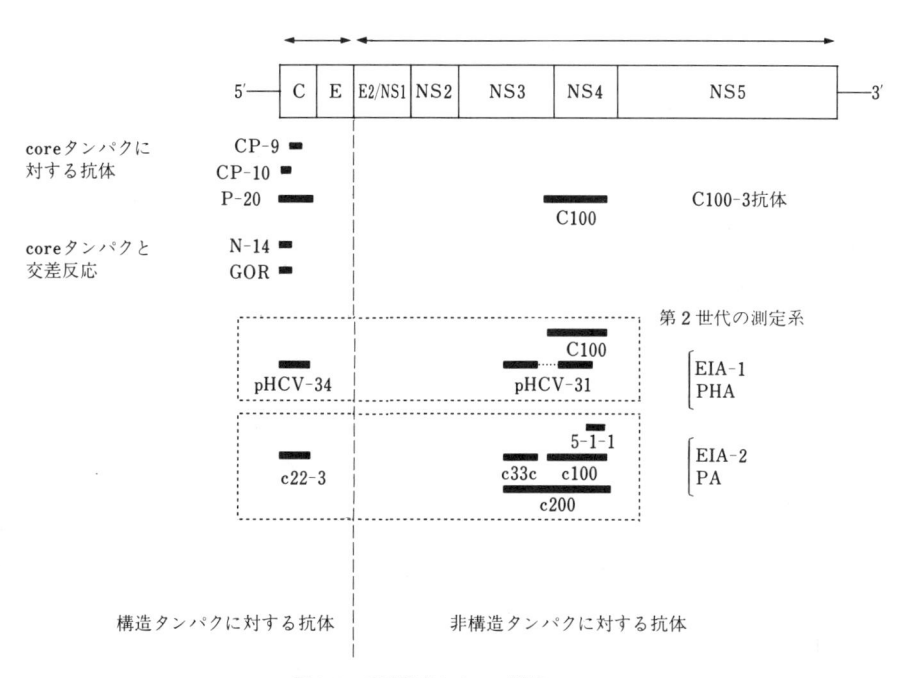

図2.9 C型肝炎ウイルス関連マーカー

ると,スクリーニング開始前には4.9％であった輸血後非A非B型肝炎(このうちほとんどがC型肝炎であることが明らかにされているため以後は輸血後C型肝炎と記す)の発生率が,スクリーニング導入後には1.9％へと半減している.同様に,11～20単位と比較的大量の輸血を受けた群についても,スクリーニング開始前には16.3％であった発生率が3.3％へと有意に減少している($p<0.01$).この調査により,C 100-3抗体陽性の血液を輸血用血液から除外することによって,わが国の輸血後C型肝炎の発生率は大幅に減少はしたが,まだ消滅にはいたっていないことも明らかになった.

このことは,輸血後肝炎追跡終了例をもとにした retrospective study から,C 100-3抗体陰性の血液のみの輸血によっても輸血後C型肝炎が発生する場合がある[16,17]ことから,早くから気づかれていた.

iii) 新しいHCV関連マーカーによるスクリーニングの検討

HCV遺伝子のクローニング[8]とこれに伴うC 100-3抗体測定系の開発[9],およびこの測定系の輸血後C型肝炎予防への応用に触発されて,HCVの基礎的研究は短期間のうちに急速な進歩を遂げ,HCVの構造タンパクである core に対する抗体の測定系,core 抗体と交差反応する抗体の測定系[18,19],および core に対する抗体と,非構造タンパクに対する抗体を同時に検出するいわゆる第2世代の測定系[20]などの開発が相次いだ.

一方,HCV研究の分野にも,ウイルス遺伝子の一部を増幅して検出するPCR法(polymerase chain reaction法)が導入,確立された[21].図2.9にこれらの測定系とHCV遺伝子との関係をまとめて示す.

この確立されたPCR法を用いることによって,特異的かつ鋭敏に血清中のHCV RNAを検出できるようになり,各種のHCV関連マーカーが検出された血清中にHCVが存在するか否かを in vitro で評価することが可能になった[16,17].すなわち,C 100-3抗体および新しく開発されたHCV関連マーカーを用いて,無作為に抽出した供血者血清を同時に測定し,いずれか一方,もしくは両者が検出された血清について,PCR法による HCV RNAの検出を行うことにより,いずれのマーカーがより高頻度にHCVキャリアの血清をとらえることができるかを知ることができるわけである.

日赤非A非B型肝炎等に関する研究班に参加する血液センターにおいて,C 100-3抗体とGOR抗体[18]とを用いて,この方法による in vitro での検討が最初に行われた[22].これは,輸血後肝炎追跡終了例をもとにした retrospective study から GOR抗体によるスクリーニングのその有効性が他のHCV関連マーカーにさきがけて評価されていたことによる[23].

図2.10に,この方法により評価を行った成績をまとめて示す[22].無作為に抽出した供血者2277例の血清について,C 100-3抗体とGOR抗体を同時に測定した結果,C 100-3抗体は28例(1.23％)にGOR抗体は30例(1.32％)に検出された.いずれかのマーカーが陽性であった計46例の血清についてPCR法によりHCV RNAの検出を試みた結果,C 100-3抗体のみが陽性であった16例中6例にGOR抗体のみが陽性であった18例中11例に,また両者が同時に検出された12例ではその全例に,HCV RNAが検出された.

この成績から,いずれのマーカーが優れている

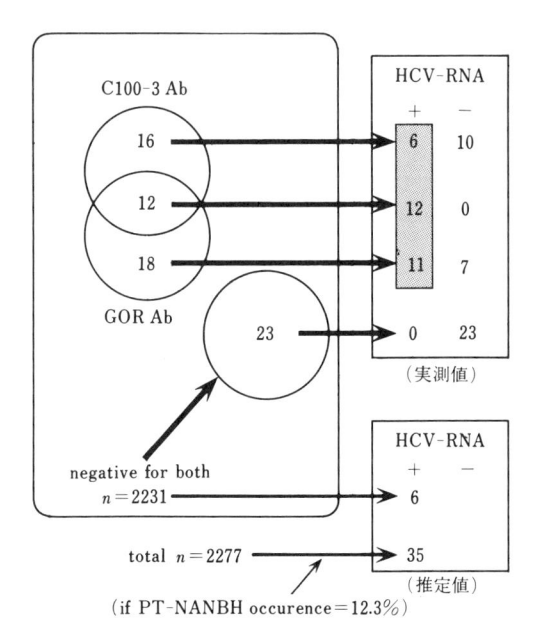

図2.10 HCV関連抗体とHCV-RNA(日赤輸血後肝炎等に関する研究班,1991)

2.3 非免疫学的副作用・合併症

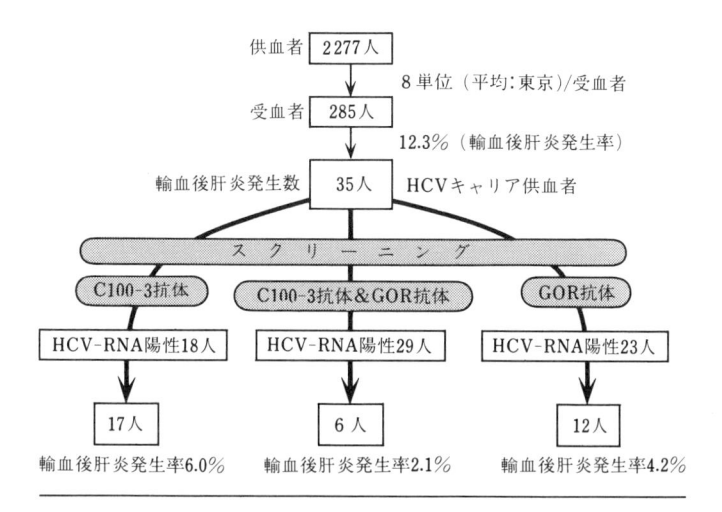

```
供血者  2277人
              8単位（平均：東京）/受血者
受血者   285人
              12.3％（輸血後肝炎発生率）
輸血後肝炎発生数 35人   HCVキャリア供血者
         スクリーニング
   C100-3抗体    C100-3抗体＆GOR抗体    GOR抗体
  HCV-RNA陽性18人  HCV-RNA陽性29人    HCV-RNA陽性23人
       17人           6人              12人
  輸血後肝炎発生率6.0％  輸血後肝炎発生率2.1％  輸血後肝炎発生率4.2％
```

	血液廃棄率	無効廃棄率*
C100-3抗体陽性	28(1.2％)	10(0.4％)
GOR抗体陽性	30(1.3％)	7(0.3％)
Both & either	46(2.0％)	17(0.7％)

* HCV-RNA陰性血の廃棄率

図2.11 HCV関連マーカーを用いたスクリーニングによる輸血後非A非B型肝炎の予防率（推計）

かを即断することは困難ではある．しかし少なくともHCVの非構造タンパク（non-structural protein）に対する抗体（NS抗体）であるC100-3抗体と，構造タンパク（structural protein：HCV core protein）に対する抗体と交差反応するGOR抗体[18]とを組み合わせ，いずれかのマーカーが陽性の血液，計46単位（2.0％）を廃棄すれば，従来よりもより高率に輸血後C型肝炎を予防することができることがわかる．では，この方式により輸血後C型肝炎を消滅に追い込むことができるであろうか．図2.11に，受血者1人あたりの輸血単位数を東京，および広島での調査成績に基づいて8単位とし，C100-3抗体スクリーニング前の輸血後肝炎発生率を国内各地からの報告をもとに，12.3％[24]という数値を用いて行った推計のまとめを示す．途中の詳細は省略して結論を述べると，仮にC100-3抗体とGOR抗体とを用いて同時にスクリーニングを行い，いずれかのマーカーが陽性の血液を輸血用血液から排除することにより，それまでのC100-3抗体単独でスクリーニングを行っていたときの約1/3にまで輸血後C型肝炎の発生率を減らすことができると推計できる．しかし，この方法によってもすべてのHCVキャリアを捕捉するにはいたらず，したがって輸血後C型肝炎を消滅に追い込むまでにはいたらないことも明らかになった[22]．

ここに紹介した2つの異なるHCV関連マーカーを対象にした小規模なパイロットスタディーの経験をもとに，図2.9に示したHCV関連マーカーのうちの主なものを対象として，より有効なスクリーニング法をみいだすための検討が1991年から1992年にかけて日赤非A非B型肝炎対策等に関する研究班に参加する全国の11の血液センターを挙げて行われた[25]．

iv） 受身赤血球凝集反応（HCV PHA法）によるスクリーニング 検討の対象となった測定系は，従来のC100-3抗体のほかに，HCVのcore抗体と交差反応する抗体（GOR抗体[18]，N-14抗体[19]）およびHCVのNS抗体とcore抗体をEIA法（enzyme immunoassay法）により同時に検出する方法である．後にこれと同一の抗原を用いた凝集法による測定系，すなわち受身赤血球凝集法（passive hemagglutination法，HCV PHA法）とゼラチン粒子を用いた凝集法（particle agglutination法，HCV PA法）が追加された（図2.9）[20]．本稿の目的とは異なるためその検討法の詳細は省

略するが，基本的には先に述べた C 100-3 抗体と GOR 抗体の 2 つのマーカーを対象として行った方法に準じて検討を行った．そして最終的には供血者の中に存在する HCV キャリアの血清を最も高率に選別する精度をもつことは無論のことであるが，スクリーニングによる血液の廃棄率が全供血者の 2 ％以下という許容範囲内にとどまること，測定法が簡便かつ迅速であること，検査結果の再現性が高く，かつ試薬の安定性も高いなどさまざまな要因も加味された上で，1992 年 2 月よりそれまでの C 100-3 抗体に換えて HCV PHA 法によるスクリーニングが全国の日赤血液センターにおいて一斉に実施された．

v) C 100-3 抗体と第 2 世代の HCV 関連抗体との比較 HCV PHA 法による第 2 世代の HCV 関連抗体は，HCV の非構造遺伝子（NS 3，NS 4）の発現タンパクである pHCV-31 と C 100-3 およびコア遺伝子の発現タンパクである pHCV-34 の 3 種類の抗原に対する抗体とを同時に検出する測定系である．

C 100-3 抗体測定によるスクリーニングにかえて，HCV PHA 法によるスクリーニングを新たに導入することにより，輸血後非A非B型肝炎の発生がどの程度まで減少するかを推定した成績を図 2.12 に示す[28]．この成績は先に述べた日赤非A非B型肝炎対策等に関する研究班による各種の HCV 関連マーカーの評価を行った過程で，供血者総数 16500 人に中から，いずれかの HCV 関連マーカーが陽性と判定された 365 人分の血清を対象として集計を行ったものである．図 2.12 から明らかなように，C 100-3 抗体では捉えられず，HCV PHA 法によってのみ抗体が検出された例は 365 例中 82 例であり，このうちの 52 例（63.4％）に PCR 法により HCV RNA が検出されている．一方，C 100-3 抗体のみが陽性であった 81 例では HCV RNA が検出された例は 2 例を認めるにすぎない．

以上をまとめると，供血者のスクリーニングのために導入された第 2 世代の HCV 関連抗体測定系（HCV PHA）は，従来の C 100-3 抗体スクリーニングでは捉えることのできなかった HCV キャリアを 16500 例の供血者の中から新たに 50

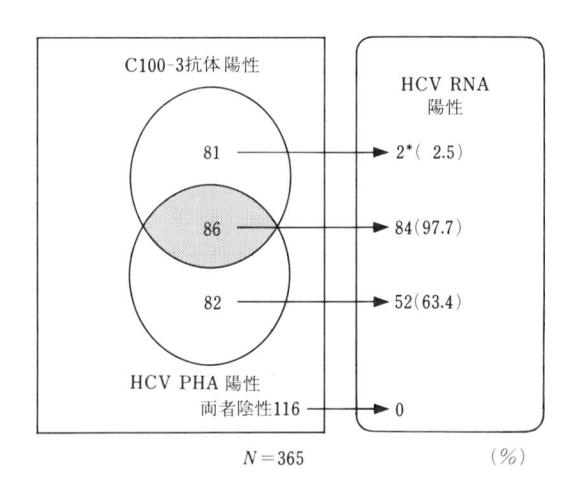

図 2.12 供血者における HCV 関連抗体測定成績（C 100-3 抗体と HCV PHA との比較）[25]

表 2.15 年齢階級別にみた供血者の HCV 抗体陽性率* （HCV PHA による測定結果）

年齢 （歳）	合　計		男　性		女　性	
	供血者数	陽性者数(％)	供血者数	陽性者数(％)	供血者数	陽性者数(％)
16〜19	16966	32(0.19)	8023	8(0.10)	8943	24(0.27)
20〜24	15363	48(0.31)	7429	21(0.28)	7934	27(0.34)
25〜29	10425	73(0.70)	6221	44(0.71)	4204	29(0.69)
30〜34	9775	91(0.93)	5890	62(1.05)	3885	29(0.75)
35〜39	9884	116(1.17)	5835	72(1.23)	4049	44(1.09)
40〜44	11186	183(1.64)	6397	97(1.52)	4789	86(1.80)
45〜49	8276	176(2.13)	4465	81(1.81)	3811	95(2.49)
50〜54	6579	242(3.68)	3273	102(3.12)	3306	140(4.24)
55〜59	4588	240(5.23)	2121	103(4.86)	2467	137(5.55)
60〜64	2242	155(6.91)	1099	75(6.82)	1143	80(7.00)
合　計	95284	1356(1.42)	50753	665(1.31)	44531	691(1.55)

* 調査期間内の重複データを除く．また，HCV 関連マーカー陽性者に対する告知の影響も除く．
（1992.2〜1993.1 広島赤十字血液センター）

捉えていることを示しており,同スクリーニングが導入されたことにより今後わが国の輸血後C型肝炎発生率はさらに減少することが期待できることを示している.

表2.15に広島県赤十字血液センターにおける1992年2月から1993年1月までの供血者,合計95284人における第2世代のHCV関連抗体の陽性率を示す.供血者全体での陽性率は1.42%であり,これは1990年2月の同血液センターにおける供血者のC100-3抗体陽性率13973例中187例(1.34%)よりも高い値を示している.男女とも50歳以上の年代での陽性率が高値を示している点が注目される.同スクリーニングが新たに実施に移されたことにより,輸血後C型肝炎の発生率はさらに半減することが期待できると同時に,HCVの血清疫学的調査も新しい段階を迎えたということができよう.

おわりに

輸血後B型肝炎,C型肝炎対策の歴史と現状および今後の展望について述べた.

輸血後B型肝炎はR-PHA法によるHBs抗原のスクリーニングに加えて,HBc抗体価が高く,中和抗体としてのHBs抗体の共存がみられないという基準を満たす供血者の血液を排除するスクリーニング法を新たに加えることにより,わが国からほぼその姿を消すにいたった.

輸血後C型肝炎の発生率はC100-3抗体スクリーニングの導入により,それまでの1/3～1/4にまで減少した.1992年2月からは新たに第2世代のHCV関連抗体測定によるスクリーニング法が実施に移されたことにより,輸血後C型肝炎も消滅まであと1歩というところまでたどり着いたということができよう.　　　　　　　　　　(吉澤浩司)

文献

1) 片山 透:輸血後非A非B型の疫学. 肝胆膵 14:523-527, 1987.
2) 高橋善弥太,清水 勝:劇症肝炎全国集計. 厚生省難治性の肝炎調査研究班昭和63年研究報告, pp 49-54, 1989.
3) 片山 透,上沼優子:B型肝炎および非A非B型肝炎症例の追跡. 厚生省難治性の肝炎調査研究班昭和53年研究報告, pp 78-87, 1978.
4) Kojima M, Udo K, Takahashi Y, et al: Correlation between titer of antibody to hepatitis B core antigen and presence of viral antigens in the liver. Gastroenterology 73: 664-667, 1977.
5) Iizuka H, Ohnuma K, Ishijima A, et al: Correlation between anti-HBC titers and HBV DNA in blood units without detectable HBsAg. Vox Sang 63: 107-111, 1992.
6) Japanese Red Cross Non-A, Non-B Hepatits Research Group: Effect of screening for hepatitis C virus antibody and hepatitis B virus core antibody on incidence of post-transfusion hepatitis. Lancet 338: 1040-1041, 1991.
7) 吉澤浩司,野尻徳行,青山憲一:C型肝炎の疫学. Medical Practice 8: 393-401, 1991.
8) Choo QL, Kuo G, Weiner AJ, et al: Isolation of cDNA clone derived from a blood-born non-A, non-B viral hepatitis genome. Science 244: 359-362, 1989.
9) Kuo G, Choo QL, Alter HJ, et al: An assay for circulating antibodies to a major etiologic virus of human non-A, non-B hepatitis. Science 244: 362-364, 1989.
10) Arch RD, Szmuness W, Mosley JW, et al: Serum alanine amino-transferase of donors in relation of the risk on non-A, non-B hepatitis in recipients. N Engl J Med 304: 989-994, 1981.
11) Alter HJ, Purcell RH, Holland PV, et al: Donor transaminase and blood transfusion survices. JAMA 264: 630-634, 1981.
12) 吉澤浩司,児島俊也,.柏崎一男ほか:輸血後非A非B型肝炎の予防―供血者のスクリーニング法―. 肝胆膵 17: 951-957, 1988.
13) Stevens CE, Arch RD, Hollinger FB, et al: Hepatitis B virus antibody in blood donors and occurrence of non-A, non-B hepatitis in transfusion recipients. An analysis of transfusion transmitted virus study. Ann Intern Med 101: 733-738, 1984.
14) Koziol DE, Holland PV, Alling DW, et al: Antibody to hepatits B core antigen as a paradoxical marker for non-A, non-B hepatitis agents in donoated blood. Ann Intern Med 104: 448-495, 1986.
15) 吉澤浩司,針谷吉人,小島俊彦ほか:輸血後B型肝炎の現況と対策. 肝胆膵 14: 535-542, 1987.
16) 吉澤浩司:輸血と非A非B型肝炎およびその予防. 肝臓 32: 221-223, 1991.
17) Zanetti AR: Hepatitis C virus RNA in symptomless donors implicated in posttransfusion non-A, non-B hepatitis. Lancet 336: 448, 1990.
18) Mishiro S, Hoshi Y, Takeda K, et al: Non-A, non-B hepatitis specific antibodies directed at host-derived epitope: implication for an autoimmune process. Lancet 336: 1400-1403, 1990.
19) Arima T, Nagashima H, Murakami S, et al: Cloning of a cDNA associated with acute and chronic hepatitis C infection generated from patients serum RNA. Gastroentrol Jpn 24: 540-544, 1989.
20) 飯野四郎,小池和彦,安田清美ほか:受身赤血球凝集反応(passive hemagglutination: PHA法)による第二世代のHCV関連抗体測定法. Prog Med 11: 1911-1921, 1991.
21) Okamoto H, Okada S, Sugiyama Y, et al: Detection of

hepatitis C virus RNA by two-stage polymerase chain reaction with two pairs of primers deduced from 5′-noncoding region. *Jpn J Exp Med* **60**：215-222, 1990.
22) Watanabe J, Matumoto C, Nishioka K, et al：Anti-GOR to screen HCV-RNA-positive blood donors. *Lancet* **338**：391, 1991.
23) Yoshizawa H, Nojiri N, Takahashi K：Measurement of anti-GOR antibodies in prevention of post-transfusion hepatitis. *Lancet* **337**：47-48, 1991.
24) 吉澤浩司：輸血後肝炎の予防―新しい供血者血液のスクリーニングをめぐって―. 肝炎―増補C型肝炎―（鈴木宏編）, pp 206-213, common disease series 9, 南江堂, 東京, 1991.
25) The Japanese Red Cross Non-A, Non-B Hepatitis Research Group：The predictive value of screening test for persisitent HCV infection evidenced by viremia：the Japanese experience. *Vox Sang* 1993 (in press).

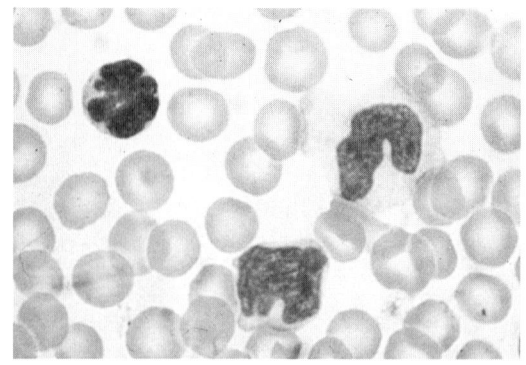

図2.13 成人T細胞白血病の腫瘍細胞

（2） 肝炎以外のウイルス感染症

a． ヒトTリンパ球向性ウイルスI型（HTLV-I）感染

a） HTLV-I

ヒトTリンパ球向性ウイルスI型（human T-lymphotropic virus type I, HTLV-I）は逆転写酵素（reverse transcriptase）をもつレトロウイルス（retrovirus）に属するRNAウイルスで，成人T細胞白血病（adult T cell leukemia, ATL），HTLV-I関連脊髄症（HTLV-I associated myelopathy, HAM），ブドウ膜炎やその他のHTLV-I関連疾患を引き起こす．1977年高月ら[1]によりATLの疾患概念が提唱され，1981年日沼ら[2]によりATL関連抗原（ATLA）が発見された．ATLAは1980年Galloらが報告したHTLV-Iと同一であることがわかり，現在ではHTLV-Iと呼ばれるようになっているが，吉田らによりATLAがATLの原因ウイルスであることが明らかにされた[3]．HTLV-Iは精液，血液や母乳などの体液を介して伝播され，ランダムにDNAに組み込まれる．もちろん胎盤を介しても感染する．

b） 成人T細胞白血病（adult T cell leukemia, ATL）

ATLは白血病細胞がT細胞の表面形質を有し，しばしば核がクローバー状の特異な形態異常を示す白血病である（図2.13）．わが国の九州や四国地方に多い特徴があり，カリブ海沿岸，アメリカ南東部，アフリカや，その他散発例もある．ATLの発症機序の詳細は不明であるが，pX領域遺伝子がつくりだすタンパクが細胞の癌化に重要な役割を果たしていると考えられている．HTLV-I感染者の約1％以下がATLを発症し，潜伏期間は20年以上と考えられる．本症患者の血清中にはHTLV-Iに対する抗体（抗HTLV-I抗体）が証明され，HTLV-IのプロウイルスDNAが白血病細胞のDNA中にモノクローナルに組み込まれている．

患者はやや男性に多く，発症の平均年齢は56歳である．臨床症状はリンパ節腫脹，肝脾腫，皮膚病変を示す．皮膚の変化は丘疹，結節，腫瘤の形で現れ，Sézary症候群との鑑別が問題となる．検査値では高LDH血症と高カルシウム血症を呈することが多く，この値は病勢をよく反映する．予後は不良で急速に経過し，ほとんどは1年以内に死亡するが，慢性の経過をとる症例も存在する．

c） HTLV-I関連脊髄症（HTLV-I associated myelopathy, HAM）

HAMはHTLV-I感染に伴う脊髄の変性疾患である．臨床的には歩行障害，排尿障害，感覚障害などの脊髄痙性麻痺の症状を呈する．血液および髄液で抗HTLV-I抗体が陽性で，髄液中にATL様の異型細胞の出現がみられる．

d） HTLV-Iと輸血

抗HTLV-I抗体陽性者はリンパ球DNA中に組み込まれたプロウイルスDNAをもっており，感染性を有する．HTLV-Iの主な感染様式は母児間の垂直感染，夫婦間の水平感染，および輸血による．母児間感染は母乳中の感染リンパ球が感染源であり，母親がキャリアの場合は母乳を中止す

ることが広く行われている．夫婦間の感染は精液中のリンパ球が感染源で，性交渉によると考えれる．輸血による感染は細胞成分を含む血液製剤の使用による．抗 HTLV-I 抗体陽性の血液の輸血 3～6 週後に 60％以上は抗体陽性となる．凍結血漿のみの輸血では陽転化は起こらない．抗 HTLV-I 抗体の献血時スクリーニングは 1986 年 11 月から行われており，現時点ではスクリーニング済みの血液製剤はほぼ安全であり，輸血による新たな感染は起こっていないと考えられる．

b．ヒト免疫不全ウイルス（HIV）感染

a） HIV

ヒト免疫不全ウイルス（human immunodeficiency virus, HIV）は逆転写酵素（reverse transcriptase）をもつレトロウイルスに属するウイルスで，後天性免疫不全症候群（acquired immunodeficiency syndrome, AIDS）を引き起こす．本症は 1981 年アメリカの男性同性愛者において発見されて以来，静注用薬物常習者，血友病患者，輸血による患者が明らかになり，その後世界中で患者数が増加し，大変注目を集めている疾患である．本症では T 細胞（T 4）の減少による細胞性免疫不全を認めることから AIDS と称される．

b） 後天性免疫不全症候群（acquired immunodeficiency syndrome, AIDS）

i） 病因　HIV は 1983 年 Montagnier ら[4]，1984 年 Gallo ら[5] により発見された RNA ウイルスで，細胞（主にリンパ球）と血清（血漿）を介して感染する．HIV が人体内に侵入すると，ヘルパー T リンパ球との親和性により，これに侵入し，日和見感染や悪性腫瘍を起こし，死に至る．

ii） 臨床症状　HIV の感染が成立すると，発熱，発疹，リンパ節腫脹，関節痛などの一過性の症状を呈する．その後症状は消失し，7～8 年の潜伏期の後に発症する．AIDS と診断された後の平均余命は約 1 年である．主な臨床症状は免疫不全による日和見感染，悪性リンパ腫，扁平上皮癌などの悪性腫瘍の合併，特に Kaposi 肉腫の高率な合併が特徴的である．その他，亜急性脳炎，空胞性ミエロパチー，末梢性ニューロパチー，無菌性髄膜炎などの神経症状，慢性の下痢および吸収障害などの消化器症状を呈する．

iii） 診断　抗 HIV 抗体の検出は通常，ゼ

表 2.16　HIV 感染者数（1992 年 12 月末現在）

	男性	女性	合計
異性間性的接触	152	283	435
男性同性愛	155	—	155
凝固因子製剤*	1672	13	1685
その他・不明	81	195	276
合計	2060	491	2551

* 1992 年 11 月末現在；患者 363 人を含む．

表 2.17　AIDS 患者数（1991 年 6 月末現在）

	男性	女性	合計
異性間性的接触	44(8)	9(2)	53(10)
男性同性愛	70(21)	—	70(21)
凝固因子製剤*	362(—)	1(—)	363(—)
その他・不明	52(21)	5(1)	57(22)
合計	528(50)	15(3)	543(53)

* 1992 年 11 月末現在．（　）内の数値は外国人（再掲）

ラチン凝集法（PA 法）や酵素抗体法（ELISA 法）でスクリーニングを行い，確認は Western blot 法や確認用 ELISA 法によって行われている．

iv） HIV 感染者数と AIDS 患者数　わが国の HIV 感染者数を表 2.16 に，AIDS 患者数を表 2.17 に示す．加熱処理，化学処理前の抗血友病製剤使用によって HIV に感染した血友病患者が現在は高い比率を占めているが，最近わが国でも異性間の性的接触による感染者が増加している．AIDS の主な汚染地域は北アメリカ，南アメリカ，アフリカ，ヨーロッパなどであったが，最近はタイやインドなどのアジア地域でも爆発的に感染者数が増加しており，わが国でもその影響はすでに現れている．

v） 感染予防　HIV は他のレトロウイルスと同様に，きわめて不安定であり，感染力も弱いので，感染防御が最も有効な AIDS 対策である．

感染はウイルス保有者の血液や体液を介するとされているが，これまでの疫学調査ではほぼ血液による汚染，または性的接触に限られる．ウイルスの感染様式は B 型肝炎ウイルスと類似しているが，感染力はこれより弱い．

c） HIV と輸血

献血された血液製剤の抗 HIV 抗体スクリーニングは 1986 年 11 月より全国的に実施されるようになり，輸血による感染はなくなることが期待される．ただし，感染後ウイルス陽性で抗体陰性の

時期（window period）が問題で，seroconversionするのに少なくとも4週間はかかる．したがって，感染を完全に阻止するためにはウイルスを直接検出する必要がある．

PCR法でウイルスを同定する方法も検討されているが，現状では全例で実施することははなはだ困難である．HIV感染のリスクファクターをもつ者からの供血を回避することも有効である．この目的でHIV感染の機会があった献血者は献血時の問診あるいは献血後に電話でその旨を連絡する自己申告制度が設けられている．

c．サイトメガロウイルス（CMV）感染

サイトメガロウイルス（cytomegalovirus, CMV）はヘルペスウイルス群に属するDNAウイルスで，感染細胞が肥大することから名づけられた．CMVの感染様式は複雑であるが，通常幼小児期に不顕性感染し，成人では本ウイルスに対する抗体（抗CMV抗体）は30〜90％が陽性である．CMVに感染しても正常人は通常まったく無症状であるが，時に発熱，倦怠感，筋肉痛，咽頭痛，リンパ節腫大，肝脾腫などの伝染性単核球症様症状を呈する．まれに皮疹，Bell麻痺，Guillain-Barré症候群を呈する．検査では異型リンパ球の増加が特徴的で，トランスアミナーゼ上昇などの肝機能障害を伴う．また，溶血性貧血や血小板減少もみられる．妊娠や白血病，AIDS，化学療法などによる免疫不全状態の患者ではCMV感染により全身の諸臓器の障害をきたすが，特に肺，肝，小腸および眼症状は重篤である．その他，膵炎，胆嚢炎，中枢および末梢神経炎，心筋炎も伴う．これらの症状は臓器移植やAIDSの患者に認められ，時に死にいたる．骨髄移植に伴うCMV感染は重篤な間質性肺炎を起こし，これがしばしば死因となる．

診断は線維芽細胞の培養でウイルスを直接検出することであるが，これには1〜4週間を要する．尿，唾液，気管支洗浄液や臓器のホモジネートを，モノクローナル抗体を用いた蛍光抗体法で染色すると1〜2日で診断可能である．

CMVは輸血，特に細胞成分を含む血液製剤により感染する．白血球除去フィルターの使用あるいは抗CMV抗体陰性の血液製剤や移植臓器の使用によりCMV感染の危険性を減少できる．

d．その他のウイルス感染

a）Epstein-Barrウイルス（EBV）感染

EBVはCMVと同様にヘルペスウイルス群に属するDNAウイルスで伝染性単核球症（infectious mononucleosis）の病因となり，アフリカのBurkittリンパ腫や中国の鼻咽頭癌の発症との関連が知られている．輸血用血液の90％以上は抗EBV抗体陽性であり，キャリアの10^7個のリンパ球のうち，少なくとも1個はウイルスゲノムをもっているが，輸血によるEBV感染は非常にまれで，臨床症状を呈するのはさらにまれである．しかし，抗体陰性の免疫不全患者では輸血による伝染性単核球症の発症がまれにみられる．輸血後のEBV感染により重篤な臨床症状を呈することはまれであり，キャリアの比率が非常に高いことから，現在は輸血用血液の抗EBV抗体のスクリーニングは重要視されていない．しかし，臓器移植後の免疫不全状態の患者でリンパ腫を合併した例で輸血によるEBV感染の関与が示唆された報告があり，将来はEBVの腫瘍原性（oncogenecity）が問題となってくる可能性はある．

b）パルボウイルスB19

B19ウイルスは骨髄の赤芽球に対して特異的な細胞毒性をもち，鎌状赤血球貧血，遺伝性球状赤血球症やその他の溶血性貧血患者の骨髄の低形成発作（aplastic crisis）による急激に進行する貧血，時には汎血球減少症をきたす．また，本ウイルスは小児の伝染性紅斑の原因であることも明らかになり，その他，関節炎，紫斑，胎児水腫や自然流産の原因ともなる．ウイルス血症の期間は一過性ではあるが，輸血，特に第VIII因子濃縮製剤により感染は成立する．

（藤井寿一）

文献

1) Uchiyama Y, Yodoi J, Sagawa K, et al：Adult T-cell leukemia：clinical and hematologic features of 16 cases. *Blood* 50：481-492, 1977.
2) Hinuma Y, Nagata K, Hanaoka M, et al：Adult T cell leukemia： antigens in an ATL cell line and detection of antibody to the antigen in human sera. *Proc Natl Acad Sci USA* 78：6476-6480, 1981.
3) Yoshida M, Seiki M, Yamaguchi K, et al：Monoclonal integration of human T-cell leukemia suggests causative role of human T-cell leukemia virus in the disease. *Proc Natl Acad Sci USA* 81：2534-2537, 1984.
4) Barre-Sinoussi F, et al：Isolation of a T-lymphotro-

phic retrovirus from a patient at risk of acquired immune deficiency syndrome (AIDS). *Science* **220**：868-871, 1983.
5) Popovic M, Sarngadharan MG, Read I, Gallo RC：Detection, isolation and continuous production of cytopathic retrovirus HTLV-III from patients with AIDS and pre-AIDS. *Science* **224**：497-500, 1984.

(3) その他の病原体による感染

わが国においては，採血前の問診事項・方法の充実，採血時の消毒法の改善ならびに閉鎖式採血法（バッグ）の普及により，輸血によるウイルス以外の病原体の感染はほとんど認められなくなった。しかし，この20年間にふたたび問題視されるようになってきた。その1つは血液事業の新たな展開によるものであり，もう1つは近年国際的な交流がさかんになり，従来わが国ではあまり問題とされていなかった感染症が，新たに国内に持ち込まれる可能性がでてきたことである。

a) 輸血梅毒

血液中に存在する梅毒トレポネーマ（*Treponema pallidum*, TP）による感染症である。

枕元輸血による生血の使用に替わって，血液を保存して使用することが主となってきてからは，輸血梅毒の報告はほとんどみられなくなった。その理由は，血液を4℃に保存するとTPは経時的に感染性を失っていき，通常72～96時間後には感染性がなくなるからである。このことが現在保存血とは採血後72時間以降のものとされている唯一の根拠でもある。その他，輸血を受ける患者では抗生物質の併用が行われていることも輸血梅毒がみられなくなったことと無関係ではないであろう。

なお，TPは血小板（22℃保存，72時間有効）や新鮮凍結血漿（−20℃以下保存，1年間有効）中では感染性を失わないという。したがって，わが国では近年新鮮血，特に血小板（22℃保存）の使用量が増加してきていることとともに，顕性梅毒の増加傾向が報告されていることなどからして，梅毒血清反応（serological tests for syphilis, STS）陰性期にある血液の輸血によるTP感染の危険性は増大しているものと考えられ，警戒を怠れない。近年欧米ではまれながら採血後1日以内の血液の輸血による感染例の報告がある。

現在わが国の血液製剤は生物学的製剤基準により梅毒検査を1法以上でやることを義務づけられている。しかし感度の高いSTSでスクリーニングを行っても特に初感染の初期では感染性があるにもかかわらず，STSは感染後4週間，通常6～8週間を経ないと陽性にならない。他方，STS陽性であることは必ずしも感染源であることを意味するものではない。

さらに，STS陽性者は必ずしも梅毒ではなく，生物学的偽陽性（biological false positive, BFP）であることの方が多いことから，梅毒トレポネーマ血球凝集反応（*Treponema pallidum* hemagglutination assay, TPHA）などによる確認試験を行う必要がある。このようなことからSTSによるスクリーニングの意義を疑問視する見解もある。

輸血梅毒は輸血後4～18週（平均9週）に第2期梅毒の症状である全身性皮疹，発熱，関節痛，嗄声，リンパ節腫大などを伴って発症する。治療としては一般の駆梅療法を行う。

予防法としては，まずは新鮮血あるいはそれに由来する血液成分の使用を控えることである。また，献血者の問診時には少なくとも過去3ヵ月（12週）以内に性行為感染症に感染する機会があったか否かを聞くことである。これは，近年輸血によるヒト免疫不全ウイルス（HIV）感染予防のために，いわゆるhigh riskの感染機会のある行為や集団を問診することになっていることの中に含まれる。

b) 輸血マラリア

赤血球中に存在するマラリア原虫（*Plasmodium*）による感染症である。マラリアは熱帯地方を中心に主要な感染症の1つであるが，ヒトに感染するマラリア原虫は3日熱マラリア（*P. vivax*），4日熱マラリア（*P. malariae*），熱帯熱マラリア（*P. falciparum*），卵型マラリア（*P. ovale*）の4種類であるが，前3者が主である。

輸血マラリアの原因となるのは，流行地の原住民や予防内服をしている人が繰り返し感染を受けて慢性の無症候性原虫血症状態（asymptomatic carrier, ASC）になった人の血液が主であり，初感染後の潜伏期にある原虫血症（parasitemia）ではまれであるというが，それは発症までの期間が

マラリア流行地においては輸血マラリアはまれではない．しかし，わが国においては近年輸血マラリアの報告はほとんどみられなくなっていたが，数年前に2例の報告をみた．これは，最近はマラリア流行地との航空機による人的交流がますますさかんになってきており，輸入マラリアが決して珍しくなくなってきていることと関係があるといえよう．欧米では，年に数例の輸血マラリアの報告がある．

マラリア原虫は赤血球以外に，血小板，白血球あるいは新鮮血漿の輸血でも感染するが，いずれも赤血球の混入によることを否定できない．赤血球内の原虫は4～6℃に7日以上保存すると活性が低下するが，10日以上でも感染性はあるという．また，冷凍赤血球により感染するが，新鮮凍結血漿では感染しない．

輸血マラリアの潜伏期間は，輸血原虫量，原虫の種類，患者の免疫状態，抗マラリア剤の服用の有無などにより異なるが，一般に8日ないし3カ月間である．症状としては，初期に中等度の発熱が連日続き，2週間くらいで典型的な周期的発熱などの所見を示すようになる．悪寒戦慄とともに，40～41℃の高熱が2～6時間持続し，発汗しつつ2～4時間で解熱するが，その後は入眠し，覚醒後は倦怠感はあるものの気分は良好である．消化器症状とともに黄疸はないものの肝機能異常をみることから，肝炎との鑑別を要し，また脾臓や中等度の貧血をみるがリンパ節腫大はない．しかし P. falciparum では脾腫はみられないが黄疸を認め，貧血は高度になることがある．いずれにしても輸血後の発熱についてはマラリアの感染を念頭において早期に鑑別し，治療する必要がある．

治療には抗マラリア剤を使用するが，クロロキン耐性マラリア原虫の感染もあることに注意する必要がある．

予防法としては，わが国ではアメリカと同様に問診によりマラリア感染の有無およびマラリア流行地への旅行や在住の有無（一時通過を含む）あるいは原住民であるかを聞き，次のように献血者の選択を行う．

1) マラリア感染者は無症状になって，治療中止後3年間は不可．
2) 抗マラリア剤を予防的に服用した者は，服薬中止後3年間は不可．
3) 予防的服用をせず，無症状（発熱なし）の者は6カ月間は不可．
4) 原住民である入国者で流行地で無症状であった者は，流行地出発後から3年間は不可．

しかしながら，このような問診を中心とした対策のみでは不十分である．ASCについては P. falciparum では3～5年，P. vivax では3年で感染性が失われるというものの，P. malariae では何十年間も感染性を持続することがあるなどの問題があり，さらに熱帯アフリカ住民の大部分はASCとなっているとの報告もある．今後これらの諸点を考慮した対策が必要とされるであろう．

血液濃塗標本によるマラリア原虫の検出感度は低く，スクリーニング法としてはあまり意味がないという．最近マラリア原虫に対する抗体の間接蛍光抗体法あるいは酵素抗体法による検討が行われるようになり，抗体陰性であれば感染性はないというが，抗体陽性の場合には感染性の有無を鑑別できないこと，さらに，大量検体の処理法には不向きであるなどの問題がある．

c) 敗血症—細菌汚染血

輸血用血液中に細菌が混入して，保存中に増殖したことにより生ずる感染症である．

細菌が混入する可能性のある経路としては，抗凝固剤を含む採血用具の汚染，採血針で穿刺するときの針そのものあるいは皮膚表面の常在菌の混入および供血者が一過性あるいは慢性の菌血症状態にある場合などが考えられる．しかしながら，近年採血用具として閉鎖回路であるバッグが導入されたこと，採血技術が向上したこと，優れた保冷庫の開発などにより，細菌汚染輸血例はまれなものとなってきていた．ところがこの20年間にふたたび問題視されるようになってきた．それは血小板濃厚液（platelet concentrate, PC）の保存条件と赤血球濃厚液（red cell concentrate, RCC）の保存期間に関係することである．

i) 血小板 1970年ころから血小板濃厚液が22℃の室温で保存され，大量に使用されるようになった．一時アメリカでは保存期間が7日間とされていたが，1986年になって6日以上保存のPCによる敗血症症例の報告が少数例ながら相次

ぎ，5日間に短縮された．しかし，保存期間が2〜5日間であっても敗血症症例の報告がないわけではない．わが国においてはPCの保存期間は72時間とされており，幸い今のところ明らかな敗血症症例の報告はないようであるが，その危険性は常にあるといえる．

起因菌としては，*Klebsiella*, *Serratia*, *Staphylococcus*，その他種々の菌が検出されている．これらの菌はグラム陰性・陽性にかかわらず22℃でもよく増殖する．混入した菌種や菌量にもよるものの，24〜48時間後より増殖が認められるようになり，3〜5日で急増して10^7〜10^8個/mlに達する．

ii）赤血球 従来より知られている保存血の汚染菌は好冷菌といわれるグラム陰性の*Pseudomonas*属や*Achromobacter*属で，エンドトキシンを産生し，4〜8℃ではゆっくりと，25〜30℃では急速に増殖するが，37℃ではほとんど増殖しない．採血後4℃に保存すると3〜4日後から増殖しはじめ，1〜2週間で10^8〜10^{10}個/mlに達する．

ところが，1980年代に入って欧米では赤血球の保存期間が42日間に延長されるようになった．すなわち，全血から血漿とバッフィーコート(buffy-coat, BC)を除去し，Ht 90〜95％の赤血球に保存剤としてSAGM（わが国では類似処方であるMAP）を添加して調製し，保存する．3週間以上，特に4週間以上保存したRCCの使用による*Yersinia enterocolitica*敗血症症例の報告が少数例ながら相次いでいる．*Y. enterocolitica*は4℃でもよく増殖するが，3週間くらい経過してから，菌数とエンドトキシンの急増を認めるようになる．わが国においても近くMAP加RCCの使用が開始されるが，注意しておくべきことである．

細菌汚染血輸血時の患者の症状や転帰は輸注される菌数，特にエンドトキシン量や抗生物質の投与の有無などによる．通常輸血開始後不穏感，寒気を訴え，30〜60分して強い悪寒戦慄を伴って40℃に達する高熱をみ，発熱後にショック状態に陥る．過呼吸，頻脈，咳嗽，筋肉痛，嘔気，嘔吐，下痢など多様な症状を示す．初期には，血圧の低下にもかかわらず紅潮，乾燥，温感があるが(hyperdynamic)，早晩hypodynamicへと移行する．死亡率が高いことから迅速に診断して処置することが肝心である．

鑑別診断として最も重要なのはABO不適合輸血による溶血性副作用である．確定診断には輸血用血液そのものと患者血の培養を4℃, 25〜30℃, 37℃で行う（血小板では4℃は不要）．しかし，培養が陽性とでても，それが起因菌と即断してはならない．培養された菌種や菌量あるいは血液と患者血の菌の同定などを考慮する必要がある．治療としては，広域の抗生物質を使うが，培養と感受性試験に基づいて適切な抗生物質を使うことが肝要である．

予防法としては採血法，貯蔵法，保存期間を規則通りに厳重に行うことであることはいうまでもない．抜歯などの処置に伴う一過性の菌血症については問診時点で対処しうるが，*Y. enterocolitica*による感染に伴う菌血症については供血時や前からのみでなく後に消化器症状を伴って発症した例もあり，本症に特有の臨床症状はみあたらないことから，有効な対応策のないのが現状である．採血後に*Y. enterocolitica* 100個/mlを実験的に混入して，5時間後に白血球を除去したところ，菌の増殖を認めなかったという．白血球除去フィルターにより白血球を除去したRCCを保存して使用することにより，細菌汚染血輸血による敗血症を予防できる可能性がある．

d）その他の寄生病原体による感染

前述した以外にも，輸血により次のような病原体による感染ないしその可能性が報告されている．

Chagas病(trypanosomiasis cruzi)は*Tripanosoma cruzi*による感染症で，中南米諸国にみられ，地域住民における感染率(抗体陽性率)は都市部で1〜3％であるが，郊外ないし田舎では15〜30％もの高率に認められている．輸血は主要な感染経路の1つとされているが，それは経済的事情による人口の都市部への集中あるいはアメリカなどへの移住がさかんとなり，売血が生計の一助となっていることから，輸血による感染の拡大が懸念されることにある．最近ロサンゼルスの献血者の1.8〜2.4％が抗体陽性であったということは，その一端を示しているといえる．わが国においても中南米からの移住者が増加していること

から，注意を要することであろう．

輸血後4週間以降に伝染性単核球症様症状（発熱，リンパ節腫大，肝脾腫など）を認める．血清学的に特異抗体の検出により診断する．予防法としては供血者の抗体スクリーニングを行う．なお，血液中の病原体は4℃保存，凍結血漿中でも不活化されない．しかし血液中にクリスタルバイオレット（crystal violet）を添加することにより不活化されるという．

African trypanosomiasis（眠り病）の輸血による感染例が報告されているが，きわめてまれである．

トキソプラズマ症（toxoplasmosis），バベジオーシス（babesiosis），カラアザール（kala-azar），フィラリア症（filariasis），ライム病（Lyme's disease）なども輸血により感染する，あるいはその可能性があるとされている．しかし，大部分の成人はすでに感染していること，たとえ感染したとしてもほとんど臨床的に問題とならないこと，摘脾患者や免疫抑制状態にある患者にみられる重篤な感染は再燃（reactivation）によるものであること，大量検体のスクリーニングに適した検査法がないこと，あるいは感染の可能性は考えられるものの実際例の報告がほとんどないことなど，種々の理由により，現時点においては予防対策は講じられていない． 〈清水　勝〉

参考文献

1) Smith DM, Dodd RY (eds)：Transfusion-transmitted Infections, ASCP Press, Chicago, 1991.
2) International Forum：Does it make sense for blood transfusion services to continue the time-honored-syphilis screening with cardiolipin antigen? *Vox Sang* **41**：183-192, 1981.
3) Intrenational Forum：Which are the appropriate modifications of existing regulations designed to prevent the transmission of malaria by blood transfusion, in view of the increasing frequency of travel to endemic areas? *Vox Sang* **52**：138-148, 1987.
4) Goldman M, Blajchman MA：Blood product-associated bacterial sepsis. *Transfusion Med Rev* **5**：73-83, 1991.
5) 清水　勝：輸血の副作用とその対策—感染．新外科学大系6，輸血と輸液，pp 236-262, 中山書店，東京, 1988.

B．非感染性

（1）保存条件（storage condition）

血液製剤はそれぞれの有効性を維持するために最適な保存条件が検討された結果，現在一般的に採用されている保存方法が認知されてはいるが，さらに優れた保存条件を設定すべく研究が続行されている．

体外に取り出された血液成分は，非生理的条件下に保存されると，保存条件を整えたとしても機能的，質的変化および劣化が起こる．これらの保存中の変化を認識したうえで，適切な輸血を行わなければ予期せぬ輸血副作用・合併症を惹起する．

a） 赤血球輸血（red cell transfusion）

血球成分の大部分を占める赤血球は，骨髄で有核赤血球から成熟し，1日に約2000億個が末梢血に放出されて120日間肺と末梢細胞のガス交換に携わった後，脾臓を主とする網内系細胞で破壊される[1]．輸血用の血液は上記の循環中の血液を採血し，一時的に保存されるわけであるが，採血時に抗凝固保存液としてCPD（citrate-phosphate-dextrose）が添加されるため，そのCa^{2+}のキレート作用により液状のまま保存できる．またプラスチックバッグの保存血が4〜6℃に保存されると，21日間の有効期限が保証される．しかしこの有効期限内にも非生理的条件下に置かれた血液には下記のような変化が起こり，そのことが輸血量や輸血された患者の病態によっては輸血副作用・合併症を引き起こすことになる．

i） 赤血球内 2,3-DPG の減少（depletion of 2,3-diphosphoglycerate in red cells）　赤血球の解糖系代謝経路である Embden-Meyerhoff 経路にある Rapoport-Luebering cycle で産生される 2,3-DPG[2]は，赤血球内に Hb とおよそ等モル量が存在し，酸素分圧の低い末梢組織の環境では，酸素に代わって Hb と結合することにより，酸素の Hb からの遊離を容易にして組織呼吸を助けている[3]．CPD 保存血は低温に保存されていても，この 2,3-DPG は急速に減少していき，保存前に比べ 2 週間後には半分に，3 週間後には 20％に低下する．この現象は，保存が長期になると赤血球内 2,3-DPG の減少により，Hb からの酸素の遊離も困難になり，その結果，Hb の酸素解離曲線が左方

移動するため末梢組織における酸素供給には不利になることが予想される.しかし,保存中にいったん減少した2,3-DPGも,輸血されると24時間以内には正常値にまで回復し[4,5],臨床的見地からも保存血輸血が酸素供給機能の上で必ずしも支障があるとはいえない.したがって慎重を期すならば,少なくとも冠動脈疾患や極度の貧血患者に大量輸血をする際には考慮すべき事柄であろう.

 ii） **赤血球内ATPの減少**[6]（depletion of adenosine triphosphate in red cells） 2,3-DPGと同様に,赤血球内解糖系代謝経路で産生されるATPは,赤血球の形態や変形能を維持するうえで重要な役割を担っている.保存中にこのATPも徐々に減少していき,保存2～3週間後には新鮮血の約50%に低下する.ATP濃度の低下は赤血球における変形能の喪失をきたし,形態もbiconcave discから球状形へと変化していく結果,毛細血管内での通過が困難となる[7].したがって保存期期間が長引けば輸血後の赤血球生存能にも影響することから,2,3-DPG減少血液と同様,有効期限の迫った保存血の大量輸血は,患者の病状によっては好ましくない.

保存中のATPの減少を防止する方法としてCPD液にadenineを加えたCPD-adenine（最終濃度0.25 mM）液あるいは赤血球添加保存剤であるSAGM（わが国ではMAP）液が考案され,これに血液を保存するとATPの減少が大幅に抑えられることがわかり,実用に供され始めている.

ATPも輸血後しばらくすると正常値の近くまで増加していくが,より迅速に回復させる方法として"若返り"処理がある.これは保存血にadenosineあるいはadenineとinosineを添加し,37℃に加温することにより,保存中にいったん減少していたATPをほぼ正常に回復させる手段である[8].このような処理をした血液は,輸血後ただちに本来の機能を発揮するものと期待される.

 iii） **高カリウム血症**（hyperpotassemia） 赤血球膜のNa-Kポンプの働きにより,正常赤血球内には$100 mEq/l$と血漿中の$4～5 mEq/l$に比べ格段に高い濃度に保たれている.しかし保存とともに赤血球内のカリウムは次第に漏出し,21日保存後には血漿カリウム量は$20～30 mEq/l$に達する[9].血漿K^+濃度が$7.5～8.0 mEq/l$になると心電図上に明らかな変化を認め,$10 mEq/l$に達すると心室細動が起こり,心停止により死亡する.したがって,新生児の交換輸血や高カリウム血症の予想される患者,例えば圧挫または挫滅症候群（crush syndrome）や重篤な腎機能障害のある患者には血漿K^+濃度の低い新鮮保存血の赤血球濃厚液を使用する.

 iv） **酸塩基平衡異常**（abnormality of acid-base balance） 生体内では血液のpHはほぼ7.4に調節されているが,CPD液に保存されるとそれに含まれているクエン酸によりpHは7.0に低下する.その後,血漿中の乳酸の増加や赤血球の電解質代謝障害などにより,血漿のpHはさらに低下する[10].大量輸血の必要な患者はすでにアシドーシス（acidosis）に傾く危険性を有しており,大量輸血によってさらに病状の悪化を招くことが懸念される.このような場合には2000 mlの輸血ごとに重炭酸水素ナトリウム（7 w/v%,20 ml）を3筒（50 mEq）投与することも行われている.ただし,クエン酸塩が代謝された結果として生成した重炭酸塩,あるいはアシドーシス補正のために過剰投与された重炭酸塩により,輸血後に発生するアルカローシス（alkalosis）にも注意を払わねばならない.

 v） **高アンモニア血症**（increased blood ammonia） 新鮮血中のアンモニアは$100 \mu g/dl$に過ぎないが,保存3週間後には$1000 \mu g/dl$に増加する.アンモニアの代謝障害をもつ重症肝障害患者には新鮮血や新鮮赤血球濃厚液を使用する.

 b） **血小板輸血**（platelet transfusion）

骨髄の巨核球から末梢血に分離放出される血小板数は1日あたり約4000億個にのぼり,それらの3%は血管内皮細胞間隙の充填に消耗され,残りは10日間の寿命をもって循環する.血小板は赤血球と同様に無核の細胞ではあるが,活発な代謝経路を有し,エネルギー産生やタンパク-脂質合成およびグリコーゲン代謝などを営んでいる[1].血小板が血管内皮細胞の破綻箇所に接触すると内皮下組織に粘着し,円盤型から多数の擬足状の突起を出した不規則な形態となる.さらに活性化に伴い膜表面糖タンパク,GP（glycoprotein）IIb/IIIa,

GPIbなどの発現により粘着・凝集が促進され，同時に細胞内顆粒に内胞される数種類の因子を放出し，自らの凝集および凝固因子を賦活する[11,12]．このように止血機構の中枢にある血小板の減少によって起こる出血傾向を予防し回復させるために，血小板輸血は血液疾患の治療にとって重要な地位を占めている．

i) 濃縮血小板血漿（platelet concentrate, PC）　日赤血液センターから供給される濃縮血小板血漿（PC）は200 mlあるいは400 ml採血の全血から，採血後6時間以内に室温のまま分離製造された製剤と成分採血由来の製剤とがある．このPCは20～24℃で適当な振盪条件にあれば72時間有効である[13]．

①**血小板の活性化**（platelet activation）：　全血由来のPCの製造工程において遠心操作や再浮遊操作の段階で血小板の活性化が起こり，小凝集塊の生成することもある．そのような製剤は血液センターから出庫される前段階でチェックされ排除されてはいるが[14]，輸血する時点でそれに気づいた際には，止血効果が失われたものとみなしてそのPCバッグを除外する．

②**血小板機能の劣化**（deterioration of platelet viability）：　PCの有効期限は20～24℃に調節され適正な攪拌条件のもとでは72時間までの使用が認められているのであって，この保存条件から大きく外れると，それらの輸血によっても十分な止血効果を得られないことがある．

適正な条件下に保存された72時間後のPCは，輸血1時間後の血小板回収率は50％前後で，半減期は約3～4日である．しかし，高温下や無攪拌あるいは血小板濃度が高い状態（$1.2 \times 10^6/\mu l$ 以上）に保存されると，PCの酸素濃度は低下し，乳酸が増加してpHも6.0以下となる．このような状態では血小板形態は正常構造を失い，輸血後の血小板回収率も10％以下となって止血効果はまったく期待できない[13]だけでなく，血小板抗体の産生刺激となる．

ii) 血小板の4℃保存（platelets stored at 4℃）　4℃保存血小板の輸血後の回収率と寿命は，室温保存の血小板に比べて劣ってはいるが，その止血効果の発現は速効性であり，出血の状況次第では室温保存のものより有効との報告もある[15]．しかし現在は室温保存を採用している施設がほとんどである．

c) 微小凝集塊（microaggregates）

ACDあるいはCPD液に全血を4℃で保存しておくと，血球成分の破壊・変性によりそれらが凝集塊を形成してくる．この凝集塊は保存後24時間以内に形成され始め，次第に増加していき1週間目には急増する．このころの凝集塊は血小板を主体に構成されているが，やがてそれに顆粒球などの成分も付加され，大きなものでは$200 \mu m$にもなるが，大部分は$10 \sim 40 \mu m$のもので占められている[16]．

このような微小凝集塊を含む保存血の大量輸血により，それらが肺あるいは腎の毛細血管に詰まって多発性の微小塞栓症（microembolism）を発生し，肺の換気不全による低酸素血症（hypoxia）や腎不全（renal failure）などの合併症を起こしてくるとされていたが，最近その因果関係については否定的である．

予防には，通常の輸血用セットに付属しているフィルター孔$170 \mu m$前後のフィルターではこれらの凝集塊は素通りしてしまうので，$20 \sim 25 \mu m$の細かいメッシュのものを使用する．

d) 新鮮凍結血漿（fresh frozen plasma, FFP）

採血された血液から分離した血漿を6時間以内に$-20℃$以下に凍結保存した製剤であり，不安定な凝固第V，第VIII因子も安定な状態で保存されており1年間有効である．

しかし，一度融解したFFPはこれらの凝固因子活性が急速に低下するため，3時間以内に使用する[17]．

e) 保存温度（storage temperature）

血液の保存にあたっては1～6℃に調節し，監視することを要求されているが，血液の運搬などで一時的に10℃まで上昇することについては容認されている．しかし，15℃以上になると血漿は加速度的に前述のような劣化を示すので[18]，輸血前に長時間室温に放置しておくことは厳に慎むべきである．

文　献
1) Wintrobe MM, Richard L, Boggs DR, Bithell TC,

Foerster J, Athens JW, Lukens JN : Clinical Hematology, Lea & Febiger, Philadelphia, 1981.
2) Beutler E : Red Cell Metabolism, Grune & Stratton, New York, 1975.
3) Hechtman HB : Importance of oxygen transport in clinical medicine. *Crit Care Med* **7** : 419-423, 1979.
4) Beutler E, Wood L : The *in vivo* regulation of red cell 2,3-diphosphoglyceric acid (DPG) after transfusion of stored blood. *J Lab Clin Med* **74** : 300-304, 1969.
5) Valeri CR, Hirsch NM : Restration *in vivo* of erythrocyte adenosine triphosphate, 2,3-diphosphoglycerate, potassium ion, and sodium ion concentrations following the transfusion of acid-citrate-dextrose stored human red blood cells. *J Lab Clin Med* **73** : 722-733, 1969.
6) Mollison PL, Engelfriet CP, Contreras M : Blood Transfusion in Clinical Medicine, Blackwell Scientific, London, 1985.
7) Haradin AR, Weed RI, Reed CF : Changes in physical properties of stored erythrocytes : relationships to survival *in vivo*. *Transfusion* **9** : 229-237, 1969.
8) Nakao K, Wada T, Kamiyama T, Nakao M, Nagano K : A direct relationship between adenine triphosphate level and *in vivo* viability of erythrocytes. *Nature* (London) **194** : 877-878, 1961.
9) Michael JM, Dorner I, Bruns D, et al : Potassium load in CPD-preserved whole blood and two types of packed red blood cells. *Transfusion* **15** : 144-149, 1975.
10) 高折益彦：大量輸血と心機能．外科MOOK　輸血による副作用・合併症（草間　悟ほか編），pp 129-139，金原出版，東京，1980．
11) Phillops DR, Charo IF, Parise LV, Fitzgerald LA : The platelet membrane glycoprotein II b-III a complex. *Blood* **71** : 831-843, 1988.
12) Kroll MH, Schafer AI : Biochemical mechanisms of platelet activation. *Blood* **74** : 1181-1195, 1989.
13) Murphy S : Platelet storage for transfusion. *Semin Hematol* **22** : 165-177, 1985.
14) 日本赤十字社事業部：血液センター業務標準，技術部門，pp 83-123, 1985．
15) Handin RI, Valeri CR : Hemostatic effectiveness of platelets stored at 22°C. *N Engl J Med* **285** : 538-543, 1971.
16) Solis RT, Goldfinger D, Gibbs MB, et al : Physical characteristics of microaggregates in stored blood. *Transfusion* **14** : 538-550, 1974.
17) 安田純一：血液製剤，近代出版，東京，1986．
18) 寺part秀夫，清水　勝（監訳）：実践臨床輸血学，メディカル・サイエンス・インターナショナル，東京，1986．

(2) 輸血手技

a) 空気塞栓 (air embolism)[1]

プラスチックバッグが普及してからは，空気塞栓の危険性はほとんどなくなった．もしそれが発生する機会があるとすれば，輸血用チューブ内の空気を完全に追い出していなかった場合や，バッグの切り替え時にチューブに紛れ込むことが考えられる．1ml程度のわずかな量だとあまり問題はないが，重症患者では10ml以下の量でも危険であるという．空気塞栓の症状はチアノーゼ，呼吸困難をきたしショック状態となって死にいたることもある．

空気を誤って注入した場合の緊急処置として，患者の頭を下げ，足を高くして左側臥位にする．こうすることにより空気は右房に集まり，次第に吸収されていく．

b) 冷血輸血 (transfusion of ice-cold blood)

4℃に保存されていた血液を大量に冷たいままただちに輸血すると，心停止発作を起こし，その死亡率も高く，非常に危険である．心停止発作にまでいたらなくても，心室性不整脈を起こしやすい．これは冷却刺激による末梢血管の急激な収縮と，それに続く弛緩によることが主因と考えられる[2]．

予防法としては，輸血直前に37℃の温浴中に輸血チューブを通して温める方法や，短波加温器により加温した血液を輸血する．

c) 異物の流入 (lost into veins foreign substance)

まれにカテーテルが針から外れて，静脈から肺動脈あるいは右心房に達することがあり，血栓または塞栓の原因になることもある．また注射針を刺入するとき皮膚の小片が削られ，静脈内に流入することがある．しかしこれによる実害は報告されていない．

d) 血栓静脈炎 (thrombophlebitis)

針やプラスチックカテーテルにより，長期にわたって輸血や輸液を続けていると，針の先端部位から始まり，その静脈に沿って広がる疼痛性の静脈炎が生じ，次第に血栓も合併してくる．静脈炎は穿刺部位によって発生率が異なり，上肢に比べ伏在静脈に多く発生し，鎖骨下静脈には最も少ない．また輸血と同じチューブを使ってブドウ糖を輸注すると，残存血球の溶血により静脈炎の起こる率が高くなる[3]．

予防としては，長期間にわたる輸血や輸液は鎖骨下静脈内に行うこと，頻回に輸血施行静脈を観察し静脈炎の兆候があれば適切な処置をとるこ

と，カテーテルを留置する場合はプラスミンあるいはウロキナーゼを通じておくこと，などである．

文献
1) Mollison PL, Engelfriet CP, Contreras M : Blood Transfusion in Clinical Medicine, Blackwell Scientific, London, 1985.
2) Boyan CP : Cold or warmed blood for massive transfusion. *Ann Surg* **160** : 282-286, 1964.
3) Vere DW, Sykes CH, Armitage P : Venous thrombosis during dextrose infusion. *Lancet* **2** : 627-630, 1960.

(3) 大量輸血 (massive transfusion)

a) クエン酸中毒 (citrate toxicity)

大量輸血の場合は抗凝固剤として添加されているクエン酸もともに輸血される．正常の肝機能のもとでは輸注されたクエン酸は速やかに代謝されるので，短時間内に大量輸血が行われても約10分後には正常の状態に回復する．しかし，新生児の交換輸血や人工心肺のプライミングあるいは肝機能障害および循環器障害のある患者では，クエン酸の代謝が遅れ中毒量に達する可能性もある[1]．臨床的には心機能の抑制，血圧下降，末梢循環不全，心電図上でのQT intervalの延長などが現れる．

予防および治療としては，高クエン酸血症が低血圧や不整脈の原因と推察される根拠があれば，全血輸血1lにつき10％グルコン酸カルシウム10mlの静脈投与を行うが，その際に薬剤を血液バッグに直接加えたり，輸血用チューブを介して注入することは厳禁である．

ここで注意しなければならないのは，不用意にCa^{2+}の補給をすると，輸血後にかえって高カルシウム血症を起こす危険性のあることである[2]．

クエン酸中毒を予防する基本的な配慮は，全血の代わりに赤血球濃厚液を使用することにより軽減させることができることであろう．

b) 出血傾向 (hemorrhagic tendency)

保存血の大量輸血後には出血傾向の出現することがある．この発症要因については多くの因子が複雑にからんだ結果であろうと推測されている．それらの要因の一部に血小板機能や凝固因子活性，さらに線維素溶解現象などが関与していると考えられる．保存血中の血小板は破壊あるいは活性の消失があり，また凝固因子の一部は活性低下をきたしているため，このような保存血が短時間内に，循環血液量を上回るほど大量に輸血されると，出血傾向を呈してくる．大量輸血の際には新鮮凍結血漿や血小板濃厚液を適宜補う必要がある．

c) 過剰輸血による循環不全 (circulatory insufficiency by over-transfusion)

高度の慢性貧血を有する患者（Hb 4～5g/dl）は血漿成分の増加により，むしろ循環血液量が標準量を上回っている場合があり，一律な輸血計画に沿って輸血を実施すると予期せぬ循環障害を引き起こす．このような患者への輸血は，1回に赤血球濃厚液1～2単位にとどめ，しかも隔日に実施するなどの配慮が必要である．場合によっては，速効性の利尿剤を投与して，循環器系への負荷の軽減をはかることも考慮すべきである．

小児，老人および心疾患患者への輸血の際も輸血速度や輸血量に配慮し，輸血後2～3時間は十分な監視を行い，心不全の発生を予防しなければならない[3]．

循環不全の症状である呼吸困難，咳嗽，チアノーゼが発現した場合には，ただちに輸血を中止し座位にするなどして対応し，必要とあれば早急に気道確保，酸素吸入，強心剤投与などの処置をするとともに，たとえ貧血あっても瀉血 (phlebotomy) をしなければならないこともある．

文献
1) Ludbrook J, Wynn N : Citrate intoxication. A clinical and experimental study. *Br Med J* **2** : 523-528, 1958.
2) Wolf PL, Hafleigh B : Extreme hypercalcemia following blood transfusion combined with intravenous calcium. *Vox Sang* **19** : 544-545, 1970.
3) 清水 勝：輸血の特殊性と副作用（3）．看護学雑誌 **43** : 305-308, 1979.

(4) そ の 他

a) 発熱反応 (febrile reaction)

輸血時に認められる発熱反応の多くは，輸血された白血球に対する白血球抗体の反応に起因するが，それ以外に，いわゆる発熱物質 (pyrogen) に由来するものがある．それは細菌性多糖類や細菌に関係のない多糖類が主たる原因となっている

が，最近では使い捨ての輸血用具を使用していることから減少してきた．発熱反応は，輸血開始から30～60分後に起こってくる発熱に伴い，悪寒，頭痛，顔面紅潮，頻脈，胸部不快感などの症状が併発するものの，それは一過性であり，8～10時間で徐々に回復する．

治療はこれらの症状が溶血性輸血反応の初期症状と区別するのは難しいので，ただちに輸血を中止して溶血反応の有無を検討する．残りの同じ血液は再輸血をしないほうがよい．

たまに発熱反応を起こす患者には，輸血直前に解熱剤を投与すると有効な場合がある．常に発熱反応を起こす患者には白血球や血小板除去赤血球の輸血を試みる．

b) ヘモジデローシス (hemosiderosis)

造血障害の患者，例えば再生不良性貧血では長期にわたって頻回の輸血が行われる．生理的に体外に排泄される鉄はわずか1日1 mgに過ぎない．全血200 ml中には100 mgの鉄が含有されており，輸血のたびに大量の鉄が体内に蓄積され，体内各臓器に沈着してヘモジデローシスを起こす．

治療には鉄のキレート剤であるデスフェラールを投与して尿中に排泄することも試みる．

c) フタル酸エステル

血液保存用プラスチック製バッグは塩化ビニル (PVC) に安定剤と可塑剤を添加して製造されているが，その可塑剤である di-2-ethylhexyl-phthalate (DEHP) の溶出が問題となる．このDEHPは保存血中に溶け出し，21日後には6 mg/dlにもなり，輸血によってこれらの大部分が患者の腹部脂肪組織に移行する[1]．しかし，20年以上の使用経験では，臨床的にDEHPによる有毒性の証拠はあがっておらず，このプラスチックバッグは一応安全であるといってよいであろう．

おわりに

これら保存血は，低温の環境に管理されているとはいえ，生きた細胞群はなお代謝活動を継続しているため，上記のごとき多様な保存中の変化を起こしてくる．さらに適正な保存・管理がなおざりにされることにより，本来の輸血の目的を十分に達成できないという事態も発生する．患者の病状を把握しながら，しかも輸血療法の適正化ガイドライン[2～4]に沿った節度ある輸血療法を実施すべきであろう．

〔影岡武士〕

文献

1) Jaeger RJ, Rubin RJ : Migration of phthalate ester plasticizer from polyvinyl chloride blood bags into stored human blood and its localization in human tissues. *N Engl J Med* **287** : 1114-1118, 1972.
2) 輸血療法の適正化に関するガイドライン．臨床病理，特集第88号：1-9, 1991.
3) 血液事業検討委員会，血液製剤使用適正化小委員会報告．臨床病理，特集第88号：422-434, 1991.
4) 日本輸血学会会告：血小板製剤の適正使用について．臨床病理，特集第88号：435-439, 1991.

参考文献

1) Mollison PL, Engelfriet CP, Contreras M : Blood Transfusion in Clinical Medicine, Blackwell Scientific, London, 1985.
2) 寺田秀夫，清水 勝(監訳)：実践臨床輸血学，メディカル・サイエンス・インターナショナル，東京，1986.
3) 遠山 博(編)：輸血学，中外医学社，東京，1989.
4) 織田敏次ほか(編)：輸血の副作用．内科セミナー BLD 6，輸血管理，永井書店，大阪，1978.
5) 安田純一：血液製剤，近代出版，東京，1986.
6) 伊藤和彦，寮 隆吉，岡田浩佑(編)：新輸血医学，金芳堂，京都，1990.

2.4 供血者の選択

現在,輸血は成分輸血に変わりつつあるが,まだ全血製剤,特に院内新鮮血が心臓手術や大量出血時に用いられ,また,白血病を初め難治性血液疾患の治療に病院内でアフェレーシス採取の血小板,顆粒球が使用されている.

輸血は1952年の厚生省告示「輸血に関し医師または歯科医師の準拠すべき基準」(1989年廃止),1956年に施行された「採血及び供血あっせん業取締法施行規則」によって採血され,輸血されてきた.手術や治療法の進歩による輸血の多様化と成分製剤の普及に伴い従来の採血基準では血液の確保は難しく,1986年に厚生省より新しい採血基準が出され,同年4月より日赤血液センターにより実施されることになり,さらに1991年1月(表2.18)に一部改正され現在にいたる[1]).

また,1989年9月には厚生省より上記準拠すべき基準の廃止に伴って「輸血療法の適正化に関するガイドライン」」(健政局長通知)が出され,輸血療法への認識も高まってきた.血液製剤によるHIVの感染が世間を騒がせ,輸血後GVHDも注目されるようになり,自己血輸血も積極的に行われるようになってきている.日赤血液センターでも血液確保の努力がなされ,現在必要な血液はほぼ日赤血で間に合うようになってきた.しかし,院内供血者の採血基準には統一されたものはなく,現在多くの施設において日赤の献血基準に準じて採血が行われている.

一方,院内新鮮血採血は供血者を集めるために患者家族の負担も大きく,また採血した血液の検査を十分に行わずに使用している施設もあり,問題が多い.しかし今後は厚生省の「輸血療法の適正化に関するガイドライン」に沿った輸血が行われるようになることが望まれる.

表2.18 新しい採血基準 (1991年1月改正)

採血の種類	200 ml 採血	400 ml 採血	血小板成分採血*	血漿成分採血(循環血液量の12%以内)
年齢	16歳以上 64歳以下	18歳以上 64歳以下	18歳以上 54歳以下	18歳以上 64歳以下
体重	男 45 kg 以上 女 40 kg 以上	男女 50 kg 以上	男 45 kg 以上 女 40 kg 以上	男 45 kg 以上 女 40 kg 以上
最高血圧	90 mmHg 以上			
全血比重 Hb量	1.052 以上または Hb 12 g/dl 以上	1.053 以上または Hb 12.5 g/dl 以上	1.052 以上または Hb 12 g/dl 以上	1.052 以上または Hb 12 g/dl 以上**
採血間隔	4週間以上	男 12週間以上 女 16週間以上	1週間以上 4週間に4回実施後 次回まで4週間以上	2週間以上
年間総採血量	200 ml または 400 ml の全血採血と合わせ 男 1200 ml,女 800 ml 以内			
年間採血回数	男 6回以内 女 4回以内	男 3回以内 女 2回以内	血小板成分採血1回を2回分に換算して血漿成分採血と合計で24回以内	
共通事項	1.次の者からは採血しない 　①.過去6カ月以内および現在妊娠していると認められる者. 　②.採血により悪化する恐れのある血液疾患,循環器系疾患,その他の疾患に罹っている者. 　③.有熱者,その他健康状態が不良の者. 2.全血採血後,成分採血までの間隔は,全血200 ml 採血後4週間以上,全血400 ml 採血後8週間以上とする. 3.成分採血後,全血採血までの間隔は,2週間以上とする.			

* 血小板成分採血時には血小板数が15万/μl 以上.
**女性では Hb 11.5 g/dl 以上 12.0 g/dl 未満で,赤血球指数が標準値内.

(1) 院内新鮮血輸血
a) 説明と同意

院内新鮮血および成分輸血が必要となった場合には，患者またはその家族に院内採血の必要性を十分に理解させ，同意を得た上で採血をする．また同意を得た場合には，カルテまたは書類に記載する．

b) 院内血輸血が必要となる場合

緊急時の当日新鮮血，成分採取の血小板，顆粒球など，日赤血液センターから入手困難な場合に院内採血が行われる．特に HLA 適合血小板の入手困難な場合には，家族内の供血者に頼ることが多い．

(2) 供血者および受血者の保護

供血者選択の基本は採血によって供血者が健康を損わないとともに，受血者が輸血を受けたことによる輸血副作用（輸血後感染症など）の不利益を蒙らないように，採血前に供血者に問診し，血圧，全血比重，肝機能，感染症に関する検査，血液型，抗体スクリーニング検査，成分採血（血小板，顆粒球）の場合にはさらに血小板数，心電図などの検査を行う．

a) 供血者の選択基準

i) 問診 問診の重要性は供血者の健康状態，既往歴などを供血者記録（表 2.19）に記録しておく．すなわち，以前にどのような感染症にかかったか，最近に海外出張をしたか，女性では過去 6 カ月以内に出産，妊娠，流産などの妊娠の既往歴があるか，2 週間以内に予防接種，1 週間以内に抜歯をしたかを問診し，さらに表 2.18 の献血適合基準を満たしているかをチェックし，満たしていなければ検査用採血から除外する．また供血者記録は残しておく．

ii) 血圧測定 最高血圧の測定は採血基準としては不要との見解もあるが，供血者の健康管理のためと，不測の事態に対処するために測定することとされている．最高血圧が 90 mmHg 未満の人からの採血は行わない．

iii) 血液比重 血液比重は 200 ml 採血の場合には 1.052，400 ml 採血の際には 1.053，または血色素量が 12.0 g/dl 以上（200 ml 採血），12.5 g/dl 以上（400 ml 採血）の人から採血を行う．血液比重は簡単に貧血の度合いを調べる方法としてよく用いられる．

もし貧血の献血者より血液を採血すると，供血者の貧血が進行したり，回復が遷延することがある．また，その血液を患者に輸血しても治療効果が悪いことになる．

iv) 年齢 200 ml，400 ml 採血では 16 歳，18 歳以上，64 歳以下の人を供血の対象者とする．

v) 体重 200 ml 採血と成分採血の場合には，男性は 45 kg，女性は 40 kg 以上，400 ml 採血では男女とも 50 kg 以上を対象者とする．

vi) 採血間隔 200 ml 採血は過去 4 週間以上，400 ml 採血は過去 12 週間以上採血していない男子または 16 週間以上採血していない女子とする．血小板採取における採血間隔は成分採取の項で述べる（表 2.18）．

b) 採血された血液の検査

i) 血液型 採血された血液はすべて ABO 式血液型および Rh$_0$(D) 型検査を行う．血液

表 2.19 供血者記録の例

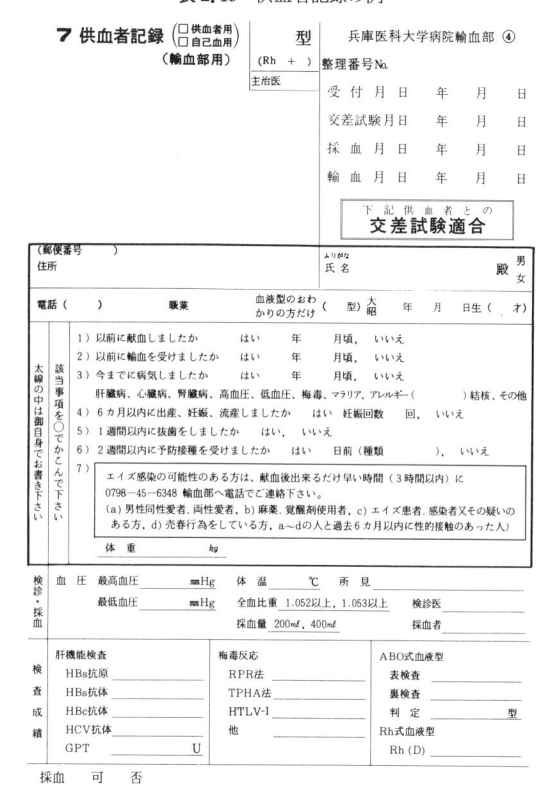

型には血球側を調べるおもて検査（この検査は赤血球膜上にある抗原を調べる），血清側を調べるうら検査（血清中に存在する抗体を調べる）の両者を行う．ABO式血液型検査では，おもて，うらの両検査の結果が一致（表3.2, 3.3）して初めて正しい判定ができたといえる．また，$Rh_0(D)$型検査も必ず行う．

　ii) **抗体スクリーニング検査**　供血者血清中には赤血球と反応（凝集）を起こす不規則抗体がまれにある．もし供血者血清中に抗体があると患者赤血球と反応し，輸血副作用を起こす可能性がある．また，輸血用血液相互間の反応を防ぐためにも，抗体スクリーニング検査は重要である．今後 type and screening を施行する上でも抗体スクリーニング検査は必ず行う．

　iii) **交差適合試験**（クロスマッチ）　患者血清と供血者赤血球浮遊液とを混ぜて行う検査を主試験といい，患者赤血球浮遊液と供血者血清とを混ぜて行う検査を副試験という．交差適合試験により，血液型の間違い，供血者血清中にある抗体と患者血球との反応によって起こる抗体の存在を検査する．

　交差適合試験で検出される抗体は赤血球に対する抗体であり，抗白血球抗体，抗血小板抗体，血漿タンパクなどに対する抗体検査は行われていない．したがって，交差適合試験が陰性にもかかわらず，輸血を行った際，悪寒，発熱，じんま疹などの副作用（特に白血病，癌など頻回輸血を受けた患者）がみられることがある．このような副作用が現れれば白血球（血小板）に対する抗体ができている可能性が高い．このような副作用は輸血歴のない患者でも妊娠の既往歴のある患者などでしばしば起こる．

　この白血球（血小板）抗体は，患者の血清と献血者のリンパ球（血小板）とを反応させてみるLCT法（MPHA法）により検査する．

　iv) **感染症検査**　日赤血液センターから供給される血液については，HBs抗原，HBc抗体，HCV抗体，HIV抗体，HTLV-I抗体，梅毒血清反応の検査がすべて行われている血液である．

　現在，わが国では輸血後感染症予防のためB型肝炎（HB），C型肝炎（HC），後天性免疫不全症候群（AIDS），成人T細胞白血病（ATL），梅毒などの病原体の検査としてHBs抗原とHBc抗体，HCV抗体，HIV抗体，HTLV-I抗体，梅毒血清反応を行うことが必要とされている．特殊な場合にはCMV抗体などの検査も行われる．

　輸血後感染症の中でB型肝炎の原因ウイルス（HBV）は非常に感染力が強く，HBs抗原陽性の血液は輸血に用いられない．また，HBc抗体陽性でHBs抗体陽性の人は以前にB型肝炎ウイルスに感染したことを示し，その中でHBc抗体価が高くHBs抗体陰性の場合にはHBs抗原陰性でもHBVキャリアである疑いが強いことから，供血者から除く．

　最近，非A非B型肝炎の原因ウイルスとしてC型肝炎ウイルス（HCV）の抗原に対する抗体を検出するキットが発売され，この検査により非A非B型肝炎の90〜95％にHCV抗体が検出されている．本抗体陽性の供血者は1.1％くらいであり，供血者から除くことにより輸血後肝炎の激減が期待されている．AIDSの原因ウイルス（HIV）は血液製剤の輸血，静注用麻薬常習行為，男性同性愛行為，異性間性行為（特に売春）からの感染がほとんどである．このHIVの感染力は非常に弱く，HIVキャリアに直接触れても血液や精液・腟液が体の中に入らなければ感染の危険性はほとんどない．しかし，感染初期にはウイルス血症があってもHIV抗体は検出されない時期があり，その時期は大きな個人差があるので，問診による選択が重要である．

　HTLV-I（ヒトTリンパ球向性ウイルス）は血液，精液，母乳などの中に含まれているリンパ球を介して感染する．HTLV-I抗体の検査により，抗体陽性者を供血者から除くことによって輸血後感染の報告はみられなくなった．

　以上，輸血によって起こるHBV，HCV，HIV，HTLV-Iなどの感染の多くは輸血前検査によって予防できるので，供血者の血液については輸血前に必ず感染症の検査を行う．

　CMV（cytomegalovirus）は初感染時には単核球症，肺炎などを発症するが，いったん感染すると多核球内に長期にわたって残存し，免疫不全時などに再活性化され病因となる．通常，供血者のCMV抗体は検査していないが，CMVに感染していないCMV抗体陰性の骨髄移植患者（多くは小

児）がCMV抗体陽性の提供者から輸血（赤血球輸血，特に血小板輸血）を受けると致死的なCMVによる間質性肺炎の頻度が高くなることが知られている．したがって，このような場合にはCMV陰性の供血者を選択する必要があるが，わが国では多くの供血者（約90％）がCMV抗体陽性（CMVキャリア）であり，CMV陰性の供血者を求めることは困難である．

c) 採血時の供血者への注意

採血時の重大な事故や副作用をできるだけ避けるような注意が必要である．すなわち採血基準，供血者への説明，消毒，正中神経損傷，血管迷走神経反応，止血などに注意しながら採血する．採血を行う場所は，清潔で，広さ，明るさ，静けさ，温度が適当に保てることが重要である．

i) 消毒　不潔な場所で採血された血液は細菌が混入している危険性が大であり，汚染された血液は保存中にも細菌の増殖する可能性があるので，採血部位の消毒は十分に行って無菌的に採血する心掛けが必要である．

ii) 正中神経損傷　正中静脈での採血時に穿刺部位が悪いとまれに正中神経を損傷する場合があるので，採血には特に注意する．

iii) 止血　採血時の抜針箇所は十分な圧迫止血を行う．圧迫止血が不十分であると採血部位に内出血や血腫による後遺症の問題が起こるので十分な注意が必要である[2]．

(3) アフェレーシス（成分採取）による採血時の供血者選択

Hemonetics Model MCS, HM-V 50, Fenwall CS-3000 plus, COBEスペクトラその他の機器を用いて，大量の血小板および血漿採取が行われている．これらの成分採取装置を用いて採取するとき，供血者の選択には，成分採血基準を満たしている人を供血者として選ぶ．

a) 成分採血時の基準

i) 年齢　血小板成分採血時の年齢は18～54歳と一般献血基準より厳しい基準である．

成分採取装置を用いる血小板採血時には抗凝固剤，生理食塩液などが500 ml前後体内に入り，また，採血容器ボール内および採血ルート内などには250～300 mlの血液が体外に出ているため，循環器系への負荷も起こりうる．したがって年齢は18～54歳の健康な太い静脈を有する人（多くは男性）を優先している．顆粒球減少時にはG-CSFあるいはGM-CSFなどのサイトカインを用いるため，現在あまり顆粒球輸血は行われていないが，やむをえず行う場合には血小板成分採血基準を準用する．その際，ステロイドホルモンを投与するほか顆粒球採取時には赤血球の沈降を促進させるため分子量45万のHES (hydroxyethyl starch)を使用して顆粒球の収量を上げているが，HESは血漿増量剤でもあり，循環器への負荷がかかるため注意する．

ii) 体重　アフェレーシス中の体外循環血液量は250～300 mlであるため，体重を45 kg以上の男性または40 kg以上の女性とし，30～50 ml/分で採血するので両方の静脈が太い人に限定している[3]．

iii) 採血間隔　血小板成分採血後1週間以上，または4週間に4回実施後は次回までに4週間以上間隔を開ける．

iv) 血小板数　成分採取では1回の採取で約3000 mlの体外循環が行われ（機種により若干違う），血小板数は採取前値の20数％[4]の減少がみられる．したがって血小板数の算定を行い$15 \times 10^4/\mu l$以下では成分採取供血者より除く．

v) その他の検査　大量のACD液，また，顆粒球採取ではHESを使用するので，尿タンパク，尿糖，心電図などの検査を行い，検査成績が異常であれば供血者から除く．

b) アフェレーシスによる血小板

原則的には200 mlより分離した製品1パックが1単位である．成分採取装置（CS-3000 plus, HM-V 50, COBEスペクトラなど）を用いた採取では，処理した血液量により採取血小板数は異なるが約3000 mlの体外循環血液量処理後で，200 ml 1単位に換算すると15単位以上の血小板が採取できる計算である．

(4) 骨髄提供者

骨髄提供者が家族内提供者の場合は，年齢に制限は設けない．しかし，その他の項目については成分献血者に準じて検査を行うとともに全身麻酔に耐えられるように，表2.20に示す検査項目を検

表 2.20 骨髄提供者に必要な検査項目

1. 既往歴	①	喘息その他の呼吸器疾患，循環器疾患（心筋梗塞，高血圧，腎疾患），肝炎，糖尿病
	②	常用薬の有無
	③	麻酔歴
	④	アレルギー反応の既往
	⑤	その他
2. 血液検査		赤血球数，血色素量（Hb），赤血球容積（Ht），白血球数，血小板数
3. 出血・凝固	①	出血時間
	②	凝固時間（プロトロンビン時間，活性化トロンボプラスチン時間）
4. 血液化学		総タンパク，アルブミン，総ビリルビン，直接ビリルビン，GOT, GPT, LDH, AL-P, CPK, BUN, クレアチニン，血糖，Na, N, Cl
5. 動脈血		pH, PCO_2, PO_2, BE
6. 肺機能		肺活量，1秒率
7. ECG		

査し，供血者は正常者に限定する．

非血縁提供者については骨髄提供の自発的意志を尊重し，麻酔に伴う循環器系への負荷に十分耐えられる 20〜50 歳の成人に限定される．

一方，骨髄血 800〜1200 ml 採取に伴う循環血液量の減少に備え，提供者血液をあらかじめ 800 ml ほど 2,3 回に分けて採血し保存しておく．

筆者らは通常，骨髄移植が決定すれば 400 ml 採血し，血漿および赤血球とに分離してそれぞれ凍結保存し，移植日時決定後，移植予定日の約 2 週間前までにさらに 400 ml を採血し，これを液状保存している．

表 2.21 貯血式自己血輸血療法の基準

1) 貯血式自己血輸血の対象
   術前貯血式の自己血輸血の対象はその施設の従来の経験あるいは記録などにより，輸血を行うことが確実である患者に限るべきで，輸血を行う可能性の低い患者を含めて画一的に対象としてはならない．
2) 患者への説明と患者からの採血の決定
   採血に先立ち患者には自己血輸血についての趣旨を十分説明し，採血血液が不使用時の処分についての同意を得て記録しておく．採血は主治医が行うことを原則とする．
3) 採血基準
   a) 年齢は特に制限はしないが，65 歳以上については慎重に対処する必要がある．
   b) 採血基準とする体重は男 45 kg，女 40 kg 以上とする．
   c) 血液検査所見は，Hb 11 g/dl，Ht 34 % 以上を目安とする．
   d) 血圧は 170 mmHg 以下，100 mmHg 以上
   e) 全身所見，疾患の状況は主治医が判断する．循環器疾患 NYHA IV度の患者は対象から外して下さい．
   f) ABO, Rh 式，感染症の検査は必ず行う．（院内採血時の検査項目範囲）
4) 採血日および採血間隔
   液状保存の現行は 21 日間であるので，術前 3 週間以内に採血を行う．多量の血液が必要な場合には凍結保存法を応用して採血を行う．
   採血間隔は，初回採血の患者血液所見の快復状況を参考として決定，最低 1 週間の間隔を置き，最終採血は手術日の 3 日以前でなくてはならない．
5) 採血量（参考）
   1 回の採血量＝400 ml×患者体重/50 kg
6) 採血後の処置
   採血後の観察は健康な献血者以上に注意し，必ず一定期間静臥させ，必要と考えられる場合には，採血に引き続き乳酸リンゲルなど電解質または膠質液の輸液を行う．
   採血後には経口的に鉄剤 1 日量 200 mg を毎日投与する．
7) 採血血液の取り扱い
   採血バッグのラベルには患者の自筆による署名など，自己血採血であることを明示し，他の輸血用血液と区別する．異常検査所見の場合には取り扱いに注意する．
   絶対に他人の血液と間違わない方法をとること．

(5) 自己血輸血

輸血後感染症，輸血後GVHD，同種免疫の予防のために，出血量の少ない手術の場合には患者の血液を採血保存して手術時に輸血する自己血輸血が各施設で行われている．しかし，この採血基準も各施設間でまちまちであるが，表2.21に示したように，同意と説明を十分に行い，採血基準は患者の病状を悪化させないこと，採血間隔は回復状況を十分把握して決め，採血後の状況をチェックし，鉄剤の投与を行い，採血された血液は他人の血液と間違えない方法で保存管理を行うことが必須である．近い将来，赤血球造血因子エリスロポエチン投与や赤血球保存添加剤（MAP）を利用した自己血輸血が多くなるものと思われる．

おわりに

医療の進歩により輸血用血液の使われ方も全血輸血から必要な成分のみを輸血する成分輸血が定着してきているが，まだ一部で従来の院内新鮮血の使用がみられる．院内新鮮血のメリットはその場で必要時にすぐ採血して輸血できることであるが，デメリットも多い．その第1は十分な検査が行われず輸血される可能性があることであり，近親縁者からの輸血によって輸血後GVHDの発症頻度が高くなるなど問題も多く，現在では日赤血液センターが供給する血液で十分間に合うと思われるので，緊急時，間に合わない場合のみ院内新鮮血を使用するように限定する．

現在，健康保険では院内新鮮血の検査料金は輸血用血液料の中に含まれているので，万一に備えて検査だけで輸血しない場合には病院負担となるため，必要最小限の採血にとどめるべきである．採血基準を満たしていない供血者からの採血はできるだけ避けるべきであろう．

今後，輸血後感染症の問題，輸血後GVHDなどの同種血輸血による副作用，凍結保存あるいはMAP保存液使用により長期の血液保存が容易になれば，理想的な輸血である自己血輸血がますます多くなるものと思われる．

（谷脇清助・原　宏）

参考文献

1) 厚生省薬務局企画課血液事業対策室（編）：理想の血液事業を求めて，中央法規出版，東京，1991．
2) 遠山　博（編）：供血者の選択と必要な検査．輸血学，pp 37-58，中外医学社，東京，1989．
3) 原　宏（編）：供血者の選択．輸血の実際，pp 6-13，新興医学出版社，東京，1986．
4) 谷脇清助，原　宏ほか：連続成分採取装置，CS-3000，HM-30による血小板採取，採取血小板とその機能．日本輸血学会雑誌 **29**(2)：182-186，1983．

3. 血液型の抗原・抗体検査法
―手技の選択と判定上の注意点―

3.1 採血法および試料の取り扱い方

(1) 採 血 法

静脈から採血を行う．その中心となる手技は，静脈穿刺である．静脈穿刺は，日常的診療行為として頻繁に行われているので，医師として必ず習熟しておかねばならない最も基礎的手技の1つである．

a) 使用器具

滅菌済乾燥注射筒・注射針(現在，ディスポーザブル注射器セット，真空ディスポ採血用注射器が普及し，特に後者が広く使用されている)，駆血帯，肘枕，消毒用アルコール綿など．

安全乾燥していない注射筒・注射針，必要採血量に対して細すぎる注射針および注射筒のすり合わせの不良などは，溶血の原因となる．注射筒・注射針が使用目的に応じたものであるかを確認することが必要である．

参考として，図3.1に，注射筒各部位の名称，

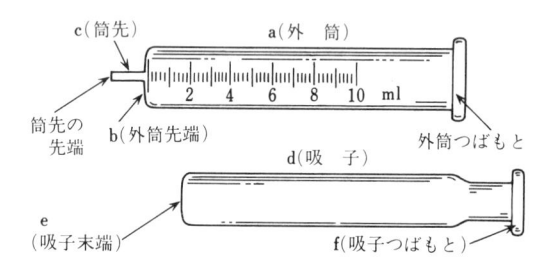

図3.1 注射筒各部位の名称(古橋正吉：日本医事新報 No. 3401：138, 1989)

厚生省告示第413号「注射筒基準」，日本工業規格 T 3201「ガラス注射筒」などの資料による．

表3.1に静脈注射針の外径・針の長さなどを示す．

b) 被採血者(患者)への接し方および被採血者の姿勢

接し方のポイントは，被採血者の精神状態の安定をはかることにある．これは，採血中あるいは終了後に過度の緊張や不安定による心因性の冷汗・動悸・悪心，まれに失神を起こす者がみられるからである．被採血者の姿勢は，安定していることが絶対条件であり，ベッドに仰臥位に寝かせるか，適当な高さの安定した椅子に楽な姿勢で腰掛けさせる．次いで，利き腕でないほうの腕を露出させる．この場合，まくり上げた着衣によって上腕部が圧迫されないようにすることも必要である．

c) 穿刺準備

i) 駆血帯の意義とその使用法 一般に，前肘部の上方約5 cmくらいの位置に駆血帯をかける．理想的な駆血の圧力は，最低血圧より5～10 mmHg低いところであり，駆血後，橈骨動脈の拍動が十分触知できる圧力ならば，ほぼ同じ効果が得られる．この適正圧力は，まず橈骨動脈の拍動が触れなくなるまで締め，その後徐々に緩めるこ

表3.1 静脈注射針の外径および針の長さ

		静脈注射針			備　　　考
針先の角度		18°			
通称品名		細	中	太	
JIS規格		V 6	V 7	V 8	通称品名に相当するJIS規格品名
外径	mm	0.6	0.7	0.8	通称品の外径に相当するJIS規格品の外径
	ゲージ番号	23G	22G	21G	通称品の外径に相当するゲージ番号
針の長さ	mm	30	33	35	通称品名に相当するJIS規格品の針長
	インチ標示	1¼	1¼	1½	ゲージ番号標示時における通称品に相当する針長
	(ミリ換算)	(32)	(32)	(38)	

3.1 採血法および試料の取り扱い方

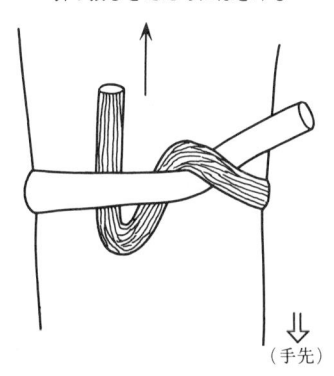

図 3.2 アメゴム管駆血帯の結び方

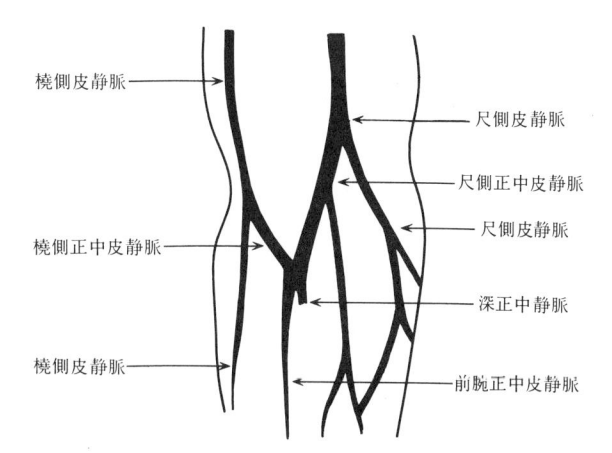

図 3.3 肘窩の皮静脈の走行（右側）

とにより得られるので，駆血帯には，アメゴム管のみより金具つきアメゴム管が適している．アメゴム管のみを使用するときは，採血開始時に，ただちにほどけるような結び方をする（図 3.2）．この際，上肢はできるだけ水平位にし，肘枕を当て，「にぎりこぶし」をつくらせ，手首（腕関節）を手背方向へ屈曲させておく．よい駆血は，静脈の怒張が大きくなるばかりでなく，採血の際にも動脈流があることから，十分量の採血ができる．

ii) 静脈の確認 駆血帯を巻いて，静脈を十分に怒張させるが，怒張が不十分な場合には，にぎりこぶしを開いたり閉じたりさせる．また，穿刺部位を右房の高さより低くしたり，また軽く叩いたり，温めたりする[1]．このようにしても，静脈が確認されない場合には，静脈の走行（駆血により柔らかい弾力のある索状物として触れる）を触診によって確認する．また，静脈の走行を皮膚上にマークするのも1つの手段であり，さらに反対側の腕を調べてみることも大切である．

iii) 穿刺部位 穿刺は，肘窩の肘正中静脈に対して行われる．場合によっては橈側皮静脈を用いることもある．肘部皮静脈の走行形態には種々のバリエーションがあり，常に肘正中静脈を使用できるとは限らない．その場合は，肘窩部の皮静脈のうちはっきりと確認できるもので，できるだけ太いものを選択する（図 3.3）．

d) 穿刺の手技および採血

穿刺する静脈を決めたら，静脈上の皮膚を手前に引いて，皮膚に緊張を与えることにより静脈を固定する（図 3.4）．次いで，穿刺部皮膚を消毒後，

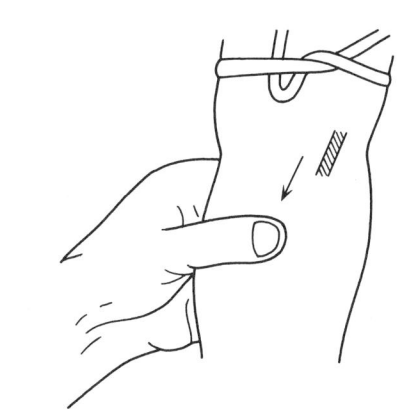

図 3.4 穿刺部皮膚の緊張と穿刺静脈の固定

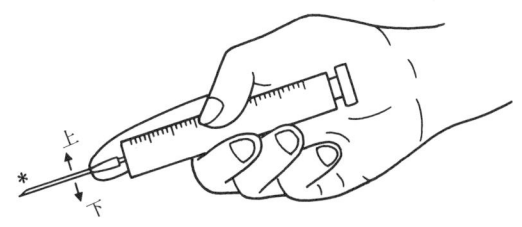

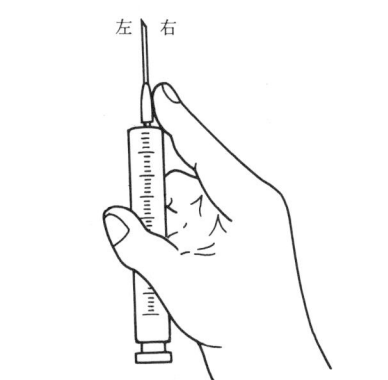

図 3.5 注射筒の持ち方
＊注射針の刃面（切断面）と注射筒の目盛りが同じ位置になるようにする．穿刺の際は刃面を上方に向ける．

図3.5のように注射筒を持ち,静脈血管の走行に沿って,15〜20度の角度(皮膚表面と注射筒のなす角)で穿刺する.

血液の逆流を認めたら,針先を持ち上げるようにし,血管の走行に沿ってわずかに針を進める[2].針が血管内に確実に入ったことを確認したならば,示指の先端を腕に接着させて針先を固定し,注射器が動かないようにする.次いで被採血者の前腕をにぎっていた手をはなし,血液の自然流入速度に合わせて,静かに内筒を引き,必要量の血液を採取する.

最初,外筒の先端部内にごく少量の血液が認められるのに,内筒を引いても流入してこない場合には,吸子(内筒)に陰圧をかけながら注射器を少しずつ抜くと血液が流入してくる場合もある.

e) 採血後の処理

採血が終了したなら,被採血者の手を開かせる.次いで注射器を保持していない側の手でまず駆血帯を外し,穿刺角度を保った状態のままで注射針を引き抜き,同時にアルコール綿を穿刺部位に上から押し当てるか,アルコール綿を肘窩部に挟み込んだ状態にする.

なお,アルコール綿を穿刺部に当てて同部をもんではならない.これは,もむことによりかえって止血しにくくなり,血腫が生じやすくなるためである.

文 献
1) 大国真彦:小児治療マニュアル,中外医学社,東京,1988.
2) 黒川一郎:溶血を避けるための採血の工夫と検体の保存法.血液疾患Q&A(高久史麿編),pp 18-20,日本医事新報社,東京,1991.

(2) 試料の取り扱い方

a) 採血して試験管に移すときの注意

採血後は,注射針を外し,試験管の内壁をつたわらせながら,血液を試験管内に移す.この操作はできるだけ手早く行わなければならないが,血液を勢いよく試験管内へ注入すると,機械的溶血の原因となる.

b) 採血量および保存などの処理

血液型検査一般の採血検体は,抗凝固剤入りの容器に迅速に注入し,手早く撹拌する.全血条件のままで放置しない.

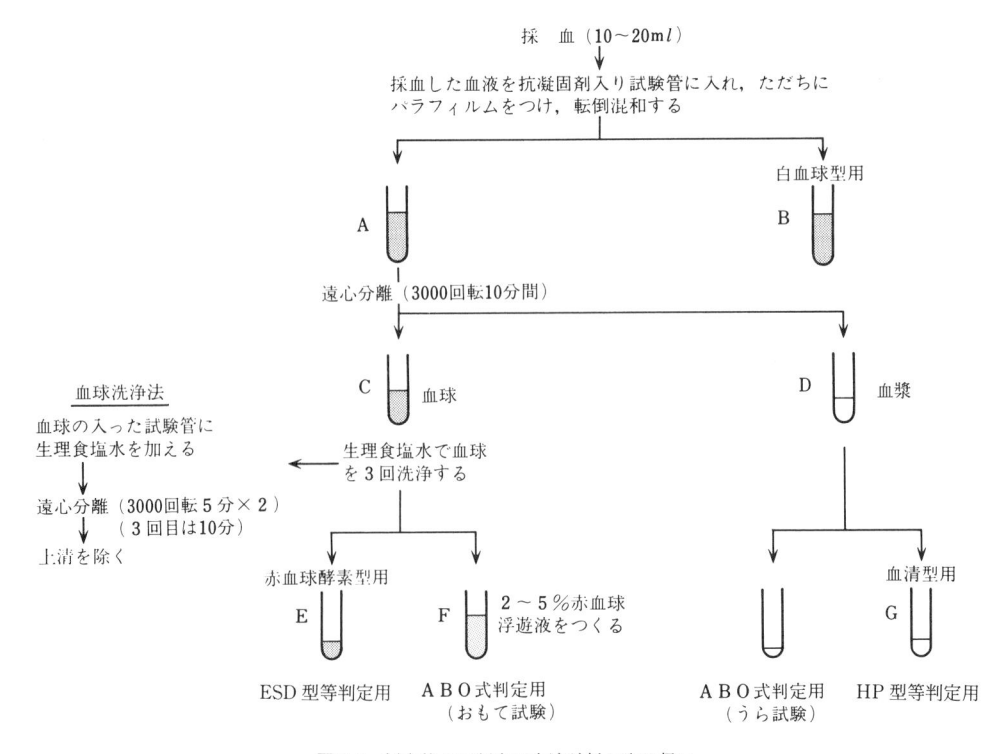

図3.6 採血後の型判定用血液試料の取り扱い

1回採血量は，血液型の検査では一般に10〜20 mlである．輸血用血液の採血では採血基準（表2.18）に示されている．

輸血用血液には，血液100 mlに対して抗凝固剤を含む保存液として，CPD(citrate-phosphate-dextrose)液14 mlあるいはACD(acid citrate dextrose)液15 mlを加える．保存液の添加による赤血球の4°C保存の有効期間は，採血後21日間(MAP加赤血球では42日間)とされている．

参考として図3.6に採血後から赤血球型（例えばABO式血液型），血清タンパク型（例えばHP型），赤血球酵素型（例えばESD型）判定までの血液処理を示す．

血液型は，その日のうちに検査することが望ましい．

（澤口彰子）

3.2 赤血球型検査と赤血球の保存

赤血球型を検査するには，赤血球凝集反応（hemagglutination）と凝集阻止試験（agglutination inhibition test）が主として用いられる．凝集反応には血液型判定用の抗体である凝集素を使用する．凝集素には1.3(3)血液型抗体の項で述べたように，ヒト由来の正常（自然）抗体および免疫抗体，ヒト赤血球または血液型物質を動物に免疫して得られた異種免疫抗体，レクチンおよびモノクローナル抗体がある．

水溶性型物質，特に唾液，乳汁，尿，精液その他体液中のABO式およびLewis式血液型物質の検査には抗A，抗B，抗H，抗Le^aおよび抗Le^b抗体を用いて凝集阻止試験または吸収試験を行う．凝集素は反応態度により完全抗体と不完全抗体とに分けられる．

①完全抗体を使用する場合
　食塩水法：生理食塩水に2〜5％に浮遊させた被検血球との凝集反応を検査する．

②不完全抗体を使用する場合
　1) 高分子浮遊液（膠質溶液）を用いる方法
　　アルブミン法：20〜30％ウシ血清アルブミンがよく用いられる．
　2) タンパク分解酵素処理血球法
　　ブロメリン法，パパイン法，フィシン法，トリプシン法．
　3) 間接抗グロブリン試験（間接Coombs試験）

以上のいずれかの方法を用いて，血液型は判定される．

<u>赤血球型判定で最も大切なことは，市販の抗体によって術式が異なるので，使用説明書の指示どおり忠実に行うことである．</u>

（1） ABO式血液型検査法

ABO式血液型を正しく判定するには，赤血球上のA，B抗原を検査する「おもて検査」と血清中の抗A，抗Bを検査する「うら検査」を同時に行うことが重要である．

a) おもて検査

抗A，抗B判定用血清（国家検定合格品でポリクローナル抗体とモノクローナル抗体がある）により，被検血球の凝集の有無によって赤血球のA，B抗原の存否を知り，血液型を判定する方法であって，ホールグラス法（ガラス板法）と試験管法とがある（表3.2）．

抗Aはトリパン青などの色素で青色に，抗Bは中性アクリフラビンまたはタートラジンなどの色素で黄色に着色されている．

ホールグラスに抗Aを左側に，抗Bを右側に1滴ずつ滴下する．被検血球の2〜5％生理食塩水浮遊液（生理食塩水で洗浄した血球であればよりよい）を1滴ずつ加える．よく混合し，室温（15〜25℃）で3分（または30分）後，肉眼で凝集の有無を判定する．

試験管法では小試験管を使用する以外，ホールグラス法で述べた方法と同様に行い，室温で1000 rpm，1分間（または3400 rpm，15秒間）遠心する．試験管を軽く振り肉眼で凝集の有無を判定する．

b) うら検査

うら検査は被検血清中に抗A，抗B凝集素が存在するか否かを検査して，ABO式血液型を判定する方法である（表3.3）．

うら検査は検出感度の低いホールグラス法より試験管法で行うのがよい．被検血清中の抗A，抗Bの凝集素価は個人差があって，高い場合も低い場合もあるからである．新生児では抗Aと抗B

表3.2 ABO式血液型の判定（おもて検査）

血液型	抗A	抗B	抗A_1[*1]	抗H[*2]
O	−	−	−	+
A_1	+	−	+	±
A_2	+	−	−	+
B	−	+	−	+
A_1B	+	+	+	±

[*1] 抗A_1凝集素としては *Dolichos biflorus*（ヒマラヤ産フジマメ）レクチンを用いる．OおよびB型血球が *Dolichos biflorus* レクチンに凝集すればCad(+)またはT_n型である表1.6，1.7参照）．

[*2] 抗H凝集素としてはウナギ血清，*Ulex europaeus* レクチンを用いる．

表3.3 ABO式血液型の判定(うら検査)

判　定	A型血球	B型血球	O型血球*
O型	+	+	−
A型	−	+	−
B型	+	−	−
AB型	−	−	−

+：凝集あり，−：凝集なし．
* O型血球を使用すると，一部の不規則性抗体を検出できる．

は検出されないか，きわめて弱いことが多く，生後3カ月くらいから産生される．被検血清の不活性化（56℃，30分）は必ずしも行わなくてもよいが，うら検査では溶血が起こりやすいので，あらかじめ血清を56℃10分間程度加熱しておくとよい．また標準のA型およびB型血球の2〜5％生理食塩水浮遊液を用意する．なおO型血球を対照として使用したい．

被検血清を2本の小試験管に1滴（または2，3滴）ずつ入れ，試験管にA，Bと印をつけ，AにはA型血球浮遊液を，BにはB型血球浮遊液を各1滴ずつ加える．よく混合した後，1000 rpm，1分間遠心する．試験管を軽く振って凝集の有無を判定する．

c） おもて検査とうら検査とが不一致を示す場合の主な原因

不一致の原因は赤血球側にある場合と血清側にある場合がある．その他単なる技術的な誤りまたは事務的な誤りがある．

i） 赤血球側に原因がある場合

1) ABO式亜型，変異型：A_2, A_3, A_m, A_x, B_3, B_m, B_x, Bombay(O_h) など（1.5(1)参照）．

2) 汎凝集反応を示す場合：試験管内で細菌に汚染された血液やウイルスや細菌の感染を受けている患者血液で認められるT，T_k，T_hなどや，感染とは無関係で永続性があり，体細胞の突然変異により生ずると考えられるT_n血球がある．いずれも成人AB型血清と反応する．鑑別には1.3(2)の表1.7を参照のこと．

3) 赤血球が自己抗体で感作されている場合（自己免疫性溶血性貧血患者の場合）

4) 後天的な原因で血球の被凝集性が弱くなっている場合（急性骨髄性白血病など）

5) 獲得性B(acquired B)：感染症のA型患者の血球が抗Bと弱く反応し，AB型と判定されることがあり，acquired Bと名づけられている．この機序には，細菌由来のB型活性多糖体が赤血球に吸着して起こる場合と，細菌の産生するdeacetylaseが血球のA型抗原決定群のN-acetylgalactosamineに作用してacetyl基を遊離させ，galactosamine基となるために，抗Bと交差反応を起こすようになる場合とがある．

ii） 血清側に原因がある場合

1) 不規則抗体が存在する場合：うら検査で被検血清中に抗A_1，抗M，抗N，抗P_1，抗Le^a，抗Le^b，抗Hなどが存在する場合

2) 抗A，抗Bの欠如または弱い場合：新生児やまれに幼児，抗体欠乏症候群（hypogammaglobulinemia, agammaglobulinemia），B_m，B_x，A_m，A_xなどの場合

3) 寒冷凝集反応：被検血清中の寒冷凝集素価が高い場合（マイコプラズマ肺炎，寒冷凝集素病，寒冷抗体型の後天性溶血性貧血の場合）

4) 連銭形成（Rouleau formation）：多発性骨髄腫患者血清，肝硬変症の患者血清（albuminとglobulinの比が逆になっている場合）で起こるが，被検血清を生理食塩水で2〜3倍に希釈すれば消失する．

5) 溶血反応：不活性化前後の血清について比較する．

6) 卵巣嚢腫（cystadenoma pseudomucinosum）の患者血清中の多量のABO型物質の存在：血球をよく洗浄し，生理食塩水に浮遊して型判定を行う．

（2） Rh式血液型検査法

Rh因子に対する抗体は，自然抗体として存在することは非常にまれである．大部分の抗Rh抗体は免疫抗体として存在し，不完全抗体(IgG)がほとんどであり，ごく少数例が完全抗体(IgM)として存在し，反応の至適温度は37℃である．

Rh抗原の抗体産生能力はRh_0(D)抗原が最も強く，次いでE，C，c，eの順に弱くなる．

現在輸血や妊娠の検査ではRh_0(D)因子が検査されているので，日本人では抗Rh_0(D)がつくられる機会が少なく，むしろ陽性と陰性の頻度に差がないE因子の不適合輸血による抗E抗体が産生

a) $Rh_0(D)$血液型検査法

$Rh_0(D)$判定用抗Dは最近ヒト由来ポリクローナル抗Dが得られにくくなって，モノクローナル抗Dが使用されてきている．

ヒト由来抗$Rh_0(D)$アルブミン液抗体による試験管法は次の手順で行う．

1) 試験管を2本用意し検体番号を記入する．
2) 一方の試験管に抗D1滴，他方に22％ウシ血清アルブミン溶液1滴を加える．
3) 被検血球の約2〜5％の自己血清浮遊液を各1滴加える．
4) よく混合した後，添付文書に指定されたとおりに放置する（例えば37℃，30分間放置）．

表3.4 主な血液型抗体の反応の様式

血液型	抗体	至適反応温度(℃)	反応様式		
			食塩水法	間接抗グロブリン試験	酵素処理法
Rh	抗D	37	□	○	○
	抗C	37	□	○	○
	抗c	37	□	○	○
	抗E	37	□	○	○
	抗e	37	□	○	○
MNSs	抗M	5〜25	○		
	抗N	5〜25	○		
	抗S	37		○	△
	抗s	37		○	△
P	抗P_1	4〜37	○	○	○
	抗P *1	4〜37	○	○	○
	抗PP_1P^k *2	4〜37	○	○	○
Lewis	抗Le^a	4〜37	○	○	○
	抗Le^b	4〜37	○	○	○
Duffy	抗Fy^a	37		○	△
	抗Fy^b	37		○	△
Kidd	抗Jk^a	37		○	
	抗Jk^b	37		○	
Kell	抗K	37		○	
	抗k	37		○	
	抗Kp^a	37		○	
	抗Kp^b	37		○	
	抗Kp^c	37		○	
Lutheran	抗Lu^a	20〜37		○	
	抗Lu^b	20〜37		○	
Diego	抗Di^a	37		○	□
	抗Di^b	37		○	□
I	抗I	5〜20	○	○	○
	抗i	5〜20	○	○	○
Jr	抗Jr^a *3	37		○	
Xg	抗Xg^a	37		○	
Bg	抗Bg^a *4	37		○	

○：よく検出される，□：ときどきまたは時に検出される，△：ほとんど検出されない．
*1：P^k型血清中に存在．
*2：p型（Tj(a−)型）血清中に存在．
*3：Jr(a−)型は日本人に約0.2％程度みられる血液型で，抗Jr^aは大部分妊娠歴のある女性に検出される．
*4：Bg^a抗原はHLA-B7と関連している．

5) 1000 rpm, 1分間遠心する.
6) 両試験管を軽く振って肉眼で凝集の有無を観察する.

アルブミン液を加えた対照が陰性で,抗Dを加えた検体が陽性を示す場合は,$Rh_0(D)$陽性と判定し,凝集陰性の場合には間接抗グロブリン試験で必ず確認する.間接抗グロブリン試験で陽性を示す場合はD^u型と判定され,陰性を示す場合は$Rh_0(D)(-)$型である.アルブミン液を加えた対照が陽性を示す場合,自己免疫性溶血性貧血患者の赤血球のように直接抗グロブリン試験陽性を示す場合がある.

b) $Rh_0(D)$因子以外のC(rh′),c(hr′),E(rh″),e(hr″)因子の検査法

抗C,抗c,抗E,抗eの判定用抗血清と被検球の凝集反応により判定する.抗血清は添付してある説明書の指示に従って使用することが重要である.Rh式血液型の表現型,遺伝子型については1.5(2)を参照のこと.

(3) その他の血液型検査法

MNSs式,Lewis式,P式,Kell式,Duffy式,Kidd式,Lutheran式,Diego式などの血液型判定用の抗血清は市販されているので,使用説明書の指示に従って検査する.一般にSs式,Kell式,Duffy式,Kidd式,Lutheran式,Diego式血液型は間接抗グロブリン試験によって検査される.主な血液型抗体の反応の様式は表3.4に示してあるので参照されたい.

(4) 検査用赤血球の保存
a) 保存液を加えて冷蔵庫(4〜6℃)に保存する方法

1) Alsever液
$$\begin{cases} ブドウ糖\cdots\cdots\cdots\cdots\cdots\cdots 20.5\,g \\ クエン酸ナトリウム\cdots\cdots 8.0\,g \\ クエン酸\cdots\cdots\cdots\cdots\cdots\cdots 0.55\,g \\ 塩化ナトリウム\cdots\cdots\cdots\cdots 4.2\,g \\ 蒸留水\cdots\cdots\cdots\cdots\cdots\cdots 1000\,ml \end{cases}$$

クエン酸でpH 6.1に修正したのち,高圧滅菌するか,細菌ろ過器でろ過し,血液を等量加えて静かに十分混和後冷蔵庫に保存する.約4週間使用できる.

2) ACD液
ACD-A液
$$\begin{cases} クエン酸ナトリウム\cdots\cdots 2.20\,g \\ クエン酸\cdots\cdots\cdots\cdots\cdots\cdots 0.80\,g \\ ブドウ糖\cdots\cdots\cdots\cdots\cdots\cdots 2.20\,g \\ 蒸留水\cdots\cdots\cdots\cdots\cdots\cdots 100\,ml \end{cases}$$

3) CPD液
$$\begin{cases} クエン酸ナトリウム\cdots\cdots\cdots 2.630\,g \\ クエン酸\cdots\cdots\cdots\cdots\cdots\cdots\cdots 0.327\,g \\ リン酸二水素ナトリウム(2水塩)\cdots 0.251\,g \\ ブドウ糖\cdots\cdots\cdots\cdots\cdots\cdots\cdots 2.320\,g \\ 蒸留水を加えて全量100\,ml,pH 5.4〜5.8 \end{cases}$$

ACD-A液,CPD液ともに高圧滅菌,ACD-A液30 ml,CPD液28 mlに各血液200 mlを加え,冷蔵庫に保存する.3週間使用できる.

このほかACDあるいはCPD採血した濃厚赤血球にadenine, mannitol, NaClを加えると,液状で赤血球の6週間の保存が可能であることが報告されている.

b) 凍結して保存する方法

患者や供血者のまれな血液型の血球の長期保存には凍結保存をする.凍結による溶血を防ぐためにグリセリンを加えて凍結する.解凍過程が完全であれば,血球は使用前は直接抗グロブリン試験は陰性である.40% glycerol添加法(Chaplin & Mollison法)[1],AABB処方A法・B法[2]がある.

(小暮正久)

文献

1) Chaplin H, Mollison PL : Improved storage of red cells at −20℃. *Lancet* **i** : 215-219, 1953.
2) American Association of Blood Banks : Technical Manual 7 th ed, pp 333-335, 1977.

参考文献

1) Mollison PL : Blood Transfusion in Clinical Medicine, Blackwell Scientific, Oxford, 1983.
2) 遠山 博(編著):輸血学(改訂第2版),中外医学社,東京,1989.
3) American Association of Blood Banks : Technical Manual (10 th ed), AABB, Arlington, VA, 1990.

3.3 適合試験

赤血球の輸血時には免疫学的に惹起される溶血性輸血反応を可能な限り起こさないような血液を選択して輸血する．そのための血清学的検査を適合試験という（2.2-(1)参照）．

（1） 適合試験の諸要素

通常，赤血球輸血はABO式血液型の同型輸血を行う．患者が$Rh_0(D)$陰性の場合はABO式同型で，かつ$Rh_0(D)$陰性血を輸血する．患者が臨床的に意義のある不規則抗体をもっていることが明らかな場合は，対応する抗原をもたない血液を選ばなければならない．これらの目的を満たすために，適合試験は次のものからなる．

1) 供血者のABO式血液型と$Rh_0(D)$血液型，不規則抗体スクリーニング．
2) 受血者のABO式血液型と$Rh_0(D)$血液型，不規則抗体スクリーニング（過去の血清学的検査記録を含む）．
3) 交差適合試験（クロスマッチ）：受血者の血清（または血漿）と供血者の赤血球の反応をみる主試験と，受血者の赤血球と供血者の血清（または血漿）の反応をみる副試験とがある．

さらに事務的な処理と記録を含めて，1)と2)が正確に行われていることが重要である．

過去に血清学的検査が行われていればその記録を再調査する．その理由は，抗原刺激がなければ，時間とともに不規則抗体の抗体価（濃度）は検出感度以下に低下して2)および3)の段階でチェックできなくなることもあるからである[1]．また，過去3カ月以内に輸血歴または妊娠歴のある場合には，抗体の新たな産生を見逃さないために，クロスマッチは輸血予定日前3日以内に採血した検体を用いることが望ましい．

副試験は主試験に比して重要性が低いため，1)と2)の受血者のABO式血液型検査が正しく行われているという前提のもとに，わが国の"輸血療法の適正化に関するガイドライン"（健政局長通知502，平成元年9月；以下ガイドライン）により廃止される方向にある．それは供血者が臨床的に意義のある抗体をもっていることは少ないこと，抗体があれば不規則抗体スクリーニングによって除外されること，たとえ輸血されたとしても受血者血漿により希釈されてしまうことなどによる．

現在日赤血液センターでは業務標準によって，すべての献血者血液について不規則抗体スクリーニングを義務づけており，抗体陰性血のみが供給されている．また，赤血球濃厚液中の血漿量は全血の1/3であり，赤血球の保存液であるMAPが添加された赤血球製剤中の血漿量は全血の10％以下と量的にも少なくなっている．

文 献
1) Ramsey G, Larson P : Loss of red cell alloantibodies over time. *Transfusion* **28** : 162-165, 1988.

（2） ABO式血液型の重要性

ABO式血液型が重要視されるのは，血清中に抗A，抗B，抗A, B抗体（凝集素ともいう）が存在し，型の異なる赤血球が輸血されると血管内溶血を起こし，通常重篤な副作用をみるからである．ABO式血液型を検査する際には，血球の抗原を調べるおもて検査と血清中の抗A，抗B，抗A, B抗体の存在を調べるうら検査とを行う(1.5-(1)参照)．これらおもて検査とうら検査が表3.2, 3.3のごとく一致することによって，ABO式血液型が確定する．これをLandsteinerの法則という．両検査が不一致の場合には精査することなく型判定を行ってはならない．そのような場合に輸血を必要とするならばO型の赤血球を輸血する．

ABO式血液型の重要性は，アメリカ食品医薬品局（FDA）に報告された致死的免疫学的溶血反応の73.5％がABO型不適合によることからも明らかである[1]．ABO異型輸血は，最初の検査用血液の採取から最終的な輸血を実施するまでのいずれの段階でも起こりうる人為的過誤による．

最近コンピューター化により，過去の記録を瞬時に参照し，型適合性を自動的にチェックできるようにすることは，人為的な過誤を防止するうえで有用と考えられる．このような過誤を避けるためには，各施設の輸血検査に関する精度管理とと

もに，院内の輸血業務全体の手順も適正に行われるよう体制を整備すべきである．

文 献

1) Sazama K：Reports of 335 transfusion-associated deaths：1976 through 1985. *Transfusion* **30**：583-591, 1990.

（3） Rh_0(D)血液型

Rh_0(D)血液型の重要性はRh式血液型の中では最も免疫原性が強く，抗D抗体は新生児溶血性疾患や溶血性輸血副作用の原因となるばかりでなく，わが国ではRh_0(D)陰性者が0.5％とまれであることから，適合血が得がたいことにある．近年，Rh_0(D)同型輸血が徹底し，さらにRh_0(D)陰性産婦に抗D免疫グロブリン投与が行きわたってきたことから，抗D抗体の保有率は著しく減少した．

Rh_0(D)血液型の検査は抗D試薬と混合直後に遠心して凝集の有無で判定するが，凝集をみない場合には引き続き抗グロブリン試験を行う（3.2-(2)参照）．この試験で凝集をみればD^u型と判定する．わが国では従来D^u型の受血者はRh陰性，D^u型の供血者はRh陽性として取り扱われている．D^u血球がD陰性血として供給されると抗D抗体を産生する可能性のあることと，抗D抗体保有者に輸血されれば赤血球の破壊が進む可能性があることによる．

しかしながら，D^u型血球の免疫原性は低いと予想され，供血者のD^u型検査をやめてD陰性血（2～3％はD^u型）としてD陰性の人に輸血しても同種免疫を生じないとされている[1~3]．

わが国のガイドラインにおいては，D^u型検査は必須のものとはされていない．なお，D陽性者にD陰性血を輸血することはまったく問題はない．さらに，患者がD陰性の場合，特に女児もしくは妊娠可能な女性の場合は，血小板製剤もできるだけD陰性のものを使用するように努めるが，D陽性血を用いなければならないときには，抗D免疫グロブリンの事後の投与により，抗D抗体の産生を予防できることがある．

文 献

1) Contreras M, Knight RC：Controversies in transfusion medicine. Testing for D^u：Con. *Transfusion* **31**：270-272, 1991.

2) Stroup M：Controversies in transfusion medicine. D^u testing：Pro. *Transfusion* **31**：273-276, 677-678, 1991.

3) van Rhenen DJ：International round table conference on the definition of the Rh-negative blood donor. *Vox Sang* **58**：254-255, 1990.

（4） 不規則抗体スクリーニングの意義と検査法

不規則抗体とは，常在する抗A，抗B，抗A,B抗体以外の抗体で，通常は存在しない抗体を称する．これらの抗体のうち臨床的に意義のある抗体が問題となる．そのような抗体とは，輸血された赤血球の寿命短縮をきたすもので，検査上37℃で反応する免疫抗体であり，通常IgGに属する．室温のみで反応する抗体は臨床的には重要性をもたない[1]．

不規則抗体スクリーニングは，臨床的に最も重要な抗原型を表現している2～3種類のO型血球（パネルセル）と患者血清との各反応から，患者の血清中にある不規則抗体の有無をみる方法（図3.7）であり，今では適合試験に必須のものとして組み込まれつつある．不規則抗体スクリーニングで

			Rh-hr								KELL						DUFFY		KIDD		Sex Linked	LEWIS		MNS				P	LUTHERAN		特殊抗原型		検査成績					
Cell No.	Genotype	Donor Number	D	C	E	c	e	f	C^w	V	K	k	Kp^a	Kp^b	Js^a	Js^b	Fy^a	Fy^b	Jk^a	Jk^b	Xg^a	Le^a	Le^b	S	s	M	N	P_1	Lu^a	Lu^b		Cell No.						
1	R_1R_1	23422	+	+	O	O	+	O	O	O	+	+	O	+	O	+	+	w +	O	+	O	+	O	O	+	+	+	+	O	+	Fy^x	1						
2	R_2R_2	42749	+	O	+	+	O	O	O	O	O	+	O	+	O	+	O	+	+	+	+	O	+	+	O	+	O	w +	O	+		2						
3	rr	81854	O	O	O	+	+	+	O	O	O	+	O	+	O	+	+	O	+	O	+	+	O	+	+	O	+	w +	O	+		3						
	Patient Cells																																					

Reagent Red Blood Cells
Surgiscreen*

LOT NO. 3SS539
EXP. DATE 23 JUL 1991

Antigram*
Antigen
Profile

図3.7 O社の不規則抗体スクリーニング用パネルセル（3種類の血球を使用する例）

			Rh-hr								KELL						DUFFY		KIDD		Sex Linked	LEWIS		MNS				P	LUTHERAN		特殊抗原型		検査成績
Cell No.	Rh-hr	Donor Number	D	C	E	c	e	f	C^w	V	K	k	Kp^a	Kp^b	Js^a	Js^b	Fy^a	Fy^b	Jk^a	Jk^b	Xg^a	Le^a	Le^b	S	s	M	N	P_1	Lu^a	Lu^b		Cell No.	
1	$R_1^wR_1$	11254	+	+	0	0	+	0	+	0	0	+	0	+	0	+	+	+	+	+	+	0	+	+	+	0	+	$+^s$	0	+	Bg(a+)	1	
2	R_1R_1	23274	+	+	0	0	+	0	0	0	+	+	0	+	0	+	0	+	0	+	+	0	+	0	+	+	+	+	0	+		2	
3	R_2R_2	42664	+	0	+	+	0	0	0	0	0	+	0	+	0	+	0	+	+	0	+	0	+	0	+	0	+	+	0	+		3	
4	R_0r	91798	+	0	0	+	+	+	0	+	0	+	0	+	0	+	0	0	+	+	+	0	0	0	+	+	+	+	0	+	Bg(b+)	4	
5	r'r	61322	0	+	0	+	+	+	0	0	0	+	0	+	0	+	+	+	+	+	+	+	0	+	0	+	+	+	0	+		5	
6	r"r	71294	0	0	+	+	+	+	0	0	0	+	0	+	0	+	+	0	0	+	0	+	0	+	+	0	+	0	0	+		6	
7	rr	83826	0	0	0	+	+	+	0	0	+	+	0	+	0	+	0	+	0	+	+	0	+	0	+	+	0	+	+	+		7	
8	rr	83739	0	0	0	+	+	+	0	0	0	+	0	+	0	+	+	0	+	0	+	0	+	+	0	+	0	$+^w$	0	+		8	
9	rr	81782	0	0	0	+	+	+	0	0	0	+	0	+	0	+	+	0	0	+	+	+	0	0	+	+	+	0	0	+	Co(a+b+)	9	
10	rr	81448	0	0	0	+	+	+	0	0	0	+	0	+	0	+	+	+	+	+	+	0	0	0	+	0	+	$+^w$	0	+		10	
11	R_1R_1	23614	+	+	0	0	+	0	0	0	0	+	0	+	0	+	+	+	+	0	+	+	0	+	0	+	0	$+^w$	0	+	Yt(a−)	11	
	Patient Cells																																
反応様式			37°C/Antiglobulin								Antiglobulin											Variable				Cold			Var.				

Reagent Red Blood Cells
Resolve* Panel A

Lot No. RA668
Exp. Date 5 NOV 1991

Antigram* Antigen Profile

図 3.8　O社の抗体同定用パネルセル（11種類の血球を使用する例）

抗体が検出された場合には，各種の血液型をもつ赤血球を10種類程度組み合わせて凝集反応の出方により，抗体の種類を同定する（図3.8）．量効果を示す血液型については，ホモ接合体の血球を使用したパネルセルの方が，ヘテロ接合体のそれより感度がよい[2,3]．

伝統的にはクロスマッチが不規則抗体のチェック機能も担っていたが，クロスマッチ用の血球は各種の赤血球抗原を効率よく保有しているとは限らないこと，凝集をみた場合には適合血の供給が遅れることにもなりかねないこと，さらに血液の保存条件によっては不規則抗体の検出能が低い場合があることなどの問題がある（表3.5）．一方，不規則抗体スクリーニングを抗原型の明らかなパネルセルを用いて各種の方法で前もって行うことによって，不規則抗体の検出された場合にはあらかじめ血液を確保して効率のよりクロスマッチを行い，適合血を準備できることになる．

表 3.5　赤血球抗体の臨床的重要性に影響する因子

1. 抗体の性質
   - a　免疫グロブリンのクラス
   - b　IgGのサブクラス
   - c　特異性
   - d　反応温度
   - e　補体活性化能
   - f　親和性
   - g　未知の質的差異？
2. 赤血球に結合したIgGや補体の量
3. 標的抗原の特質
   - a　細胞膜上の抗原量
   - b　細胞膜上の抗原分布
   - c　組織や体液内の抗原の存在
4. 循環中の赤血球に存在する補体のタイプ
5. 受血者の網内系の活性

（Garratty G：Immune Destruction of Red Blood Cells, AABB, 1989）

赤血球同種抗体が体内で溶血を起こすか否かを十分に予知できる試験法は存在しないことから，過去の臨床経験に基づくものである（表3.7）．溶血反応を引き起こす抗体の性質としては，特異性と37°C反応性の2つが最重要と考えられている．

検査法には数多くの術式がある（表3.6）．不規則抗体スクリーニングとしては一般的には食塩液法（室温），抗グロブリン試験，酵素処理法が行われている．最も推奨できるのは抗グロブリン試験である．通常，抗グロブリン試験と鋭敏な酵素法（ブロメリン，フィシン，パパインなど）の2つを

表 3.6　適合試験法の術式

in vitro compatibility test：
1. hemagglutination techniques
   - a. saline；immediate-spin saline crossmatch test
   - b. albumin
   - c. antiglobulin test
   - d. proteolytic enzyme；bromelin, ficin, papain, trypsin
   - e. LISS (low-ionic strength solutions)
   - f. polybrene
2. monocyte-macrophage phagocytosis assays

in vivo compatibility test：
radiolabeled red cell survival test：^{51}Cr, ^{99m}Tc, ^{99m}Tc & ^{111}In

行えば，不規則抗体スクリーニングの目的はほぼ達成される．

酵素法では，血球を酵素処理することにより喪失する抗原（MNSs，Duffy，Diego など）があることや，非特異的反応をみることがある．"酵素法でしか発見されない抗体"すなわち，抗 Le^a，抗 Le^b，抗 P_1 のすべてが臨床的に重要というわけではない（表3.7）．

抗グロブリン試験の溶媒として低イオン強度溶液（LISS）を使用することによって反応は促進される（LISS-AGT）．

表3.7 赤血球同種抗体の臨床的重要性

group 1 臨床的に重要な抗体
ABO
Rh
Kell
Kidd
Duffy
Diego
SsU（欧米のみ）
group 2 良性抗体
Ch^a/Rg^a
Xg^a
Bg
"HTLA"
Cs^a
Kn^a
McC^a
JMH
group 3 37℃反応性でなければ臨床的重要性はないが，37℃で反応するとき重要でありうる抗体
Lewis（Le^a/Le^b）
M, N
P_1
Lutheran（Lu^a/Lu^b）
A_1
group 4 時に臨床的に重要な抗体
Yt^a
Vel
Ge
Gy^a
Hy
Sd^a
York（Yk^a）

(Petz LD：Clinical Practice of Blood Transfusion, 2nd ed, Churchill Livingstone, 1989)

group 1 の抗体（過去に陽性だったときを含め）は，不適合血を輸血されれば溶血性副作用を起こすことが予想される．group 2 の抗体は in vitro での不適合と無関係に抗原陽性血を輸血してよい．group 3 の抗体は多くが低温でのみ反応する．37℃で反応するとき，臨床的に重要でありうると考えられる．抗 Le^a の少数例のみが重篤な溶血を起こし，抗 Le^b ではさらにまれである．試験管内で溶血を起こす Lewis 抗体の場合は抗原陰性血を輸血する．group 4 の抗体の場合，たとえ in vivo での赤血球生存試験を行って許容範囲であることがわかっても，適合血を輸血する．赤十字希れ血登録の利用や家族，特に兄弟に適合供血者を探す．可能ならば自己血輸血も考慮する．抗原陽性の不適合を輸血せざるをえないときは，ゆっくり少量（15〜20 ml の赤血球濃厚液を 30 分以上かけて）を注意深く，免疫学的溶血の諸症状と血色素尿の有無を観察しながら輸血し，量を最小限にとどめる．遅発性溶血性副作用にも注意する．

文献

1) Arnt P, Garratty G：Evaluation of the optimal incubation temperature for detecting certain IgG antibodies with potential clinical significance. *Transfusion* **28**：210-213, 1988.
2) Shulman IA：Influence of reagent red cell zygosity on anti-Fy^a detection. *Lab Med* **20**：37-39, 1989.
3) Shulman IA, Nelson JM, Okamoto M, et al：Dependence of anti-Jk^a detection on screening cell zygosity. *Lab Med* **16**：602-604, 1985.

（5） クロスマッチの役割

クロスマッチを行う目的は2つある．1つは患者血清についての不規則抗体スクリーニングでは見逃されやすい低頻度抗原に対する抗体を含めて検出することであり，もう1つは ABO 式血液型の確認検査である．

したがって，クロスマッチの術式としては 37℃で反応する臨床的に意義のある不規則抗体を検出しやすいことと，ABO 型不適合をチェックできることが必要とされる．従来より不規則抗体スクリーニングと同様に食塩液法(室温)，間接抗グロブリン試験（indirect antiglobulin testing, IAT），酵素処理法（わが国ではブロメリン法が一般的）が行われている．

これら術式中の1法のみを行うとすれば，わが国における不規則抗体の検出率からして，ブロメリン法が推奨されている．それは感作後の初期抗体の検出に優れていることと，Rh や Kidd 抗体を感度よく検出でき，抗 A，抗 B 抗体との反応も増強されることによる．しかし，酵素処理で喪失する抗原に対する抗体が検出できないことがある（MNSs，Duffy，Diego など）．また，ブロメリン法ではまれならず非特異的凝集反応（自己対照—自己血球と自己血清の組み合わせ—を含めて，すべての組み合わせのクロスマッチが同程度の凝集を示す）をみることがある．この場合には IAT を行って凝集反応が認められなければ適合として輸

血する．緊急時には，非特異的反応と判断される反応をみた場合にはそのまま輸血することは経験的に問題ないと考えられる．

検査法は次のごとくである．血清2滴を試験管に入れ，生食液浮遊の2～5％血球浮遊液を1滴加え，混合する．ただちに遠心（1000 rpm，1分または3400 rpm，15秒）して凝集ないし溶血の有無をみ，記録する（食塩液法）．ついで，室温で15分（省略可）あるいは37℃で30分間インキュベートし，遠心（1000 rpm，1分または3400 rpm，15秒）して凝集ないし溶血の有無をみ，記録する．この37℃でのインキュベート後に生理食塩液で3～4回洗浄して，最後に洗浄液を十分に除去する．赤血球のみの沈層に抗グロブリン試薬を，製造メーカーの指示に従って滴下し，混合する．遠心後に凝集の有無を観察し，記録する．凝集のみられない場合にはIgG感作血球を添加して，凝集のみられることを確認する．IATでは洗浄操作が特に重要である．

ブロメリン法では，通常1段法が行われている．血清2滴に2～5％の生食液浮遊血球1滴と，0.5％ブロメリン溶液1滴とを加え，37℃，15分間インキュベート（緊急時には省略可）し，遠心（1000 rpm，1分または3400 rpm，15秒）後に凝集の有無を観察する．2段法では血球とブロメリン液とを混合して37℃で5～10分インキュベートし，1回洗浄（省略可）後に血清を添加し，以後は同様に行う．

近年，輸血用血液と患者血清の不規則抗体スクリーニングが行われるようになって，クロスマッチの意義が見直されている[1]．1970年代の後半よりクロスマッチの副試験が省略される方向にある．わが国のガイドラインでも血液型と不規則抗体スクリーニングが正しく行われていて，ABO同型を使用することを前提として副試験は省略してもよいとされている．さらに，同様な前提条件のもとに，赤血球をほとんど含まない（肉眼的に赤くない）血小板濃厚液や新鮮凍結血漿では主・副試験を省略してもよい．それはクロスマッチが本来赤血球輸血時の抗原抗体反応をみる検査法であるからである．

また，臨床的に意義のある抗体は37℃で反応する抗体であることから，室温での反応は省略しても

もよいのではないかと考えられるようになってきている[1]．

さらに，1980年代になって，型・スクリーン法（type and screen, T & S）の考え方が普及してきた．型とはABO，Rh_0(D)を意味し，スクリーンとは不規則抗体スクリーニングのことである．不規則抗体スクリーニングで臨床的に有意な抗体が検出されず，過去にもそのような抗体が検出されたことがない場合には，IATによるクロスマッチで臨床的に有意な抗体が検出されることはまれである．そこで，待機的手術例で，輸血する頻度が低く（通常30％以下），たとえ輸血するとしても量が少ない場合（400～600 ml以下）には，術前に血液型と不規則抗体スクリーニングのみを行って，不規則抗体陰性，Rh陽性であればクロスマッチをした血液は準備しないでおく．万一輸血が必要となったときには，IATは行わずにABO同型の輸血用血液についてABOの適合性をみる検査である食塩液法のインキュベーションをしない迅速法（immediate spin test, IST）で主試験のみを行うか，あるいは抗A，抗B試薬でABO同型を確認して輸血する．これをT & Sと称する．T & Sは検査費用と時間の節減に役立つとともに，血液の有効利用にもなり，簡単なことから，事務的ミスも少なくなるものと期待されている．

問題点としては抗体スクリーニング陰性でIATによるクロスマッチ陽性の臨床的に意義のある抗体の頻度であるが，それは約17000件のクロスマッチに1抗体と非常にまれである[1]．しかも，そのような抗体不適合血を輸血されても臨床的にはまったくなんらの症状も認められなかったという[2,3]．T & Sはわが国においても次第に定着しつつあるが，T & Sの実施に際しては，不規則抗体スクリーニングの技術レベルの向上とパネル血球の抗原構成についての配慮が必要である．

一方，ABO型については，まれではあるが，受血者の抗Aや抗B抗体価が高いとき，偽陰性を生じること（prozone現象）[4]や，B型受血者血清とA_2B型供血者血球の間のISTが陰性（ABO不適合にもかかわらず適合）と誤判定されるのは38％もあるという[5,6]（ただし，ABO型のうら検査をすれば誤認は避けられる）．しかしながら，これらの血液型の頻度をみると，白人ではA_2型10％，

A_2B 型 1％，それぞれ A 型の 23％および AB 型の 20％であるが，日本人ではまれで A 型の 0.2％，AB 型の 1.5％程度であるから，実際上の誤判定の頻度はさらにまれといえる（1.5 赤血球型参照）．

待機的手術例で確実に輸血が行われることが予想される場合には，型通りにクロスマッチを行って必要とされる輸血用血液を準備する．この際，過去に行われた手術症例について，術式別に輸血量（T）と準備血液量（C）とを調べて，実際の準備血液量を平均輸血量の 1.5 倍（C/T 比）程度としてクロスマッチを行うようにする．これを最大手術血液準備量（maximum surgical blood order schedule, MSBOS）という．この C/T 比は各施設ごとに異なり，時期的にも変動しうるものであることから，ある期間ごとに算出しなおすことも必要である．

MSBOS は T ＆ S とともに血液の有効利用ならびに検査費用，技師の労力節減に役立つ．

文 献

1) Garratty G：Abbreviated pretransfusion (compatibility) testing. "What are the risks?" 日輸血会誌 37：687-694, 1991.
2) Shulman IA, Nelsen JM, Saxena S, et al：Experience with the routine use of an abbreviated crossmatch. *Am J Clin Pathol* 82：178-181, 1984.
3) Heddle NM, O'Hoski P, Singer J, et al：A prospective study to determine the safety of omitting the antiglobulin crossmatch from pretransfusion testing. *Br J Haematol* 81：579-584, 1992.
4) Judd WJ, Steiner EA, O'Donnell DB, et al：Discrepancies in reverse ABO typing due to prozone. How safe is the immediate-spin crossmatch? *Transfusion* 28：334-338, 1988.
5) Berry-Dortch S, Woodside CH, Boral LI：Limitations of the immediate spin crossmatch when used for detecting ABO incompatibility. *Transfusion* 25：176-178, 1985.
6) Shulman, IA, Nelson JM, Lam HT, et al：Unreliability of the immediate-spin crossmatch to detect ABO incompatibility. *Transfusion* 25：589, 1985.

（6） 実施体制のあり方

供血者の赤血球と受血者の血清との適合試験は進歩し改善されたといえども，現在もなお，溶血性輸血副作用が致死的な即時型輸血反応の最もありふれた原因である．今日，その頻度は少なくなってきたものの，報告された死亡例の大半が予防可能なものであり，ラベルの貼り違えや患者の取り違えなどの事務的過誤がその 7 割を占める．これらの大半は輸血部の外で起きていることから，関係者はこれらの人為的過誤を最小にするために努力を惜しんではならない．他方，すべての溶血性輸血副作用を予防できることを望むのは非現実的であり，現在の抗体検出法はすべての抗体を検出できるほど鋭敏ではなく，遅発性溶血性副作用を予知することもできないことを理解すると，適合試験は輸血検査担当者に心身面で多くの負担をかけている問題といえる．したがって，ガイドラインにもあるように，安全でなおかつタイムリーに血液を供給できるように，適合試験をどのように行うかを各施設の実状に合わせて選択決定することが必要とされる． （大塚節子）

文 献

1) 健政局長通知 502：輸血療法のガイドライン．臨床病理（特集 88 号），1991.
2) Petz LD：Red cell compatibility testing：clinical significance and laboratory methods. Clinical Practice of Blood Transfusion, 2nd ed (Petz, Swisher, eds), pp 173-211, Churchil Livingstone, New York, 1989.
3) Shulman IA：Controversies in red blood cell compatibility testing. Immune Destruction of Red Blood Cells (Nance ST, ed), pp 171-199, American Association of Blood Banks, Arlington, Virginia, 1989.
4) Garratty G：Factors affecting the pathogenicity of red cell auto- and alloantibodies. *ibid* pp 109-169, 1989.
5) Mollison PL, Engelfriet CP, Contreras M：Blood Transfusion in Clinical Medicine, 8th ed, pp 454-586, Blackwell Scientific, Oxford, 1987.
6) Walker RH：Application of serological principles of transfusion practice. Technical Manual, 10th ed, pp 269-339, 1990.

3.4 血清タンパク型と酵素型

血清タンパクおよび酵素にみられる多型は，赤血球抗原の遺伝標識による血液型と異なり，タンパク自体の生化学的組成の差異を基盤としている．したがって，型判定には各種電気泳動法が汎用される．血清タンパク型および酵素型検査に利用される主な分離法ならびに検出法を表3.8に示したが，現在最もよく利用されている分離法は，ポリアクリルアミドゲル等電点電気泳動法である．また血清タンパク型の検出法では，免疫ブロット法が主流である．表3.9と表3.10に各血清タンパク型と酵素型の検査に必要な分離法と検出法ならびに諸条件を示してある．

表3.8 血清タンパク型と酵素型の分離法および検出法

分離法	検出法
デンプンゲル電気泳動法(SGE)	タンパク質染色法
アガロースゲル電気泳動法(AGE)	免疫固定法
ポリアクリルアミドゲルスラブ電気泳動法(PAGE)	免疫ブロット法
セルロースアセテート膜電気泳動法(CAME)	活性染色法
ポリアクリルアミドゲル等電点電気泳動法(PAGIEF)	赤血球凝集阻止試験

1955年，Smithiesがデンプンゲル電気泳動法を用いてHP型の遺伝的多型の存在を明らかにしたが，この分離法は現在ではあまり用いられな

表3.9 血清タンパク型検査法の諸条件

形質	分離法	検出法	諸条件	
Gm		赤血球凝集阻止試験		
Km		〃		
HP	PAGE	活性染色法		
GC	PAGIEF	免疫ブロット法		ゲル：pH 4.5～5.4
TF	〃	タンパク質染色法	試料：NANAse処理	ゲル：pH 4.5～6
PI	〃	〃	試料：DTT/IAC処理	ゲル：pH 4.2～4.9(ACES)
C1R	〃	免疫ブロット法	試料：NANAse処理	ゲル：pH 4～6.5, 6.0 M尿素
C4	AGE	〃	試料：NANAse/CARB-B処理	
C2	PAGIEF	〃		ゲル：pH 5～7
C3	AGE	タンパク質染色法		
C6	PAGIEF	免疫ブロット法	試料：NANAse処理	ゲル：pH 5～7
C7	〃	〃	〃	ゲル：pH 5～7
C81	〃	〃	〃	ゲル：pH 3～9, 3.1 M尿素
BF	AGE, PAGIEF	〃		ゲル：pH 4～6.5
IF	PAGIEF	〃	試料：NANAse処理	ゲル：pH 3～9, 1.0 M尿素
F13A	〃	〃		ゲル：pH 4～6.5
F13B	〃	〃	試料：NANAse処理	ゲル：pH 4～6.5
PLG	〃	〃	〃	ゲル：pH 3.5～9.5
AHSG	〃	〃	〃	ゲル：pH 4.5～5.4

NANAse=neuraminidase, DTT=dithiothreitol, IAC=iodoacetic acid, ACES=N-(2-acetamido)-2-aminoethane sulphonic acid, CARB-B=carboxypeptidase B

表3.10 酵素型検査法の諸条件

形質	分離法	検出法	諸条件		
ACP	PAGIEF	活性染色法	試料：DTT処理	pH 6～8,	検出：CAM
PGM	〃	〃	〃	ゲル：10%ショ糖, pH 5～7,	検出：AG
ESD	〃	〃		pH 4～6.5,	検出：CAM
GPT	〃	〃		ゲル：10%ショ糖, pH 6～8,	検出：CAM
PGD	CAME	〃	〃		検出：AG

DTT=dithiothreitol, CAM=cellulose acetate membrane overlay, AG=agarose gel overlay

3.4 血清タンパク型と酵素型

表 3.11 ガロースゲル電気泳動法(AGE)の諸条件

C3型, BF型
装置：LKB Multiphor
ゲル用緩衝液 (pH8.6, μ=0.025)
0.023M　バルビタールナトリウム　4.74 g
0.0037M　バルビタール　0.681 g
0.0008M　乳酸カルシウム　0.277 g
蒸留水を加えて1 l とする
電極槽用緩衝液 (pH8.6, μ=0.065)
0.06M　バルビタールナトリウム　12.57 g
0.0106M　バルビタール　1.95 g
0.0018M　乳酸カルシウム　0.55 g
蒸留水を加えて1 l とする
ゲル：1%，湿潤箱で1〜3日保存したものを使用する
泳動条件：20V/cm², 4℃

表 3.13 セルロースアセテート膜電気泳動法 (CAME)の諸条件

PGD型
装置：セパラテック電気泳動装置（ゲルマン）
泳動槽用緩衝液 (pH6.8)
リン酸2ナトリウム・12H₂O　71.6 g
リン酸1カリウム　27.2 g
蒸留水を加えて2 l にする
膜用緩衝液
泳動槽用緩衝液を30倍に希釈
泳動条件：250V, 40分, 4℃

表 3.14 ポリアクリルアミドゲル等電点電気泳動法 (PAGIEF)の諸条件

ほとんどの血清型, 酵素型
装置：LKB Multiphor
ストック溶液
A溶液　　　　　　　　　　　B溶液
アクリルアミド 29.1 g　　BIS-アクリルアミド 0.9 g
蒸留水を加えて100 ml と　蒸留水を加えて100 ml と
する　　　　　　　　　　　する
C溶液（使用直前に調製）
過硫酸アンモニウム 100 mg
蒸留水を加えて10 ml とする
ゲル：(110×240×0.5 mm)
A　　3.5 ml
B　　3.5 ml
両性担体　1.5 ml（血清タンパク型，酵素型により選択）
蒸留水　12.0 ml（必要により尿素，ショ糖などを添加）
脱気　10分
C　　0.5 ml
TEMED　5 μl
電極液：血清タンパク型，酵素（ACP型）
陽極：1.0 M H₃PO₄, 陰極：1.0 M NaOH
酵素型（PGM型，ESD型，GPT型）
陽極：0.1 M H₃PO₄, 陰極：0.1 M NaOH
泳動条件：血清タンパク型，酵素型（ESD型，GPT型）
1000 V, 10 W, 2〜4時間, 4℃
酵素型（PGM型，ACP型）
2000 V, 10 W, 2〜3時間, 4℃

表 3.12 ポリアクリルアミドゲルスラブ電気泳動法 (PAGE)の諸条件

HP型
装置：ミニスラブゲル電気泳動装置（アトー）
ストック溶液

A溶液 (pH 8.9)	B溶液 (pH 6.7)
1N HCl　48 ml	1N HCl　48 ml
Tris　36.6 g	Tris　5.98 g
TEMED　0.23 ml	TEMED　0.46 ml
蒸留水を加えて100 ml とする	蒸留水を加えて100 ml とする
C溶液	D溶液
アクリルアミド 29.2 g	アクリルアミド 10.0 g
BIS　〃　0.8 g	BIS　〃　2.5 g
蒸留水を加えて100 ml とする	蒸留水を加えて100 ml とする
E溶液	F溶液 (pH 8.3)
リボフラビン 4 mg	Tris　6.0 g
蒸留水　100 ml	グリシン 28.8 g
	蒸留水を加えて1 l とする
	泳動槽用緩衝液として使用

G溶液（使用直前に調製）
　過硫酸アンモニウム 0.14 g
　蒸留水　100 ml
ゲル：(90×90×1.0 mm)

分離ゲル(7.5%)		濃縮ゲル	
A	1.25 ml	B	0.5 ml
C	2.5 ml	D	1 ml
G	10 ml	E	1 ml
蒸留水	2.5 ml	蒸留水	2 ml

濃縮ゲルは蛍光灯下で重合する

試料：3 μl
　被検血清　　　10 μl
　ヘモグロビン溶液　5 μl
　40%ショ糖溶液　5 μl
泳動条件：10 mA（試料が分離ゲルに入るまで）
　　　　　30 mA（分離ゲル）

表 3.15 タンパク質染色法の諸条件

TF型, PI型, C3型
固定液
スルホサリチル酸　17.3 g
トリクロロ酢酸　57.5 g
蒸留水を加えて500 ml とする
脱色液
エタノール　500 ml
酢酸　160 ml
蒸留水を加えて2000 ml とする
染色液
クマシーブリリアントブルー R-250　0.46 g
脱色液　400 ml
染色
固定液：60分
脱色液：30分
染色液：10分 (60℃)
脱色液：バックグラウンドが脱色されるまで

表 3.16 免疫ブロット法の諸条件

ほとんどの血清タンパク型

膜用緩衝液
　25 mM Tris/192 mM glycine, 20% methanol, pH 8.3
ニトロセルロース膜 (0.45 μm)
　膜用緩衝液に1時間以上浸しておく．
ブロッティング
　1. 泳動の終了したゲルの上に，ニトロセルロース膜を添付する．
　2. 緩衝液に浸したろ紙を4枚重ね，さらにペーパータオルを重ね，その上にガラスプレートを置き500gの重しをのせる．室温に30分間放置．
ブロッキング（省略可）
　0.5% BSA-PBS, 60℃, 1時間
1次抗体（各血清タンパク型に特異的な抗血清）
　5.0% BSA-PBS で希釈した1次抗体にニトロセルロース膜を浸し，37℃で60分間放置後，0.05% Tween 20-PBS で5分間洗浄．
2次抗体（1次抗体の免疫動物に対応するもの）
　5.0% BSA-PBS で希釈したペルオキシダーゼ標識2次抗体に膜を浸し，37℃で60分間放置後，0.05% Tween 20-PBS で5分間洗浄．
　膜を 3,3'-diaminobenzidine tetrahydrochloride (3 mg/PBS)液に3% H_2O_2 を加えた液につけ，発色させた後，水道水で洗浄して乾燥させる．

表 3.17 HP 型の活性染色法

染色法
　ロイコマラカイト緑　　1 g
　氷酢酸　　　　　　　100 ml
　蒸留水　　　　　　　100 ml
　亜鉛粉5gを加え，色がなくなるまで沸騰させる．
泳動後のゲルを染色液に浸し10分間放置，2% H_2O_2 に浸し発色させる．

表 3.18 酵素型の活性染色法（AG overlay）

PGM（試料：（+）から2 cm）		PGD	
緩衝液		緩衝液	
0.02 M $MgCl_2$	10 ml	0.1 M Tris/HCl (pH 8.0)	12 ml
0.03 M Tris/HCl (pH 8.0)	30 ml	試薬	
試薬		6PG	20 mg
G1P	68 mg	NADP	2 mg
NADP	4 mg	MTT	4 mg
G6PD	8 unit	PMS	8 mg
PMS	4 mg	$MgCl_2$	120 mg
MTT	4 mg	agarose	120 mg
agarose	200 mg		

表 3.19 酵素型の活性染色法（CAM overlay）

ACP（試料：(−)から2 cm）

緩衝液	
0.05 M クエン酸ナトリウム (pH 5.0)	20 ml
染色用基質	
4-methylumbelliferyl phosphate	2.0 mg
グリセリン	2.6 ml

ESD（試料：(−)から2 cm）

緩衝液	
0.05 M 酢酸ナトリウム (pH 5.7)	20 ml
染色用基質	
4-methylumbelliferyl acetate （最少量のアセトンで溶解）	3.0 mg

GPT（試料：(−)から1 cm）
　トランスアミナーゼ測定用試薬（サンアッセイ TA-N）

表 3.20 血清タンパク型の試料添付位置

形質	塗布位置	形質	塗布位置
GC	(−)から1 cm	C81	(+)から2.5 cm
TF	(−)から2 cm	BF	(−)から1.5 cm
PI	(−)から2 cm	IF	(+)から2 cm
C1R	(+)から2 cm	F13A	(−)から1.5 cm
C2	(−)から2 cm	F13B	(−)から1.5 cm
C6	(+)から2 cm	PLG	(+)から2 cm
C7	(+)から2 cm	AHSG	(−)から1 cm

3.4 血清タンパク型と酵素型

表 3.21 赤血球凝集阻止試験

Gm 型, Km 型
1. 抗 D 感作血球の調製 　O 型の Rh 陽性赤血球を生理食塩水で 3 回洗浄後, Gm 特異的抗 D 血清と混合し 37℃ で 2 時間放置。冷生理食塩水で 3 回洗浄後, 0.1% ウシ血清アルブミン加生理食塩水で 0.2% 感作血球浮遊液とする。
2. 赤血球凝集抑制反応 　2 列のホールグラスの上下第 1 番目のホールに 10 倍希釈した Gm 陽性血清, 第 2 番目に Gm 陰性血清, 第 3 番目に被検血清各 1 滴を入れ, さらに上列には抗 Gm 血清各 1 滴, 下列には生理食塩水各 1 滴を入れ, 緩やかに 10 分間振盪する。すべてのホールに感作血球浮遊液を 1 滴ずつ加え, 1〜2 時間振盪後凝集の有無を判定する。

くなってきている。アガロースゲル電気泳動法は, C3 型, BF 型, C4 型などの検出に利用されているが, 表 3.11 に C3 型, BF 型の分離条件を示してある。ポリアクリルアミドゲル電気泳動法は, 電気泳動易動度と分子ふるい効果により分離されるが, 表 3.12 に HP 型の検出法を示してある。セルロースアセテート膜電気泳動法は, キット化されており, 操作が簡単で短時間で結果が出せる利点をもっている。表 3.13 に PGD 型の分離条件を示してある。

ポリアクリルアミドゲル等電点電気泳動法は, ゲルに加えた両性担体 (carrier ampholyte) が形成する pH 勾配上に, タンパクをタンパク固有の等電点によって分離する方法である。現在最もよく利用されている方法であるが, 表 3.14 にその条件を示してある。なお検出する血清タンパク型および酵素型に必要な pH 範囲は, 表 3.9 および表 3.10 に示してある。

表 3.15 から表 3.19 には, 各血清タンパク型および酵素型に必要な検出法が示してある。血清タンパク型は, 表 3.20 に示した試料位置に従って試料を添付し泳動を行うが, 酵素型も含めて, 各型判定に際しては, 検査試料だけでなく, 型の判明している対照試料を同時に泳動することが大切である。検出パターンは, そのときの条件により微妙に変化しているものであり, またバンドの類似した変異型を識別するためにも, 対照となる表現型のパターンと比較しながら型判定を行うことが必要である。

酵素型の検出法には, 基質をアガロースゲルで固めてゲルの上に添付する方法 (AG overlay) とセルロースアセテート膜に浸透させてゲルの上に添付する方法 (CAM overlay) とがある。ゲルの上に添付する際には, 間に気泡が入り込まないよう注意しなければならない。判定は, ACP 型と ESD 型は UV 照射下で観察する。GPT 型判定には, トランスアミナーゼ測定用試薬 (サンアッセイ TA-N) キットを用いると便利である。

Gm 型および Km 型検査は, 赤血球凝集阻止試験により行われる。この原理は, 抗 $Rh_o(D)$ 抗体は, IgG 分子であり Gm 抗原を担うから, 特定の Gm 抗原をもつ抗 D で感作した O 型 D 陽性赤血球は, 対応抗 Gm 抗体によって凝集する。対応 Gm 抗原を持つ被検血清をあらかじめ抗 Gm 抗体と混合すると両者は結合し, その結果, 感作赤血球を加えても凝集は起こらない。日本人の Gm 型検査には, 抗 G1m(a){1}, 抗 G1m(x){2}, 抗 G1m(f){3}, 抗 G3m(b1){5}, 抗 G3m(b3){13}, 抗 G3m(s){15}, 抗 G3m(t){16}, 抗 G3m(g){21}の 8 種類の抗血清が必要であるが, この中には, 市販されていないものもある。したがって, 2 種類の抗 Gm 血清, 抗 G1m(x){2}, 抗 G3m(b1){5}により, 4 つの表現型に分類する簡便法もよく利用される。Km 型は, Km(1), Km(2), Km(3) が知られているが, Km(1) と Km(2) は, 常に一緒に出現するので, Km(1) と Km(3) の検査をすれば十分である。表 3.21 にその検査法の概略を示してある。

(中村茂基)

3.5 HLA型

　Terasakiが1964年microdroplet lymphocyte cytotoxicity testを発表(*Nature* **204**：998, 1964)して以来，それまで用いられていた白血球凝集反応に比較して，再現性，感度にすぐれ，かつ抗血清，リンパ球の微量化が可能となったことから，この方法が広く世界で用いられるようになり，標準的な方法となっている．クラスI抗原のHLA-A，-B，-C座抗原，クラスII抗原の-DR，-DQ座抗原の検査に用いられ，最も普及している検査法である．HLA-D座抗原はリンパ球混合培養試験により，HLA-DP座抗原はPLTテストにより型分けされる．詳細は参考文献にゆずり，それぞれの方法の概略について述べる．

(1) リンパ球の分離（図3.9）
1) ヘパリン血を遠心（2000 rpm, 10分）．
2) 白血球層(buffy coat)を採取し，同量の生理食塩水またはHanks液で希釈．
3) 別の試験管にリンパ球分離液（Ficoll-Conray液など）をとり，2)を静かに重層する．
4) 遠心する（1800 rpm, 30分）．
5) 上から血漿・血小板層，リンパ球層，分離液層，顆粒球・赤血球層の4層に分かれる．
6) リンパ球層をピペットで採取し，Hanks液に浮遊する．
7) 遠心（2500 rpm, 5分）．
8) 沈渣にHanks液を加え，Fischer管に移し，トロンビン液（100 U/ml）を1滴加え，よく混和する．
9) 小さい塊ができたらただちに遠心（1000×g, 3秒）．
10) 上清のリンパ球液を別のFischer管にとり，遠心（1000×g, 1分）．
11) 上清を捨て，Hanks液で3回洗浄する．
12) 沈渣をMcCoy液に浮遊し，リンパ球濃度を調整する．

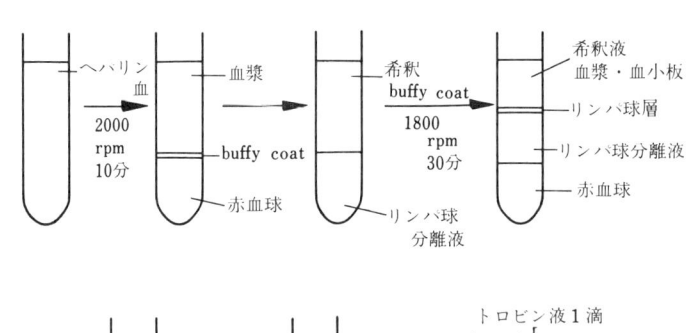

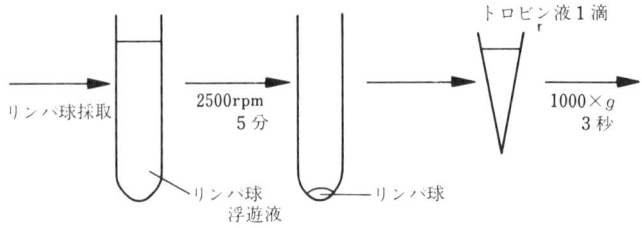

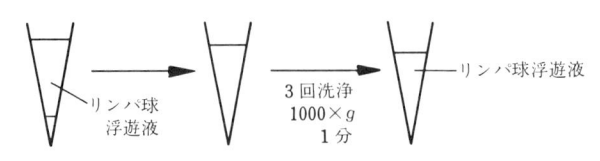

図3.9　リンパ球の分離

3.5 HLA型

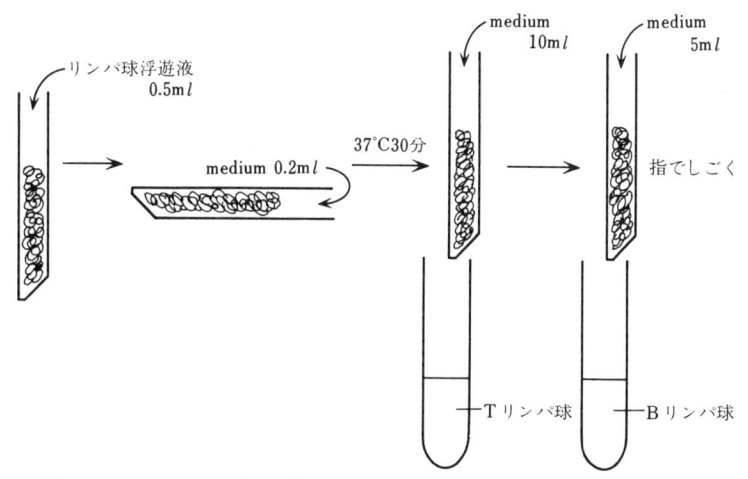

図3.10 T, Bリンパ球の分離

（2） T, Bリンパ球の分離（図3.10）

T, Bリンパ球の分離にはロゼット法などもあるが，現在はBリンパ球がナイロン線維に付着しやすい性質を利用したナイロンウールカラム法が一般に用いられている．

1) 直径5〜6 mmのプラスチックストローの一端を45°の角度に熱でシールし，これにMcCoy液中でよくほぐしたナイロンウールを約5 cm詰めておき，使用前にシールの一部を切り，37℃ McCoy液で洗浄する．

2) リンパ球浮遊液0.5 ml（McCoy液，$1〜5×10^7/0.5$ ml）をナイロンファイバーによく浸みこませる．

3) カラムを水平におき，乾燥を防ぐため，McCoy液を0.2 ml加え，37℃，30分静置する．

4) 37℃ McCoy液10 mlを加え，線維に付着していないTリンパ球を洗い流す．

5) カラムを指でしごきながら37℃ McCoy液5 mlを加えBリンパ球を洗い出す．

（3） リンパ球細胞毒試験（lymphocyte cytotoxicty test, LCT）（図3.11）

この試験の基本は色素排除法（dye exclusion test）を用いた抗原抗体反応である．細胞膜上のHLA抗原に抗体が特異的に反応し，これに補体が作用して細胞が死ぬ．これにエオジンを加えると死細胞は赤く染まる．

クラスI抗原の場合にはリンパ球またはTリンパ球を用いる標準的なLCTにより，クラスII抗原の場合はBリンパ球を用いるBリンパ球LCTにより検査を行う．Bリンパ球LCTでは反応時間，温度が標準的LCTと異なり，また補体もBリ

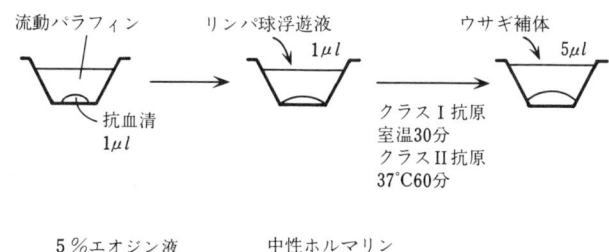

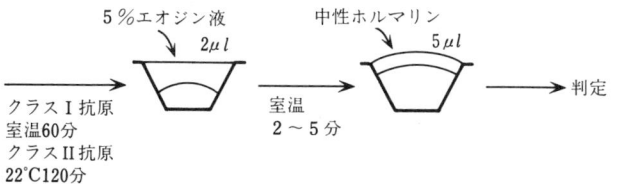

図3.11 リンパ球細胞毒試験

表3.22 リンパ球細胞毒試験の判定

死細胞の%	スコア	判定
70〜100	8	強陽性
40〜70	6	陽性
20〜40	4	疑陽性
10〜20	2	疑陰性
0〜10	1	陰性
判定不能	0	判定不能

ンパ球 LCT 用のものを用いなければならない．

1) 60個または72個の小穴（well）をもつマイクロテストプレートの各 well に流動パラフィンを入れ，これに判定用血清を1μlずつ入れる．1つの特異性には2種以上の血清を用いる．

2) リンパ球浮遊液を各 well に 1μl 入れる（1.5〜2×10³個）．クラスⅠ抗原では室温30分，クラスⅡ抗原では37℃，60分インキュベートする．

3) ウサギ補体を各 well に 5μl 加える．クラスⅠ抗原では室温60分，クラスⅡ抗原では22℃，120分インキュベートする．

4) 5％エオジン液を各 well に 2μl 加え，室温に2〜5分静置する．

5) 中性ホルマリンを 5μl 加える．

6) カバーグラスをかけ，位相差顕微鏡を使い判定する．

7) 判定：抗体と反応しなかった生きたリンパ球（生細胞）は白く光って見え，抗体と反応した死んだリンパ球（死細胞）はエオジンに染まり黒く，大きく，平板状に見える．各 well で死細胞の割合により判定スコアをつける（表3.22）．

（4） **リンパ球混合培養試験**（mixed lymphocyte culture test，MLC）

HLA-D座抗原の検査法である．方法の詳細は参考文献にゆずり，原理のみについて述べる．

HLA-D座の抗原がたがいに異なるリンパ球を混合して培養すると，リンパ球は幼若化し，分裂増殖を開始する．この反応の程度を培養の5〜6日目ごろ，³H-チミジンを培地に加え，これがDNAの合成に伴ってリンパ球に取り込まれる量で測定する．HLA-Dタイピングは D 座抗原がホモ接合体であるリンパ球（homozygous typing cell, HTC）との MLC で行われる．マイトマイシンCまたは放射線処理により DNA 合成，細胞分裂を抑えた HTC を刺激細胞（stimulator），検査するリンパ球を反応細胞（responder）とする1方向MLC（one way MLC）を行い，検体の MLC 反応が陽性（³H-チミジンを取り込む）の場合は検体と HTC とは異なる D 座抗原をもつと判定し，反応が陰性の場合は HTC と同じ特異性をもつと判定する．

（5） **PLT 試験**（primed lymphocyte typing test）

DP座抗原の検査法である．リンパ球混合培養を続けると大型の幼若化リンパ球は次第に小さくなる（第1次 MLC）．このリンパ球（免疫記憶細胞，primed lymphocyte）に第1次 MLC のときと同じ DP 座抗原をもつリンパ球（マイトマイシンCまたは放射線処理）を刺激細胞として加えると，急速に反応し幼若化が起こる（第2次 MLC）．この反応を（4）の MLC と同様に ³H-チミジンの取り込みで測定する．同じ抗原をもたない場合は反応が起きない．

（木内政寛）

参考文献

1) Terasaki PI, McClelland JD：Microdroplet assay of human serum cytotoxins. *Nature* 204：998-1000, 1964.
2) Terasaki PI, Bernoco D, Park MS, et al：Microdroplet testing for HLA-A, -B, -C, and -D antigens. *Am J Clin Pathol* 69：103-120, 1978.
3) 大森耕一郎，柏原英彦：HLA-A, B, C, DR タイピング．臨床免疫 14（Suppl 4）：118-122, 1982.
4) 脇坂明美，笠原正典：HLA 検査の方法論―HLA-D．臨床免疫 14（Suppl 4）：123-127, 1982.
5) 太田伸生，笹月健彦，兼岡秀俊ほか：第2回日本 HLA-D ワークショップ報告Ⅱ，MLC テストの手技．移植 14：106-113, 1979.
6) 井上博雄，能勢義介，辻 公美：Primed lymphocyte typing（PLT）．免疫実験操作法XⅡ（日本免疫学会編），pp 4117-4121, 日本免疫学会, 金沢, 1983.

3.6 DNA 多型

DNA 多型を検査する方法として，ミニサテライトプローブによる DNA フィンガープリント法と PCR 法を説明する．

（1） DNA を取り扱うための基本的注意

ゲル電気泳動，Southern ブロット，DNA ハイブリダイゼーションなどは，ある程度経験を積めば誰にでもできる方法である．アイソトーププローブを使用する場合には施設や取り扱いが制限されるが，非アイソトーププローブ法は，手軽に誰もが行える方法となっている．

1) 高分子 DNA を必要とする分析法では，機械的切断を避けるために，操作はできるだけ静かにていねいに行う．
2) DNA 分解酵素が，汗や皮膚に多く含まれているので，混入や汚染を避けるために，使い捨てのビニール手袋などをする．
3) 使用する器具や試薬はできるだけ，オートクレーブか乾熱滅菌にかけ，DNA 分解酵素や微生物による汚染を防止する．
4) DNA はガラスに吸着しやすいので，プラスチック製器具を使う．
5) DNA は冷蔵庫（4℃）で保存する（冷凍は避ける）．

（2） DNA フィンガープリント法
a) DNA の抽出・精製

どの有核細胞からでも DNA が抽出可能であるが，末梢血中の白血球からのフェノール・クロロホルム抽出法について述べる．

1) ヘパリンや EDTA-Na などの抗凝固剤入で，3～5 ml 採血する（血液 1 ml から約 20 μg の DNA が得られる）．
2) 0.2％ NaCl を加えて溶血させ，冷却遠心 (3000 rpm, 10 分) すると，白血球を含む白っぽいペレットが得られる．
3) ペレットに TNE (20 mM Tris-HCl, pH 7.5, 100 mM NaCl, 1 mM EDTA) 溶液を加え，懸濁させた後，10％ SDS を加えて可溶化し，タンパク質分解酵素プロテアーゼ K を加えてインキュベート (60℃, 約 4～12 時間) する．
4) TE (10 mM Tris-HCl, pH 7.5, 1 mM EDTA) 溶液飽和のフェノールで，2 時間以上ゆっくり振盪しながら抽出する．冷却遠心 (5000 rpm, 15 分間) 後，DNA の溶解している水層を別のチューブに移し，2, 3 回フェノール抽出を繰り返す．
5) クロロホルムで抽出後，水層に，-20℃ に冷却したエタノールを加えると，高分子 DNA が線維状となって析出する．
6) 4℃ で，冷却遠心 (3000 rpm, 10 分間) 後，上清を捨て，-20℃ 冷却の 70％ エタノールでさらに洗浄する．
7) 得られた DNA を風乾するか，N_2 ガスで乾燥する．
8) TE 溶液を加え，DNA を溶解する．溶解液を 4℃ で保存する．DNA が溶解するまで数日かかる．

b) 制限酵素による消化（DNA の切断）

制限酵素は，プローブとの組み合わせで選択し，反応温度，反応時間，酵素の量などはメーカーの条件に従う．筆者らは主に "myo" プローブと Hae III で DNA フィンガープリントを作成している．

c) 濃度合わせ

DNA フィンガープリント法では DNA 量が少ないと何本かのバンドが検出されないことがある．そのため，比較する検体は，ほぼ同一の DNA 濃度に合わせて電気泳動する必要がある．ミニゲル電気泳動を行って，消化後の DNA の制限酵素による切断が十分であるかをチェックし，ゲルにアプライする DNA 量を決める．

d) ゲル電気泳動

ゲルの種類，濃度，バッファーの組成，電気泳動槽の大きさを，分析する DNA の分子サイズによって決める．最も一般的なアガロースゲル電気泳動法は，100 bp～数 kbp の断片分画に用いられる．

1) 15～25 cm の大きさで，0.8～1.5％ のアガロースゲルを作成し，ゲルを泳動槽の TAE 溶液中に入れ，平板式サブマリン法で泳動する．

2) 3～5μg の DNA に 1/5 量の色素を混和し，サイズマーカーとともに，ゲルにアプライする．

3) 2～3 V/cm の定電圧で 24～48 時間泳動する．泳動中はバッファー液の pH を是正するために液量を十分にし，ペリスターポンプで循環する．

4) ゲルをエチジウムブロマイドで染色し，イルミネーター上でマーカーの流れぐあいをチェックし，泳動を終了する．

5) ゲル電気泳動時には DNA は 2 本鎖の状態のままであり，泳動後，ゲルをアルカリ変性液で 30 分間振盪して，1 本鎖に変性させる．さらに，中和液中で 30 分振盪する．

e) Southern ブロッティング

ゲル上の DNA を毛細血管現象を利用して，10～20 倍 SSC (20 倍 SSC：3 M NaCl，0.3 M trisodium citrate) などのトランスファー液とともに，フィルター (ナイロンメンブラン) に移動させ，転写する (ブロッティング)．ゲルとフィルターとの間に気泡が入らないようにして，十分量のペーパータオルをのせて，1 晩 (15～20 時間) 移動させる．低圧吸引装置 (バキュームブロッティング装置) による移動を行えば，40 分以内で転写が完了する．

ブロッティング後，フィルターをはずし，2 倍 SSC 溶液でアガロースを洗い流す．次に，DNA をフィルターに固定させる．固定法はメンブランの種類によって異なり，アルカリ固定や加熱 (ベーキング)，紫外線照射法などがある．

f) プローブの標識と検出

コールド法では市販キットのそれぞれの方法に従って操作する．筆者らの用いている ECL 遺伝子検出キットは，蛍光反応を利用してプローブ DNA に直接ペルオキシダーゼを結合させ，ルミノールとエンハンサーを介する反応によりエンハンスドケミルミネッセンス (ECL) を発生させ，高感度フィルム上にバンドを検出する．ECL 法は，①アイソトープ法とほぼ同程度の感度が得られる，②脱プローブしないでフィルターを再利用できる，③データをフィルム上で記録できる，④検出方法が容易であるという利点があり，"myo" プローブとも相性がよい．キットとプローブとの相性を検討して選択すべきである．

g) ハイブリダイゼーション

1) シールドバッグにメンブランを入れ，ブロッキング試薬を溶解させたハイブリバッファー (0.5 M NaCl) 溶液を加え，37℃ で 15 分間，プレハイブリダイゼーションを行う．

2) さらに，標識プローブを加え，プローブが溶液中で均一になるように十分に混和し，37℃ で 1 晩にハイブリダイゼーションさせる．

h) メンブランの洗浄

メンブランの洗浄は，プローブにより異なる．通常は，非特異的結合を減少させるため，甘い条件から厳しい条件へと，温度や塩濃度を変化させ洗浄を行う．アイソトープ法では，カウントを数えながら洗浄できるが，コールド法では，あらかじめ適当な洗浄条件を設定しておく必要がある．

i) メンブランの再利用

メンブランを再利用するためには，通常，脱プローブを必要とする．ECL 法では検出操作を一度行うと，ペルオキシダーゼが失活するので，脱プローブの必要がなく，5 倍 SSC で 30 秒ほどメンブランを洗い，乾燥しないうちにプレハイブリダイゼーションからの操作を行えばよい．

(3) DNA フィンガープリント法の実際

a) 個人識別

血縁関係のない人同士では，ミニサテライトの反復回数による多型が著しく，同一のバンドをもつ確率はきわめて低い．13 人のバンドを比較した場合にも，同一のバンドを認めない (図 1.22)．

b) 親子鑑定

子供のもつ染色体は半分ずつ両親から受け継いでおり，子のバンドのうち，母に認められないバンドは，父から遺伝したものである．そのバンドを男に認めなければ，父子関係が否定される．一方，そのバンドを認めれば，父である確率が高いといえる (図 3.12)．

c) 双生児の卵性診断

一卵性双生児は 1 個の受精卵に由来するので，DNA フィンガープリントのパターンは完全に一致するが，二卵性双生児では，同一パターンを示すことはない (図 3.13)．

d) 骨髄移植

提供者 (ドナー) の骨髄細胞の生着と患者 (レ

3.6 DNA多型

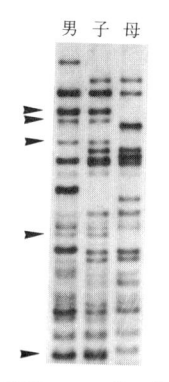

図3.12 DNAフィンガープリントによる父子鑑定
子のもつバンドは母か父のいずれかと同じバンドである．母にないバンド（▶）をもつ男のみが父でありうる．

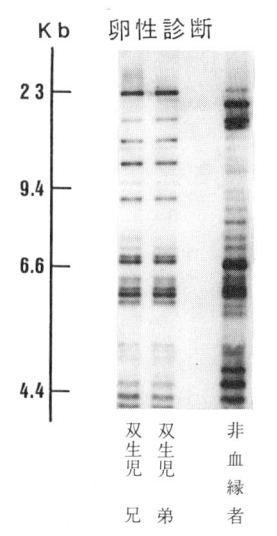

図3.13 DNAフィンガープリントによる卵性診断
一卵性双生児ではバンドパターンが同じである．

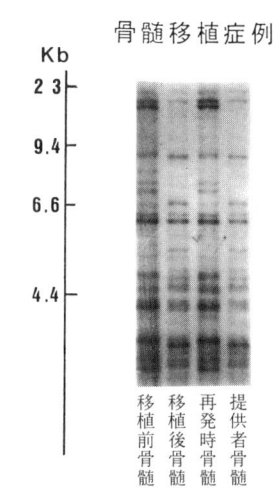

図3.14 骨髄移植症例のDNAフィンガープリント
移植した骨髄が生着すると提供者のバンドパターンとなる．再発するともとのパターンに戻る．

シピエント）の腫瘍細胞の根絶の確認ができる．移植骨髄細胞が生着すると，骨髄や血液から抽出したDNAのバンドパターンは，ドナーのパターンと完全に一致する．移植後，白血病が再燃した例では，ドナーのパターンから，レシピエントのパターンに戻ってしまう（図3.14）．

(4) PCR法による多型

PCR (polymerase chain reaction) 法の原理〔本書1.10参照〕に従って多型を示すDNA領域を増幅できる．たとえば，HLAクラスII遺伝子群の多型は，DRB遺伝子群のいくつかのサブタイプごとに，市販されているプライマーを用いたPCR法によりタイピングが可能である．また，警察実務で採用しているMCT 118法は，第1染色体のセグメント80部位にある小さなミニサテライト部分の繰り返し配列の数の多型を調べる方法であり，日本人では12〜37の26種類の対立遺伝子が確認されている．

PCR法は，試料から簡易精製したDNA，2種類のプライマー，耐熱Taqポリメラーゼ（DNA合成酵素），4種類のdNTP（デオキシリボヌクレオチド三リン酸）をバッファーとともにエッペンドルフチューブの中に入れ，PCR装置（自動温度制御装置）にセットするだけで簡単に目的とするDNA領域を増幅することができ，多型のほかに遺伝子病の診断や細菌の同定などにも利用されている．

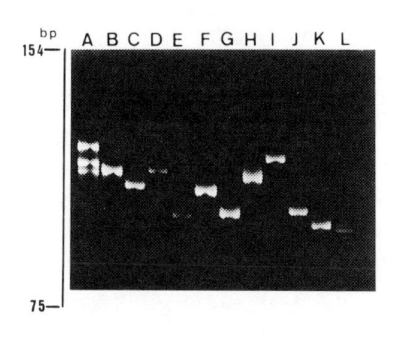

図3.15 PCR法による人獣鑑定
12種の動物は，それぞれ異なるバンドパターンを示している．

A: human
B: monkey
C: dog
D: cattle
E: pig
F: cat
G: rabbit
H: mouse
I: rat
J: chicken
K: frog
L: fish

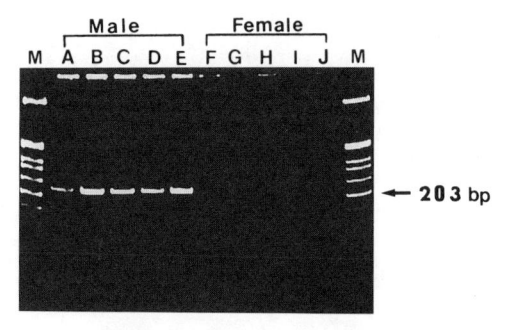

図3.16 PCR法による性別判定
5名の男性にSRY由来のDNAバンドが増幅されている．

(5) PCR法の実際

1) 人獣鑑別：リボソームRNA遺伝子の領域の特定部位を増幅すると，12種の動物はそれぞれ異なったバンドパターンを示す（図3.15）．

2) 性別判定：Y染色体に存在する特定部位 (sex determining resion Y) を増幅すると，男性のみに目的のバンドが検出され，女性には検出されない（図3.16）．

(6) DNA多型検査へのアドバイス

1) DNAフィンガープリント法は，複数の染色体座のミニサテライトの多型を同時に知ることができるが，バンドの由来がはっきりせず，再現性に問題があるといわれている．しかし，各バンドはMendelの法則に従って遺伝しており，高純度の高分子DNAが得られ，統一されたプローブ・制限酵素・標識法によりマニュアル化できれば，この方法は手軽に行えるDNA多型の検査法といえる．

2) シングルローカスVNTRプローブ法は，ミニサテライト周囲のユニーク配列部をプローブとしており，個々の遺伝子座について，別々のプローブで調べるために手数はかかるが，バンドの由来がはっきりしているので，必要なプローブを組み合わせてみるのもよい．

3) DNAには人種間に変異があり，欧米人の集団と日本人とでは，プローブの有効性が異なり，各プローブの日本人における対立遺伝子頻度を調べておく必要がある．

4) いずれの方法も，機械的な切断のない，高分子DNAをできるだけ高純度で得ることが望ましい．法医学の分野では，毛髪，血痕，精液斑などの微量試料や陳旧試料からもDNA抽出を行う．病理組織や培養細胞のほか，ホルマリン固定パラフィン包埋材料からのDNA抽出も可能であり，それぞれの抽出法を自分自身でマスターすべきである．

5) 分析するDNA断片が短い場合には，アガロースゲル電気泳動で分画できないことがある．ポリアクリルアミドゲル電気泳動法により，より高い分解能が得られる．また，パルスフィールド電気泳動法により，染色体レベルの巨大DNA分子の泳動も可能となった．

6) PCR法の反応条件，たとえば，プライマーの長さや配列（GCの数，位置），バッファー中のMg^{2+}濃度，pH，アニーリング温度などを決めるために多くの予備実験が必要である．Taqポリメラーゼについても複数の種類の市販品があり，それぞれ，pH，Mg^{2+}，非イオン性界面活性剤の添加について異なった条件が指示されており，実際に検査する前に，用いる機器ごとに予備実験を行っておく必要がある．

7) PCR法は鋭敏な方法で微量な試料からの分析が短時間で可能となったが，コンタミネーションの可能性も高く，目的としたDNA領域が正しく増幅されているかのチェックを行う必要がある．

8) プローブやPCR法などに関するいろいろな特許問題について注意する必要がある．市販のプローブではその使用方法に準じて行えばよい．

（山内春夫）

参考文献

1) 内藤笑美子：サザン法の原理と実際―Clodプローブの導入．実験医学 **9**(10)：1092-1097，1991．
2) 出羽厚二，内藤笑美子，山内春夫：ミニサテライトDNAの生物学的・医学的意義―DNAフィンガープリント法の応用―．最新医学 **46**(11)：2235-2239，1991．
3) Farley MA, Harington JJ (eds)：Forensic DNA Technology, Lewis Publ, Michigan, 1991.
4) 口野嘉幸，平井久丸，櫻林郁之介(編)：遺伝子・タンパク質．実験操作ブロッティング法，ソフトサイエンス社，東京，1987．

4. 輸血の適応

4.1 総　　論

　輸血医学の歴史は，より安全なより効果的な輸血療法をいかにして達成するかの闘いそのものであったといえる．近年の輸血は非常に安全かつ有効性の高いものとなってきているが，まだ十分とはいえない．むしろ新たな副作用・合併症が知られるようになり，依然として可及的輸血は行わない方針で患者の治療にあたることが求められている．その際の指針として"輸血療法の適正化に関するガイドライン"，"血液製剤の使用適正化基準"が出されている（巻末付録参照）．

（1）輸血療法の特殊性

　輸血療法には人体の一部である血液を提供する供血者という第3者の存在が不可欠である．この1点において本療法は他の医療行為とは異なる種々の特殊性がある．それらに十分配慮して実施することが求められる．

a）献　　血

　わが国をはじめ多くの先進国では，輸血用血液は献血によって確保されている．それは，血液が人体の一部であるということの倫理性にある．その点では血液は臓器移植と同じ基盤に基づいている．さらに，献血は良質なより安全な血液を大量に確保する方策でもある．売血から献血への転換が行われることによって，頻回採血による供血者貧血の消滅，輸血後肝炎の激減（表2.1），献血者数の増大（図4.1）をみた．

b）免疫反応・免疫抑制反応

　ABO型不適合輸血による即時型溶血反応，既往の輸血や妊娠で免疫抗体の産生をみることによる免疫反応，あるいは細胞性免疫反応により，時として致死的な副作用をみることがある．また，輸血症例では術後に癌の再発率や感染症の罹患率が高いとの報告や，移植腎の生着が良好であることは，輸血による免疫抑制効果と考えられている．

c）生物学的製剤

　各種の血液成分は，成分としては存在していても，その成分本来の活性が著しく低下していたり，失活しては意味をなさない．血小板は4℃保存により活性が低下し，アスピリンの服用により機能障害を受ける．

d）病原体の存在

　肝炎ウイルスを初めとして，各種の病原体が存在し，輸血により感染する．

e）大量投与

　通常の輸血では1回あるいは1クールとしての投与量は数単位以上である．他の輸液剤と異なり，量が多くなればなるほど副作用・合併症の種類と頻度が高くなる．

f）検査絶対依存性

　輸血の安全性は各種の検査によってのみ明らかにされることがほとんどである．輸血時には必ず行うことになっている適合試験（血液型，不規則

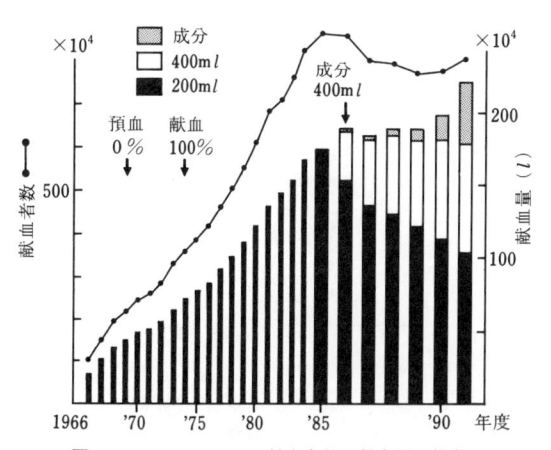

図4.1　わが国における献血者数・献血量の推移

抗体スクリーニングおよびクロスマッチ）が，まちがいなく採血された検体で正しい手技により行われた検査によって初めて適合性が確立される．また，供血者が病原体の無症候性キャリアであるか否かもほとんどが検査によってのみ明らかにされている．

（2） 成分輸血の合理性

十数年来全血輸血に代わって成分輸血の普及が推進されてきているが，いまだに十分な成果をあげえていない．成分輸血の医学的合理性と利点ならびに欠点とをよく理解して，正しい成分輸血を積極的に行うことが望まれる．

a） 成分輸血の医学的合理性

血液は数種類の血球成分と多種類のタンパク質を含む血漿成分との混合物である．

それぞれの成分の最適保存条件と有効な保存期間とは，著しく異なっている（表 4.1）．さらに各成分ごとに生体内での予備量，半寿命および産生率も異なっている．したがって，これらの成分を十把一絡げにして全血として輸血することは，本来の輸血の目的にかなわないばかりか，かえって不要な成分による副作用を助長することにもなりうる．しかも通常の輸血では血液成分の1種類，時に2種類を輸血することで十分目的を達しえている．ここに成分輸血の医学的合理性がある．

b） 成分輸血の利点

主要な利点としては次のようなことがある．

表 4.1　全血製剤・成分製剤一覧（日赤）

	品　名	貯　法	有効期間
全血製剤	保存血液 CPD	4〜6℃	採血後 21 日間
	CPD 加新鮮血液	4〜6℃	採血後 72 時間
	ヘパリン加新鮮血液	4〜6℃	採血後 24 時間
成分製剤	赤血球 MAP	4〜6℃	採血後 42 日間
	濃厚赤血球	4〜6℃	採血後 21 日間
	洗滌赤血球	4〜6℃	製造後 24 時間
	白血球除去赤血球	4〜6℃	製造後 24 時間
	解凍赤血球濃厚液	4〜6℃	製造後 12 時間
	解凍赤血球浮遊液	4〜6℃	製造後 12 時間
	合成血	4〜6℃	製造後 24 時間
	新鮮液状血漿	4〜6℃	製造後 12 時間
	新鮮凍結血漿	−20℃	採血後 1 年間
	濃厚血小板	20〜24℃ 要振盪	採血後 72 時間以内
	濃厚血小板 HLA	20〜24℃ 要振盪	採血後 48 時間以内

（1992 年 4 月現在）

1） 輸血用血液の有効利用：全血を数種類の成分に調製して（図 4.2），それぞれを必要とする患者に用いることが可能となる．さらに血漿成分は分画の原料血漿として貴重である．

2） 特定成分の大量投与：全血中に含まれている特定成分の大部分，特に血小板，顆粒球あるいはクリオプレシピテート（cryoprecipitate）などを少量の血漿中に濃縮して用いることができることから，大量にかつ頻回に用いることが可能となった．

3） 輸血副作用の軽減：主に目的とする成分を輸血に用いることから，混在する他成分の減少に

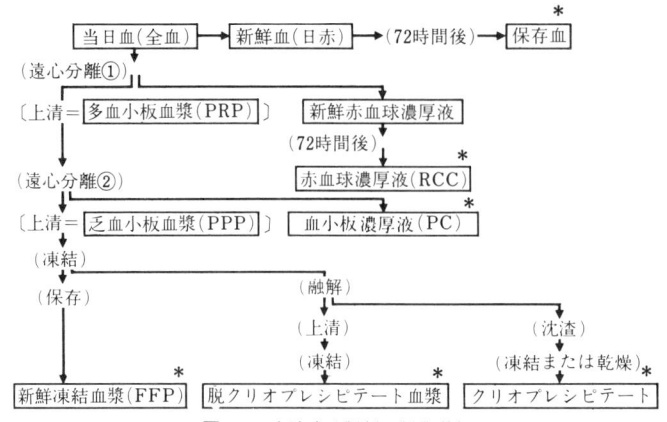

図 4.2　血液成分製剤の製造過程
*血漿成分は分画製剤の原料ともなる．

〔注〕　MAP 加赤血球は遠心分離①を強く行い，PPP の分離後にバッフィーコート（BC）分離して，赤血球沈層に MAP 液添加する．BC を軽く遠心して上清の PC と白血球（若干の赤血球を含む）に分離する．近い将来，MAP 加赤血球がほとんどすべての赤血球濃厚液に取って替わるであろう．

よる副作用の軽減を期待しうる．MAP加赤血球では血漿の大部分（約90～95%），血小板とリンパ球の90%以上が除去されていることから，除去されている成分による副作用は少なくなることが期待される．

4) 循環器系への負担軽減：循環器系に障害のある，ないしありうる患者，特に高齢者における赤血球の補充には，赤血球濃厚液あるいはMAP加赤血球の沈層血を用いる．さらに目的とする成分のみの輸血ですむことから，輸血時間を短縮することが可能である．

5) 血液事業経費の節減：1)で述べたごとく，血液の有効利用により血液事業にかかわる費用を節減できる．

c) 成分輸血の問題点

次のような問題点を克服しつつ成分輸血を推進するための方策が必要とされる．

1) 輸血単位数の増加：複数の成分の輸血が必要とされる場合には，成分輸血では輸血単位数が倍増し，輸血感染症や抗原感作の機会が倍増することになる．

2) 目的とする成分の量的減少と質的低下：特定成分の調製に手を加えれば加えるほど，若干なりとも量的な減少は不可避的であり，また成分によっては質的（活性）低下をみることもある．その目減り分だけ輸血単位数を増加する必要がある．

3) 他成分の混在：現行の成分の調製法では多少なりとも他成分の混在は不可避的である．

4) 成分間の需給不均衡：保存期間の長短，需要量の大小により各成分の需給は均等ではない．保存期間の短い血小板や赤血球より需要量の多い血漿成分は，採血計画を赤血球（全血と赤血球濃厚液）の供給量にあわせて行うと供給不足となりやすい．今後成分の適正使用と成分採血の推進を計画的に行うことが必要とされる．

d) 輸血適応上の検討事項

以上述べてきたことをふまえて，輸血を行う場合には次の各事項を検討する必要がある．

1) 輸血の必要性の有無：各成分ごとに，また患者の病状に応じて輸血の必要性は異なる．無輸血で対処されている一般的な基準を表4.2に示す．

表4.2 通常輸血の対象とはならない検査値の目安

赤血球	慢性	Hb≧5～7 g/dl
	術前	Hb≧8～10 g/dl
	術中	出血量≦600～800 ml
血小板	慢性	≧1～2万/μl
	化学療法中	≧2万/μl
	術前・術中	≧5万/μl
新鮮血漿		PT≧50%
（凍結）		APTT≦上限+10秒
		AT-III≧50%

2) 輸血以外の薬物療法の可能性：薬物療法の可能性があれば，それを最優先する．また薬物療法の効果の得られるまでの期間について輸血が必要とされる場合は症状の改善に必要とされる最少限の輸血量にとどめる．

3) 輸血による利点と欠点のバランス：欠点（副作用，合併症）については即時・短期のものばかりでなく中期・長期（年余）のものについても考慮すべきである．待機的外科手術では自己血輸血の可能性を考える．

4) 必要とされる成分：成分輸血を原則とするが，成分によって対応が異なる．

5) その成分の減少は急性か慢性か：急性では出血量にもよるが，vital signs（脈拍数，血圧，呼吸数）が不安定であれば，安定することを目標として輸血を行う．しかし，慢性の場合には急いで輸血をする必要のある場合は少ない．

6) その成分の生体内での必要最少量と半寿命：少なくとも必要とされる最少量以上を半寿命に応じた投与間隔で輸血するが，過剰投与は意味がないばかりか，むしろ副作用，合併症を助長することにもなりうる．

7) その成分の保存中の活性の低下：低下の程度によって投与量を増加する必要がある．

8) 最小輸血単位数となる製剤の選択：高単位製剤の使用，複数成分の併用（抱き合わせ）とならない製剤を選択して使用する．

9) 輸血による原疾患診断上への影響：赤血病，赤白血病あるいは悪性貧血などでは，輸血により確定診断が一時的にしろ困難となることがある．輸血前に必要最少限の検査をすべきであるが，そのために輸血を行う時機を逸するようなことがあってはならない．

〔清水　勝〕

4.2 赤血球輸血と全血輸血

成分輸血 (blood component transfusion) が普及している現在，輸血用血液として製造されている血液製剤 (blood products) は多種あるが，日常一般に使用されている製剤は大きく分けると全血製剤 (whole blood products)（主として新鮮血 whole blood-fresh, 保存血 stored whole blood），成分製剤 (blood component products)（濃厚赤血球 concentrated red cells, 濃厚血小板 platelet concentrate, 新鮮凍結血漿 fresh frozen plasma），それに血漿分画製剤 (plasma-fractionated products)（主としてアルブミン albumin）である．

ところで"輸血"といった場合誰しも思い浮かべるのは赤血球の補充であろう．つまり輸血療法は赤血球を補充する赤血球輸血 (red blood cell transfusion) が最も一般的であるといえる．

これまで一般に行われてきた全血輸血 (whole blood transfusion) も多くは赤血球の補充を目的としていた．このように赤血球の補充は輸血療法の基本であり，誰もが心得ておかなければならない．ここでは赤血球輸血の適応について述べるが，全血輸血もその目的とするところは赤血球輸血とかなり重なるところが多いので，特に両者の輸血を比較しながら述べることにする．

(1) 輸血の基本事項
a) 成分輸血 (blood component transfusion) の基本的な考え方

1989年9月，学識経験者による「輸血療法の適正化に関する検討会」はその報告書の中で輸血療法の基本理念を以下のごとくまとめた[1]．

"輸血療法は血液中の赤血球や凝固因子等の各成分の機能や量が低下した時にその成分を補充することを主な目的として行われ，他の薬剤の投与によって治療可能な場合は輸血は行うべきではない．輸血には一定のリスクを伴うのでそのリスクを越える効果が期待されるかどうかを考慮すべきである．また余分な成分の輸注による副作用や合併症を出来るだけ防ぎ，必要とする成分のみを輸注するようにする．"

この報告書にみるように，患者に輸血をする場合は常に必要とする成分のみを的確に輸血し，輸血量は最小限にとどめ，不必要な成分は輸注しないようにする．これが成分輸血の基本である．

ところでわが国の血液供給体制（血液事業 blood programme）の目指す当面の推進事業は血漿・血漿分画製剤の自給である．すでに知られているように，わが国では種々の理由によりアルブミンや凝固因子など血漿分画製剤は輸入に頼るのではなくなるべく自国で賄う方針が立てられて久しい．その方針をいっそう推進することにある．これらを自国で賄うためにはとにかく原料血漿を確保しなければならない．そのためにはより多くの献血者を募らなければならない．そこで献血ルームや移動採血車が拡充され，成分採血装置が増設されるなど，種々の整備が行われている[2]．

それはそれとして，当然のことながら血液製剤を使用する側にも協力が求められる．すなわち血液製剤の適正使用の実施である．

成分輸血療法が導入されて以来，わが国の血液事業はしばらくの間血液需給のアンバランスという大きな問題をかかえていた．すなわち血漿・血漿分画製剤の需要が急速に伸び，これに反して血液の一方の成分である濃厚赤血球があまり使用されず，そのため余ってしまうという現象が続いていた．このアンバランスはまさに異常であった．そこでこれを是正すべく「血液製剤使用適正化小委員会」は新鮮凍結血漿・アルブミンおよび濃厚赤血球の使用のガイドラインをまとめ，これらの適正使用を強力に訴えた（1986年6月24日）[3]．

ガイドラインは時機を得て効を奏し，その後新鮮凍結血漿およびアルブミンの使用量は幾分減少してきた[4]．しかし濃厚赤血球の使用はそれほど伸びず，濃厚赤血球で済むところを従来の全血嗜好が改まらずなお全血製剤が使用されるという傾向が続いている状態である．

原料血漿を確保するには全血を血漿成分と濃厚赤血球に分離せざるをえず，そのため全血製剤をできるだけ節約するようにしなければならない．成分輸血は有限の血液を有効に利用するという意

味もあるので，赤血球輸血で済む場合はなるべく濃厚赤血球を用いるようにしなければならない．

b） 血液成分の体内分布（blood distribution），**寿命**（life span）**および1日産生量**（blood production of a day）

出血をみた場合，全血が出たのだから全血を補う，という必要はまったくない．血液は成分によっては血管内だけでなく血管外にもリザーブされているものがあり，血管外の成分が血管内に浸入してくることがある．また血液成分の寿命および1日産生量はそれぞれ異なり，出血によって減少した場合早期に産生されて速やかに充足されるものがある．こういう成分については輸血で外から補う必要はない．一方，体内での産生がゆっくりでなかなか充足されない成分があり，この場合は外から補充しなければならない．血液成分の血管内・血管外分布率を図4.3に，また寿命および1日産生率を表4.3に示す．

赤血球の寿命は120日で，1日の産生量は全量の1/120である．赤血球は大部分が血管内にあり血管外から流入することはない．したがって出血に際しては赤血球は第1に補充されなければならない．通常の輸血が赤血球輸血を主体としているのはそのためである．

それに対して血小板の場合はある程度血管外にもリザーブされており，出血した場合血管外の血小板が血管内に浸入してくることがある．また血小板の寿命は11日で比較的短く，産生・充足はかえって速い．そのため血小板の補充はそうあわてる必要はない．血小板採血の場合1回の成分採血

表4.3 血液成分の寿命および1日産生率

	寿　命	1日産生率*
赤血球	寿　命：120日	0.83％
血小板	寿　命：11日	12.8％
顆粒球	半減期：6〜10時間	——
アルブミン	代謝期：27日	3.75％

* 全血液中の含有量を100％とした場合．

で3×10^{11}個の量を採取することができ，しかも極端な場合には2週に1回の割でこれを数週間続けることも可能である．このようなことが可能なのは血小板の産生サイクルが速いからである．

c） 輸血量（blood volume of transfusion）**の目安**

輸血を実施する場合どの程度の量を輸血したらよいかを前もって検討しておくことは大切である．特に1単位の輸血でどの程度血液成分が上昇するかを知っておくことは必要である[5]．

濃厚赤血球1単位の輸血でどの程度赤血球成分が上昇するかは患者の体重や貧血の状態によって異なるが，成人においては概して濃厚赤血球1単位（200 ml 由来）の輸血でヘマトクリット（Ht）は1.4〜1.5％，ヘモグロビン（Hb）は0.6〜0.7 g/dl 上昇するといわれる．これをおおよその目安としておくと便利である．

文　献

1) 厚生省健康政策局：輸血療法の適正化に関する検討会報告書．厚生省通達，平成元年6月23日．日本輸血学会雑誌 **35**：477-487，1989．
2) 新血液事業推進検討委員会：新血液事業推進検討委員会第二次報告．日本輸血学会雑誌 **37**：467-474，1991．
3) 血液事業検討委員会：血液製剤使用適正化小委員会報告．日本輸血学会雑誌 **32**：491-498，1986．
4) 清水　勝：血液製剤の適正化使用をめぐる背景と問題点．日本医師会雑誌 **97**：1155-1173，1987．
5) 森岡恭彦，天木一太，十字猛夫：外科領域の成分輸血．外科 **51**：255-268，1989．

（2） 血液製剤の特徴とその適応

a） 血液製剤（blood products）**の種類**

献血者から採血した血液をそのままのかたちで患者に使用する輸血を全血輸血といい，そのときの血液を全血製剤という．一方採血した血液をいくつかの成分に分けて輸血することを成分輸血といい，その場合の各血液成分を成分製剤という．

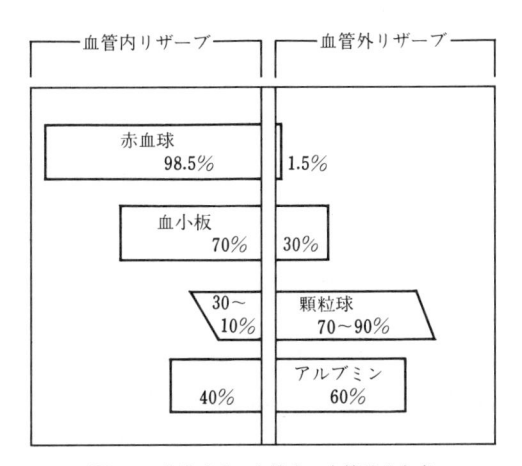

血管内リザーブ	血管外リザーブ
赤血球 98.5％	1.5％
血小板 70％	30％
30〜10％	顆粒球 70〜90％
40％	アルブミン 60％

図4.3 血液成分の血管内・血管外分布率

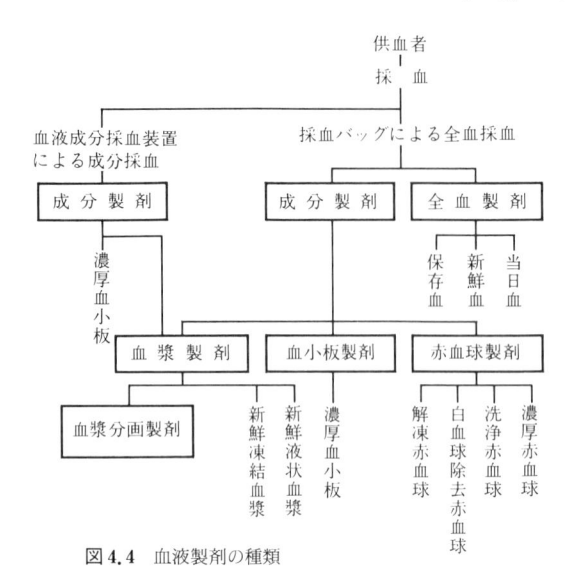

図4.4 血液製剤の種類

血液製剤の種類を図4.4に示す．

i) 全血製剤（whole blood products）**の特徴**
図4.4に示すように全血製剤には新鮮血・保存血および当日血がある．新鮮血は採血後3日以内の血液をいい，保存血は4～21日の血液をいう．また新鮮血のうち採血してその日のうちに使用する血液を特に当日血という．

①当日血： 当日血は日赤血液センターでは供給しておらず，各病院で院内採血によって得なければならない．院内採血を実施する場合は前もって献血者を募り，必要な種々の検査を施行しておいて必要とする当日に採血する．当日血は血液の性状があまり変化しておらず，凝固因子(coagulation factor)の活性もほぼ保たれている．凝固因子のうち特に保存中に変化しやすい第V・第VII因子はまだ保たれている．当日血が必要となるのはめったにない．循環血液量を上回るような大量の出血が予測される場合に限られよう．

②新鮮血（whole blood-fresh）： 採血後3日以内の血液をいうが，当日血以外の血液は第V・第VII因子の活性が低下しており，それ以外の凝固因子の活性もあまり期待できない．赤血球に関しては2,3-DPGレベルがまだ高いので組織へのO_2の移行がうまく働き，また輸血後の寿命は保存血に比して長い．血漿成分の生化学的変化はあまり起こしていないとみてよい．

当日血も新鮮血もその中に含まれるリンパ球は多くはまだ生存している．生存しているリンパ球は輸血後患者体内で着床してGVH反応（graft-versus-host reaction）を起こすことがある．残存するリンパ球の悪影響を考えるなら，たとえ体内での寿命が長いとしても当日血や新鮮血は必ずしも好ましいとはいえない．当日血や新鮮血を輸血する場合はなるべくリンパ球のviabilityを低下させるために15 Gy程度の照射を行う．

③保存血（stored whole blood）： 保存日数によって赤血球の脆弱化が進み，血漿成分もある程度生化学的変化を起こしている．保存血に期待できるのは赤血球の働きと血漿タンパクの効用である．血漿タンパクの効用は主として膠質浸透圧の作用である．

ii) 赤血球製剤特に濃厚赤血球(concentrated red cells)**の特徴**　現在赤血球製剤として供給されているものは濃厚赤血球，洗浄赤血球，白血球除去赤血球および解凍赤血球の4種類であるが，このうち大部分は濃厚赤血球であり，それ以外の製剤は少ない．

濃厚赤血球は全血から血漿成分（plasma component）を除いたもので，ヘマトクリット値が約70％に調整されている．濃厚赤血球は1単位中に含まれる赤血球数やヘモグロビン量は全血のそれと同じであるが，全量が全血の1/1.8程度であり，そのため輸血に際して患者の循環系に及ぼす負荷は軽い．酸素運搬体としての赤血球の補充を必要とし血漿の補充はさして必要としない通常の輸血には，この濃厚赤血球を用いる．

b) 輸血の適応

i) 全血製剤の適応　前述したように従来の全血輸血はその目的としたところのほとんどが赤血球の補充にあった．つまり赤血球輸血とすべきところを全血製剤が用いられていた．しかし成分製剤が普及している現在，全血輸血が適応となる機会はそう多くはない．大部分は赤血球に切り替えてさしつかえない．全血輸血が必要となるのは以下の3つといえよう．

1) 急性の大量出血をみたときで，急速に大量の輸血を必要とするときである．大量輸血の概念は人によってあるいはテーマによってそれぞれ異なるが，ここでは循環血液量に相当する量を大量輸血とする．成人の場合は4000 mlを越える量とみればよい．このときは赤血球のほかに膠質浸透

圧の維持のために血漿成分を必要とし，さらに凝固因子も必要となろう．そのため新鮮な血液特に当日血がよい．ただし通常は当日血の準備はなかなか困難であるから，凝固因子は新鮮凍結血漿で補ったほうが合理的である．

2) 1500～4000 ml の輸血の場合である．凝固因子の補充は必要としないが，ある程度の膠質浸透圧を維持する意味で血漿成分も必要とする．

3) 赤血球と凝固因子を必要とする輸血である．ただし大量出血でない限り急性出血に際して凝固因子が不足することはあまりない．血管外にリザーブされている血小板が血管内に流入してくるし，凝固因子はすぐに産生される．出血傾向が気になるのは患者が血友病や肝硬変などを有してもともと凝固因子の産生が障害されていたり，あるいは DIC (disseminated intravascular coagulation syndrome) などを合併し，凝固因子の消費が亢進している場合である．このような場合は出血の程度によって凝固因子の補充が必要となる．凝固因子は全血の中にそれを求めるではなく，新鮮凍結血漿の中に求めるほうが有利である．

癌の末期などで低タンパク血症 (hypoproteinemia) がある患者では貧血のため 1 日 2～3 単位ずつ輸血を続ける場合が少なくないが，こういう場合全血製剤が必要か否かよく問題になる．患者の状態にもよるが，2～3 単位の血液中のタンパクはいかほどでもないのでやはり濃厚赤血球を用いるべきである．もし低タンパクの補正をするならば，積極的にアルブミン製剤を用いて補正したほうがよい．

輸血量からみた全血製剤の適応を表 4.4 に示

表 4.4 輸血量からみた全血製剤の適応

a. 大量輸血のとき：循環血液量を越えるような輸血の場合赤血球の補充のほかに膠質溶液と凝固因子を補う目的で新鮮血あるいは当日血を用いる．これらがない場合は保存血（全血製剤）のほかに新鮮凍結血漿または凝固因子製剤を併用する．
b. 赤血球のほかに血漿タンパクを補充するとき：全血製剤を用いる．1500～3000 ml の輸血には保存血を，3000～4000 ml の輸血には新鮮血を用いる．低タンパク血症を補正するにはアルブミンを用いる．
c. 赤血球のほかに凝固因子を必要とするとき：この場合新鮮血または当日血がよい．ただし赤血球の補充をそれほど必要としないときは凝固因子を積極的に補充する意味で新鮮凍結血漿あるいは凝固因子製剤を用いる．

表 4.5 濃厚赤血球（200 ml 由来）の適応

a. 600 ml までの出血：無輸血とする．
b. 6 単位までの輸血：濃厚赤血球を用いる．
c. 6 単位を越える輸血：6 単位まで濃厚赤血球を用い，それを越える輸血に適宜全血製剤を補う．

す．全血輸血は赤血球で不十分と考えられる場合にのみ行うようにし，その適応は厳密であるべきである．

ii) 濃厚赤血球 (concentrated red cells) の適応

①**内科的な輸血**： 慢性の貧血の改善すなわち血液の酸素運搬能の回復を目的とする輸血の場合は濃厚赤血球を用いる．白血病や再生不良性貧血，悪性腫瘍に伴う貧血，慢性失血性貧血に対する輸血，術前のヘモグロビンの補正のための輸血は，ほとんど濃厚赤血球の輸血が主体となる．また輸血の全量を少なくし循環負荷を軽減したい場合，老人や小児など循環系に負荷をかけたくない例への輸血は，特に濃厚赤血球が便利である．

②**外科的な輸血**： 現在は輸液が発達しているので出血をきたしてもそれほどあわてることはない．出血をきたした場合組織間液が血管内に浸入してくるのでそれほど膠質溶液を補う必要はないし，また血液は薄められて粘性が下がり，そのため血液は隅々まで行きわたり，組織の O_2 不足はそうは起こらない．急性出血をきたしても大量輸血やそれに準ずる輸血でないかぎり，多くは濃厚赤血球で間に合う．濃厚赤血球（200 ml 由来）の適応を表 4.5 に示す．6 単位までは濃厚赤血球で十分とし，それを越える場合適宜保存血など全血製剤を加えるようにする．

(3) 特殊血液製剤の適応

a) 洗浄赤血球 (washed red cells)

濃厚赤血球に生理食塩液を加えて混和後遠心し上清を除去する．つまり赤血球以外の成分をできるだけ除去する．これを洗浄赤血球という．

i) 洗浄赤血球の製法 採血後 4～10 日あるいは 72 時間以内の濃厚赤血球に，除去した血漿成分に相当する生理食塩液（日局）を加えてよく混和し，強遠心後上清を除去する．このとき赤血球沈層の表面にたまったバッフィーコートをも押し出すようにして除去する．この操作を 2，3 回繰

り返してから新たな生理食塩液を用いて再浮遊し輸血に用いる．

ⅱ）洗浄赤血球の適応 洗浄赤血球は血漿成分がほとんど除去され，赤血球から漏出したK，代謝産物，NH_3，各種アレルゲンや抗体，抗凝固剤，それにバッフィーコートも除かれている．輸血によって発熱，悪寒・戦慄，じんま疹などの副作用をみる患者，血漿成分に過敏反応を示す患者，特に抗IgA抗体を有するIgA単独欠損症の患者，補体を輸注してはならない発作性夜間血色素尿症の患者には適応となる．腎疾患，肝疾患の患者にも適応となる．

b）白血球除去赤血球（leukocyte poor red cells）

反復輸血により白血球抗体が産生され，その抗体によって輸血反応が起こることがある．主な症状は発熱，悪寒・戦慄，動悸，頻脈，呼吸困難，頭痛，悪心・嘔吐，血圧下降などである．こうした輸血反応を防止するには白血球除去赤血球を用いるとよい．

ⅰ）白血球除去赤血球の製法 白血球を除去する方法には遠心法，ナイロンフィルター法，デキストラン沈降法などがあるが，血液センターでは一般に天然セルロース線維カラムろ過法が用いられている（図4.5）．すなわち採血後10日以内の濃厚赤血球に生理食塩液（日局）を図のように合わせてカラムを通過しやすいようにし，白血球はカラムに残るので通過した赤血球浮遊液を分離バッグに集めて輸血に供する．製造は無菌室で行い，生理食塩液はあらかじめ4〜6℃に冷却しておく．製造した製剤の使用は24時間以内とする．

なお近年は白血球除去フィルターの開発が進んでおり，各病院でもベッドサイドでフィルターを用いて簡単にある程度の白血球を除去することができる．フィルターを用いると製剤中の白血球はその90%が除去されるといわれる．

ⅱ）白血球除去赤血球の適応 発熱，悪寒・戦慄など主として好中球が関与した輸血副作用に適応となる．このような副作用は本剤を用いることによって大部分防止することができる．

白血球はMHC（major histocompatibility complex）クラスⅠおよびⅡ抗原を有しており，白血球が患者体内に入ると抗HLA同種抗体が産生

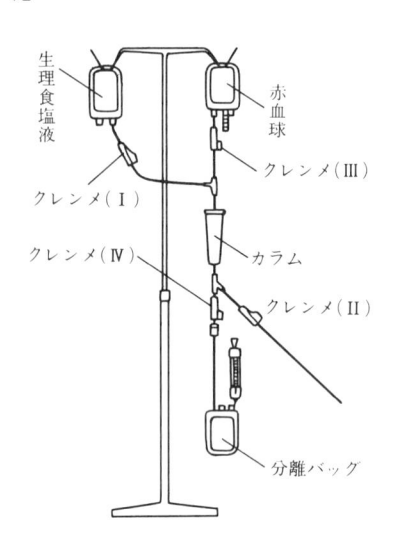

図4.5 天然セルロースカラムろ過法による白血病除去赤血球の製造法（血液センター方式）

される．特にMHCクラスⅡ抗原が入ると患者体内でhelper cellが誘導され，抗体が産生されやすくなる．そこで同種抗体の産生を押さえるために，フィルターを用いてできるだけリンパ球を除去しておいたほうがよい．血小板輸血の場合，血小板輸血が不応となるのは抗HLA同種抗体が産生されたときなので，血小板輸血の場合リンパ球の混入をできるだけ少なくするのがよい[1〜3]．

なお近年は輸血副作用の1つとしてGVHDの防止が重大視されているが，上記の方法で製造された白血球除去赤血球がGVHDの防止に有効か否かは明らかではない．たぶん無理と考えられる．GVHDを防止するには1回の輸血時のリンパ球数を10^6個以下に押さえなければならないからである．フィルターの使用によってリンパ球の混入をここまで押さえるのは現時点では困難である．

c）解凍赤血球（frozen-thawed red cells）

−80℃に凍結保存しておいた赤血球を解凍して用いる輸血を解凍赤血球輸血という．赤血球の凍結保存は操作が煩雑で費用も膨大となるので一般の輸血には供しえない．まれな血液型の患者に用いられる程度である．

d）MAP加濃厚赤血球

1992年4月からMAP加濃厚赤血球が製剤化された．これはACD加採血し分離した濃厚赤血球にMAP液（mannitol-adenin-phosphate solusion）を加えて再調整した赤血球製剤である．

MAP液を加えることによって赤血球の寿命が伸びるとし,有効期限は42日間とされる.製剤化に伴い特殊製剤ではなく一般血液製剤になった[4]).

ⅰ) MAP加濃厚赤血球の特徴 MAP加濃厚赤血球は血漿成分をほとんど含まない.製剤化されるに至った理由は種々あるが,なによりも全血から血漿成分を少しでも多く分離して血漿製剤を確保することにある.そのため通常の濃厚赤血球には多少なりとも含まれている血漿成分がほとんど分離されることになる.したがって大量のMAP加濃厚赤血球を用いる場合血漿タンパクの減少に注意する必要がある[5]).

保存期間の延長にも注意を払う必要がある.MAP加濃厚赤血球は42日間保存可能を目玉として製剤化された.42日間を有効期限とされたのは生物製剤基準の「体内に輸注された赤血球の70％以上が輸注後24時間たってもまだ生存している」に従ったものである.しかしながら古い血液はそれだけ寿命が短いのでなるべく早期に使用するようにしたい[6]).

文 献
1) Brand A, Claas FHJ, Voogt PJ, et al: Alloimmunization after leukocyte-depleted multiple random donor platelet transfusions. *Vox Sang* **54**: 160-166, 1988.
2) Sniecinski I, O'Donnell MR, Nowicki B, et al: Prevention of refractoriness and HLA-alloimmunization using filtered blood products. *Blood* **71**: 1402-1407, 1988.
3) Andreu G, Dewailly J, Leberre C, et al: Prevention of HLA immunization with leukocyte-poor packed red cells and platelet concentrates obtained by filtration. *Blood* **72**: 964-969. 1988.
4) 笹川 滋,柴 雅之,村 徹ほか:濃厚赤血球用添加液MAPについて.日本輸血学会雑誌 **37**: 398-403, 1991.
5) 柴 雅之,村 徹,増山哲也ほか:MAP加濃厚赤血球の製造と長期保存試験.日本輸血学会雑誌 **37**: 404-410, 1991.
6) 笹川 滋,柴 雅之,西岡久寿弥ほか:長期保存MAP加濃厚赤血球の有効性について.日本輸血学会雑誌 **37**: 411-413, 1991.

(4) 自己血輸血 (auto blood transfusion)
a) 自己血輸血の種類
患者自身の血液を輸血に用いることを自己血輸血という.

自己血輸血には以下の3つの方法がある.
1) 術前希釈法(hemodilutional autologous transfusion)
2) 術中回収法(intraoperative autologous transfusion)
3) 貯血法(predeposit autologous transfusion)

術前希釈式は胸部外科などでしばしば行われる方法で,手術直前に患者から一定量の血液を採血して患者の血液を希釈してから手術を行うものである.希釈すると血液の粘性が低下し末梢まで血液は循環しやすくなる.また出血した場合でも体外に出る赤血球の総量は結果的に少なくてすむ.出血に際して適宜採血しておいた血液を患者に戻すのである[1]).

術中回収式は手術中に出血した血液を回収して洗浄してから再度体内に戻す方法である.体外に出た血液の洗浄は生理食塩液を用いて行うが,現在セルセーバー(cell saver)という機械が開発されているので自動的に容易に洗浄することができる.なお,体外に出た血液に細菌や腫瘍細胞が混入したり,骨片など洗浄によって除去できない異物が混じったりする場合は対象外となる[2]).

貯血式は手術の日程がすでに決まっている患者に行うもので,手術数日前あるいは数週間前に患者の血液を採血して保存しておき,手術時にそれを輸血する方法である[3]).採血した血液は多くは液状のままで保存される.赤血球の凍結保存もないわけではないが,凍結保存は費用,手間,管理などの面で容易ではないので特殊な例を除いてはあまり行われない.ただし,採血した血液のうち血漿成分を分離して赤血球は液状保存とし,血漿成分のみを凍結保存する方法も行われることがある.使用するときに解凍して赤血球とともに輸血するのである.この場合血漿中の凝固因子の活性が保たれているので便利である.

ここでは一般的な貯血式について述べる.
b) 貯血式自己血輸血の実施方法
ⅰ) 採血・保存の方法 手術日の3・2・1週間前にそれぞれ400 mlまたは200 mlずつ採血し,そのまま4〜6℃に保存しておく.3回行うことにより600〜1000 mlの採血が可能で,患者によっては1200 mlまでの採血も可能である.採血

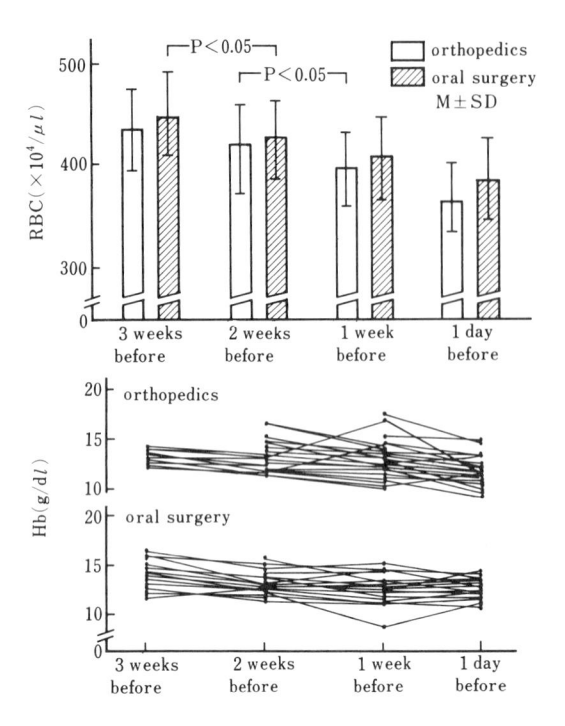

図4.6 自己血採血例における赤血球数およびヘモグロビン量の変動（整形外科患者48例，口腔外科患者31例）

によって重症貧血に陥ってはならないので適宜検査を行う．一般には採血直前の検査でヘモグロビンが 11 g/dl 以上を示していることが条件とされている．また採血によって鉄分が不足するので，採血開始前から鉄剤（フェログラ 200 mg/日）を手術日まで投与し続けるのがよい[4,5]．

このような方法で筆者らの行った自己血採血例の赤血球数と Hb 量の変動を図4.6に示す．平均 700 ml 採血しているがそれほど貧血をきたさないことがわかる．自己血輸血は整形外科および口腔外科の患者に多いが，これらの患者は 800～1000 ml の貯血が可能であり，また手術時の出血量は 2000 ml を越すことはあまりないので，80％の患者が自己血輸血のみで間に合う[6]．

ii) **かえる飛び採血法**（leap-frog autologous blood donation） 手術日の約2カ月前から採血を開始し貯血する方法で，採血した血液は3週間を過ぎないうちに患者に返還し，新たに次の採血を実施する．前回採血の血液を返還するので，1回の採血量はかなり多くすることができる．このような採血法をかえる飛び採血法というが，この場合 2000～3000 ml の貯血が可能となる．

iii) **エリスロポエチン**（erythropoietin, EPO）**の使用について** より大量の自己血を採血保存しておきたい場合はEPOを用いるとよい．3000～9000 単位の human recombinant EPO を週2～3回の割で注射する．この場合鉄剤の投与が必須となるが，かえる飛び採血と組み合わせると相当量の採血・保存が可能となる[7,8]．

c) **自己血輸血の意義**

術前状態が良好で緊急を要しない待機的手術の場合に適応となり，まれな血液型や免疫抗体（alloantibody）を有する患者の手術の場合には積極的に推奨される．自己血輸血は他人の血液を用いないので，他人からの病原体の移入つまり輸血感染症の防止に役立つ．また赤血球やリンパ球，血小板などによる同種免疫（allo-immunization）が防止されるので有利である．特に最近問題となっている GVH 反応の防止に役立つ．ただし採血保存のできる量に限界があり，またすべての患者に実施できるわけではない．採血によって循環動態に悪影響を及ぼすこともないわけではないので，採血量・採血間隔は個々の例で検討すべきである．さらに血液の保存と品質管理には十分注意が必要である．

〈小松文夫〉

文献

1) Giordano GF, Goldman DS, Mammana RD, et al: Intraoperative autotransfusion in cardiac operations. J Thorac Cardiovasc Surg **96**: 382-386, 1988.
2) 斉藤 力, 鰐淵康彦, 出川寿一ほか: 大血管手術（腹部大動脈瘤手術）における回収式自己血輸血の検討. 日本輸血学会雑誌 **36**: 28-32, 1990.
3) Lee D: Autologous blood transfusion. Br J Haematol **70**: 135-136, 1988.
4) Anderson BV, Tomasulo PA: Current autologous transfusion practice, implication for the future. Transfusion **28**: 394-396, 1988.
5) Carlson KB, Golub AH: Current strategies in preoperative autologous donation. Limiting Homologous Exposure: Alternative Strategies (Carlson KB, Golub AH, eds), pp 25-40, American Association of Blood Banks, Arlington, VA, 1989.
6) 小松文夫, 四方 学: 出血量と自己血輸血. 日本輸血学会雑誌 **36**: 443-447, 1990.
7) Levine EA, Gould SA, Rosen AL, et al: Effect of preoperative recombinant human erythropoietin on postoperative erythropoiesis. Surg Forum **39**: 260-262, 1988.
8) Levine EA, Rosen AL, Gould SA, et al: Recombinant human erythropoietin and autologus blood donation. Surgery **104**: 365-369, 1988.

4.3 血小板（HLA 型を含む）

血小板製剤の適正使用は，わが国では日本輸血学会による会告として示されており（表 4.6），原則としてその基準に従って輸血すべきである．しかし，血小板輸血の適応は患者の血小板数から一律に決定されるものではなく，的確な病態把握を基とした判断が常に必要である．

（1） 血小板輸血の適応の原則および考慮

血小板輸血は治療的投与を原則とし，数の減少または機能異常を原因とした致死的危険性の高い出血症状がある場合には，原疾患の種類にかかわらず絶対的適応がある．

相対的適応は，皮下や粘膜などに軽度の出血傾向を伴う血小板減少症であるが，高度の出血傾向

表 4.6 血小板製剤の使用基準

1. 基本方針
   顕著な血小板減少（通常血小板数 2 万/μl 以下）または機能低下に基づき，現に重篤な出血をみているか，またはその恐れの強い病態に対し，血小板製剤の補充により病態の改善をはかるものである．すなわち治療的血小板輸血を原則とする．
2. 使用対象：下記に示すものなどが使用の対象となる．
   (1)使用が適切なもの
      白血病，薬剤ないし放射線による骨髄障害，再生不良性貧血など
   (2)状況により使用されるもの
      汎発性血管内凝固症（DIC），血栓性血小板減少性紫斑病（TTP），人工心肺を用いる手術，大量の保存血輸血後の血小板減少症，悪性腫瘍の骨髄転移，骨髄線維症，先天性血小板機能異常症など
   (3)通常は適応にならないが，時に使用されるもの
      特発性血小板減少性紫斑病（ITP），2 次性免疫性血小板減少症（SLE，薬剤起因性血小板減少症など），輸血後紫斑症，脾機能亢進症など
3. 以下に示す使用は適切ではない
   (1)血小板減少または機能異常以外の原因による出血，特に血管の破損による出血
   (2)血小板数が 5 万/μl 以上に安定しており，出血症状のない病態
4. 血小板輸血の投与量
   血小板数を 1 万/μl 増加させるには，単位体表面積（m²）につき 2 単位（400 ml 全血由来）の血小板輸血が必要とされている．例えば血小板数を輸血前値より約 5 万/μl 増加させるためには，PC（濃厚血小板）を 8〜12 単位輸血すればよい．ただし，感染や発熱のある場合は，より大量の血小板製剤を必要とする．
5. 効果の判定
   臨床的には止血するか否かが大切である．しかし，客観的な血小板輸血の効果判定には，輸血前後の血小板数の変化，すなわち増加をみることが必要である．
   通常，以下の式により，血小板輸血直後の数の増加が予測される．

$$予測増加数 (/\mu l) = \frac{輸血された血小板総数}{循環血液量 (ml)} \times 2/3 \times 10^{-3}$$

2/3：輸血された血小板が脾に捕捉されるための補正値

例えば PC 1 単位（2〜3×10¹⁰ 個の血小板）を循環血液量 5000 ml の患者に輸血すると，直後には輸血前の血小板数より 2700〜4000/μl 増加することが見込まれる．

ただし，この予測値は，輸血される血小板の性状，輸血されるまでの時間，患者の状況，特に出血の程度，感染症，発熱状態，肝脾腫，DIC などにより大きく異なる．

これらが除外されてもなお増加しない場合には，HLA 抗体，血小板特異抗体，あるいは免疫複合体の存在を考慮し，対処することが大切である．

注意（一部省略）
(1) 血小板減少症における血小板輸血の適応は，数から一律に決定されるものではなく，臨床症状と病態に大きく左右される．的確に病態を把握することに努め，安易な予防的血小板輸血は自粛することが大切である．
(2) 原則として，ABO 式と Rh₀(D) の同じ供血者から輸血する．特に将来妊娠する可能性のある D 陰性の女性への輸血に際し，D 陽性者からの PC は避ける．
(3) 輸血経過中に，random donor からの PC を輸血しても患者の血小板数が増加しないことがある．そのうち同種免疫抗体による不応状態に HLA 適合血小板を輸血すると，予測値に相当する血小板数の増加を認めることがある．

（日本輸血学会会告，1987）

に進展する可能性や,外科手術の適否などを考慮してその適応が決定される.

血小板減少症には白血病,再生不良性貧血および抗腫瘍性化学療法後などのように骨髄低形成による血小板産生の低下に起因するものと,脾腫,DIC,ITP(特発性血小板減少性紫斑病)のように血小板消費が過剰であるものがある.特に後者では数のみではなく,臨床状況や出血時間などを検討した上で適応の決定が必要になる.

血小板数2万/μl以下が原則として血小板輸血の適応とされている.しかし2万/μl以下では出血が生じる可能性は高まるが,安定した病態においては1万/μl以上あれば大出血の危険性は一般的に低い.

したがって予防的血小板輸血は,ただ単に2万/μl以下の血小板減少の存在のみでは決定されず,抗腫瘍性化学療法などの骨髄抑制による,一過性ではあるが進行性の血小板減少症に対して最も適応があるといえる.

5万/μl以上存在する場合は,原則として血小板輸血適応の論議の対象にはならない.しかし血小板数が4～5万/μlあっても,DICを含む凝固障害,重症感染症,尿毒症,腫瘍細胞の急激な崩壊,化学療法後の粘膜障害などの要因が付加されている状況では活動性出血が起こる危険性が高まり,血小板輸血の適応が発生する場合もある.

(2) 悪性腫瘍例への血小板輸血
a) 患者血小板数と適応

悪性腫瘍,特に急性白血病などの造血器系悪性腫瘍では治療的および予防的血小板輸血を必要とするが,血小板数が2万/μl以上の症例が大出血を生じる確率は1％以下であり,1万/μl以上での致死的出血例は少ないとされている.また24時間内の血小板減少速度が50％以下であれば,2万/μlでも予防的血小板輸血を必要としないとする考えもあるが,多少の余裕も考慮に入れて,投与開始を2万/μl以下とするのが臨床的には妥当である.

抗腫瘍性化学療法の直後では2万/μl以上あっても,その後の急速な血小板減少の進行が当然のこととして予測されるため,速やかな予防的投与を必要とする.反対に骨髄造血能の回復期にあれば,2万/μlでも血小板の投与を必ずしも必要としない.

血小板減少に対して予防的投与が行われ,2万/μl以上に血小板数が維持されているにもかかわらず高度の出血傾向を認める固形腫瘍例は,腫瘍浸潤・転移や感染の関与が示唆され,出血死に陥る例の多くはDICによる凝固障害か,敗血症を合併している.

芽球数が10万/μl以上のいわゆるhyperleukocytic leukemiaでは,脳・肺の血管内でのleukostasisによる致命的出血が起こる可能性が高いため,また急性前骨髄球性白血病ではDICを合併するため,予防的投与により血小板数を4～5万/μlに維持する必要がある.

b) 血小板減少と手術

急性白血病例での手術において,血小板輸血1時間後あるいは術直後の血小板数が平均56000であったものでは,術後1カ月以内の出血死はなく,また術中出血が500 ml以上,および周術期での輸血量が4単位以上のものはわずか7％にすぎない[1].したがって,白血病例では術直後の血小板数を5万/μl以上に維持すべきである.

内視鏡による生検,気管洗浄,腰椎穿刺などの小手術では血小板数を4万/μlに維持させるが,少量の出血でも生命の危険性の高い経気管支的肺生検では大手術時と同様に5万/μl以上に維持したほうが安全である.しかし,外部からの圧迫止血が容易な骨髄穿刺・生検,ガス分析のための動脈穿刺などでは,2万/μl以下でもその実施は十分に可能である.

文 献
1) Bishop JF, Shiffer CA, Aisner J, O' Connel BA, Levy C, Lendall JA, Wiernik PH : Surgery in leukemia : a review of 167 operations in thrombocytopenic patients. *Am J Hematol* 26 : 147-155, 1987.

(3) 非悪性腫瘍例への血小板輸血
a) 適応の原則

多くの例では,治療的投与が優先する.過去の出血歴,他の付加的要因の存在の有無,血小板数のみならず,出血時間などを総合的に判断して適応を決定する必要がある.通常は,予防的投与は手術侵襲が加わる場合において初めて適応が考慮

される．

b) 疾患，治療時期，臨床状況と適応

再生不良性貧血や MDS (myelodysplastic syndrome) などの慢性血小板減少では，感染の合併のない限り，1万/μl 以下でも強い出血傾向を示さないことが多い．経過が長期であるため漫然とした定期的な血小板輸血を行うべきでなく，よけいな同種免疫や輸血副作用を回避するためにも，可能な限り予防的投与は行わないことを原則とする．

人工心肺術では術後に軽度の血小板減少と出血時間の延長を認めるが，術後出血は血小板数とは相関せず，手術自体に負うことが多く，原則として予防的投与の適応にはならない．しかし5万/μl 以下の血小板減少が存在し，現実的に出血症状を合併しているときには治療的適応がある．

DIC では，血小板減少が高度であれば抗凝固療法の支持のもとに適応になる．すべての例に有効ではなく，DIC 状態が可逆性な例において有効である．

TTP（血栓性血小板減少性紫斑病）では，血小板輸血は血栓形成の材料を供給するため，致死的危険性のあるもの以外は血小板輸血の適応外である．血漿輸注や血漿交換療法により改善を得るべきである．

致死的出血の危険性が予測される ITP や，摘脾などの手術が予定される慢性 ITP 例で，術中・術直後に予防的投与の適応が時にある．しかし効果はあまり期待できず，最近では免疫グロブリン製剤の大量投与による一過性の増加がはかられる．

先天的血小板機能異常では緊急時以外は治療的投与を回避し，軽度の出血は局所処置のみとする．重症な欠損があって大出血の既往歴がある例での出血傾向には適応がある．

骨髄増殖症に合併する血小板機能異常では，緊急手術で出血時間が延長している例で予防的適応があるが，脾腫がある場合は大量の血小板輸血を必要とする．

(4) 効果および不応例の管理（表 4.7）

血小板数を1万/μl 増加させるには，単位体表面積（m^2）につき2単位以上の血小板輸血を必要とする．しかし感染・発熱，脾腫などがある場合はより大量の血小板製剤を必要とし，また現在の活動的出血を止血するための治療的投与では予防的投与よりも多くの血小板を必要とすることが多いことを心得ておく必要がある．

止血効果は輸血後血小板数の増加によって予測され，この点に関する出血時間測定の評価は低い．予測増加数（/μl）は｛(輸血された血小板総数/循環血液量（ml）)×$2/3 \times 10^{-3}$ で計算される．

発熱，感染などの血小板消費を促す要因がなく，輸血1日後の回収率が10%以下であれば，受血者は同種免疫による血小板輸血不応状態にあると判断される．抗 HLA 同種抗体の存在は LCT（リンパ球細胞毒試験）抗体の測定で知りうるが，その結果をすぐ得ることができない．そこで輸血1時間後の補正血小板増加数（corrected platelet increment, CCI）の計測が，同種抗体の存在を知る上できわめて有効である．CCI は｛(輸血後血小

表 4.7 血小板輸血の適応および評価において必要な数値

濃厚血小板製剤（PC）
  200 ml 全血由来 PC（1単位）： 2×10^{10} 個以上の血小板を含む（約 20 ml）
  400 ml 全血由来 PC（2単位）： 4×10^{10} 個以上の血小板を含む（約 40 ml）
  アフェレーシス PC（5単位）：1.0×10^{11} 個以上の血小板を含む（約 100 ml）
        （10単位）：2.0×10^{11} 個以上の血小板を含む（約 200 ml）
        （20単位）：4.0×10^{11} 個以上の血小板を含む（約 250 ml）

PC の保存条件と有効期限：20〜24℃下，水平振盪で，採血後72時間以内

$$予測増加数（/\mu l） = \frac{輸血された血小板総数}{循環血液量（ml）} \times 2/3 \times 10^{-3}$$

$$補正血小板増加数：CCI（/\mu l）= \frac{輸血後の血小板数 - 輸血前の血小板数（/\mu l）}{輸血された総血小板数（\times 10^{11}）} \times 体表面積（m^2）$$

板数/μl－輸血前血小板数/μl)/輸血総血小板数($\times 10^{11}$)}×体表面積(m^2)で計算される.

LCT抗体陰性例の平均CPIは1時間後16100,24時間後12000で,LCT抗体陽性例では1時間後5600,24時間後2600で,また輸血10分後のCPIでも1時間後のそれとほぼ同じ結果が得られている[1].したがって,random血小板輸血に対する10分後のCPIが2回続けて5000〜7000以下の場合には同種免疫の存在による不応状態が示唆される.

同種免疫による不応状態には,HLA不適合による抗HLA抗体と,血小板特異抗原に対する抗体の関与がある.大部分は前者が主体と考えられており,不応例ではHLAクラスI抗原,血清学的交差を示す他のHLAクラスI抗原,あるいはHLA-B座に関連するBW4/BW6などの適合血小板を選択して輸血する.

また,大量random血小板輸血を行い,抗体を吸着する実験的試みもあるが,致死的出血例や予後の悪い例に限定して行うべきであろう.

最近,血小板製剤中の混入白血球を0.1%まで除去できる第3世代白血球除去フィルターが開発され,この白血球除去血液製剤の徹底使用によりHLA抗原に対する同種免疫の頻度を減少させ,不応例を減少させえたとする報告[2]がある.また血小板製剤を紫外線照射して同種免疫の発現を抑制する試みもある.

文 献

1) Hogge DE, Dutcher JP, Aisner J, Schiffer CA：Lymphocytotoxic antibody is a predicator of response to random donor platelet transfusion. *Am J Hematol* 14：363-369, 1983.
2) van Marwijk M, van Proojen HC, Moes M, Bosma-Stants I, Akkerman JWN：Use of leukocyte-deplet concentrates for the prevention of refractoriness and primary HLA alloimmunization：a prospective, randomized trial. *Blood* 77：201-205, 1991.

(5) HLA適合血小板

血小板表面にはHLAクラスI抗原が吸着,表現されておりクラスII抗原は認められない.したがって,抗HLA抗体による不応状態にはクラスI抗原適合の血小板輸血が有効である.このHLA適合血小板製剤は1990年7月より保健診療が承認され,対象患者は,骨髄移植症例,寛解導入可能な白血病およびMDS,原疾患の展望が良好な再生不良性貧血などの血小板減少患者である.

まず患者のクラスI抗原測定と抗HLA抗体スクリーニングを行い,抗体が陽性の場合にコンピューターで成分献血登録者リストからHLA適合供血者を検索する.次に選択された供血者の凍結保存リンパ球と患者血清間で抗ヒト免疫グロブリンを用いたAHG-LCTでHLA交差適合試験を行い,最終的にHLA適合供血者を決定する.

HLA抗原の完全に適合した血小板の供給は実

表4.8 HLA適合血小板製剤のHLA適合度

HLA適合度	
A	患者と供血者のHLA-A,B抗原の4抗原が完全に適合
B1U	〃 3抗原が適合し,1抗原が不明
B1X	〃 3 〃 ,1抗原が交差反応性抗原
B2U	〃 2抗原が適合し,2抗原が不明
B2X	〃 2 〃 ,2抗原が交差反応性抗原
B2UX	〃 2 〃 ,1抗原が不明,1抗原が交差反応性抗原
B1U2X	〃 1抗原が適合し,1抗原が不明,2抗原が交差反応性抗原
B2U1X	〃 1 〃 ,2抗原が不明,1抗原が交差反応性抗原
B3X	〃 1 〃 ,3抗原が交差反応性抗原
B1U3X	〃 1抗原が不明で,3抗原が交差反応性抗原
B2U2X	〃 2抗原が不明で,2抗原が交差反応性抗原
B4X	〃 4抗原が交差反応性抗原
C1	〃 3抗原が適合し,1抗原が不適合
C2	〃 2抗原が適合し,2抗原が不適合
C3	〃 1抗原が適合し,3抗原が不適合
C4	4抗原がすべて不適合

際上困難であるため，前記したような手順で，不適合抗原はあるものの患者の抗HLA抗体とは反応しないHLA抗原を有するドナーを選択している．したがってHLA交差適合試験陰性のHLA適合血小板のHLA適合度は，表4.8のようにAからC3までに分類することができる．

いずれにせよ，HLA適合血小板はCPIの評価で90％以上の有効率が得られている．

(6) 血小板輸血の副作用
a) 発熱反応
血小板輸血例の約15％に発熱反応がみられ，赤血球輸血に比し多い．本反応が生じた受血者に白血球凝集素が検出されることがあり，HLA特異性を有するものもある．単一ドナー血小板を受けている例では発熱反応が少ないともいわれ，これはドナー感作の機会の制限による同種免疫の遅延化と関連した効果であると思われる．

b) ABO型不適合血小板輸血による溶血
血小板上には血漿中のglycolipidが吸着されたABO抗原が微量に存在する．ABO不適合血小板の回収率は軽度低下するが，抗HLA抗体が存在する受血者にHLA不適合血小板輸血を行う場合に比して回収率の低下は小さいため，不応例ではABO不適合を無視したHLA適合血小板輸血が優先される．ABO minor不適合血小板がこの目的で使用されるが，ドナー血漿中の抗体と受血者血球とが不適合になり，抗体価が著しく高い場合には，まれではあるが受血者血球が溶血する危険がある．重症溶血例の報告もあることから，このようなABO minor不適合血小板輸血では，ドナーの抗A，B凝集素価のスクリーニングを行うことが望ましい．

c) 輸血後GVHD (post-transfusion graft-versus-host disease)
輸血後GVHDの頻度は0.1〜1％で，先天性免疫不全，新生児，抗腫瘍性化学療法時などの免疫不全状態にある受血者に経験される．輸血後3〜30日後に，発熱，皮膚の紅斑，白血球減少，肝障害，下痢などの症状が出現する．最終的には骨髄無形成に基づく汎血球減少症のため，90％以上の致死的な経過をとる．診断には臨床症状のほかに，患者の末梢血や，病変組織における供血者および宿主に由来する細胞・血球の混在，すなわちchimerismの確認が必要で，HLA解析，性染色体分析，DNA解析などで証明される．輸血後GVHD予防のためには輸血製剤の15〜50 Gy照射が有効である．

d) 肺機能傷害
輸血後に生じる非心原性肺浮腫は白血球凝集素と関連し，本抗体の輸注か受血者側での存在により，輸血後数分から40時間内に発症し，4〜8時間で症状は最大になる．HLA特異性や抗NA2のような顆粒球特異性や，最近では5a/5b系の抗体の関与も証明されている[1]．

e) 感染
closed systemで採取された血小板製剤は，22℃で3日間の振盪保存が認められている．しかしこの間の，採血時に混入した細菌の増殖による受血者の重篤な敗血症が経験されている．その他，輸血後肝炎，サイトメガロウイルス感染，HIV感染，HTLV-I感染などがある．

f) ARDS
ARDSの発症・進展の要因についての統一的な見解はないが，微小血栓が観察され，肺での自己血小板消費が本症の病態生理に関与するとの考えから，本症の治療として時に血小板投与が行われる．血小板がARDS経過中の肺傷害のメディエーターである可能性も否定できないことから，血小板輸血が肺機能を悪化させる危惧もある．しかし，輸血後の$\dot{Q}s/\dot{Q}t$ (physiologic shunt fraction) およびPVRの測定による肺機能の悪化は4時間までの観察で得られていない[2]．　　　(雨宮洋一)

文献
1) Seeger W, Schneider U, Kreusler B, von Witzleben E, Walmrath P, Grimminger F, Neppert D : Reproduction of transfusion-related acute lung injury in an ex vivo lung model. *Blood* **76** : 1438-1444, 1990.
2) Eichacker PQ, Shelhamer JH, Brenner M, Parrillo JE : The effect of heterogous platelet transfusion on pulmonary function during ARDS. *Chest* **97** : 923-933, 1990.

4.4 血漿・アルブミン

　血漿ならびに血漿分画製剤は一般医薬品と異なり，健常人より採取した血液から分離調製された製剤である．現在日本ではアルブミン製剤として年間290万l（原料血漿換算量），血漿製剤として40万l使用している．血液製剤使用適正化に関する基準（厚生省薬務局；付録参照）が出されて以来使用量は減少傾向を示しているが，なおアルブミン製剤原料血漿の大半（約90％）を外国からの輸入に頼っている．このような状況を打開し，自国内での自給体制を確立するためには，採血漿体制を整備拡充するだけでなく，各臨床医が血漿・アルブミン製剤の特性ならびにその適応疾患について十分把握するとともに，常に有効かつ適正な使用を心掛ける必要がある．

（1）血漿製剤

　血漿製剤には新鮮液状血漿（fresh plasma, FP）と新鮮凍結血漿（fresh frozen plasma, FFP）の2種類の製剤がある．FPは有効期間が短く予約生産のため，その使用量はFFPの0.11％と著明に少ない（表4.1)[1]．

a）製　　　法

　FPは通常の方法で採取した血液から採血後6時間以内に血漿を分離したもので，これを凍結したものがFFPである．規格として全血200 ml採血由来の1単位製剤，全血400 ml採血由来の2単位製剤，成分採血由来の5単位製剤の3種類がある．容量は1単位約80 mlに相当する[2]．

b）成　　　分

　FP，FFPは全凝固因子，補体，アルブミン，免疫グロブリン，ハプトグロビンなど正常ヒト血漿中に存在するすべての成分を含んでいるが，抗凝固剤によって各成分とも約1.2倍に希釈されている．一方，Naおよびグルコース濃度はそれぞれ175 mEq/l，360 mg/lと著明に高い（成分採血の場合，抗凝固剤にACD-A液を使用し，全血に対する混合比率が低いことから，Na濃度は155 mEq/lと低い）（表4.9)[3]．また200 ml，400 ml採血由来の血漿製剤中にはそれぞれ$(0.9\pm0.6)\times10^7$，$(1.0\pm0.5)\times10^7$個のリンパ球が含まれている．

c）貯法・安定性

　FPは4～6℃の冷蔵保存で12時間，FFPは－20℃以下の凍結保存で1年間の有効期限を有している．FFPおよびFPの保存期間中の成分変化は表4.9，表4.10に示す通りであり，第VIII因子，第XII因子の活性が低下するが，その他の成分については著明な変化は認められない．

d）使用方法

　FFPを使用する場合，容器のまま30～37℃で

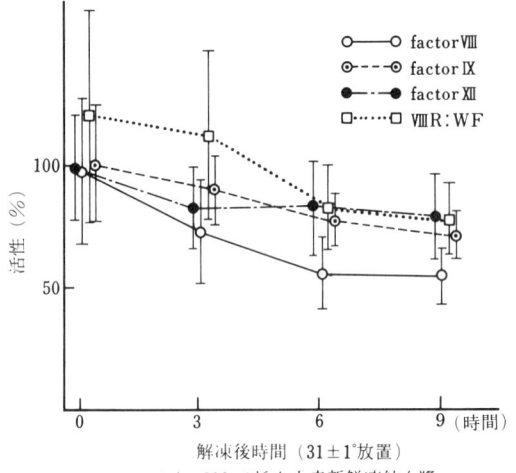

（a）200ml採血由来新鮮凍結血漿

（b）400ml採血由来新鮮凍結血漿

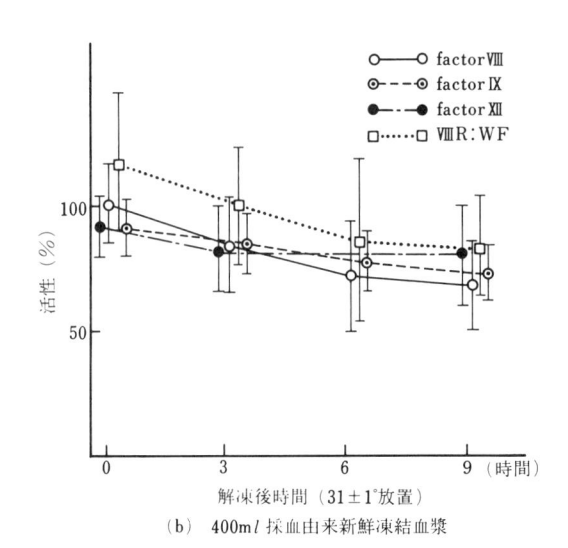

図4.7　新鮮凍結血漿解凍後の血液凝固因子活性の経時変化[3]

4.4 血漿・アルブミン

表4.9 新鮮凍結血漿の保存期間中の成分変化[1]

上段：平均値±標準偏差　下段：最小値～最大値

項目 \ 保存期間	製造直後	製造後6カ月	製造後12カ月	項目 \ 保存期間	製造直後	製造後6カ月	製造後12カ月
血漿中のpH	7.40±0.03 7.36～7.45		7.55±0.04 7.47～7.80	血液凝固因子 I (mg/dl)	244±18.9 215～270	260±24.9 220～288	255±53.5 164～334
Na (mEq/l)	174±5.2 166～184		169±6.5 160～187	II (%)	106±5.5 95～115	108±6.2 100～120	100±10.2 86～113
K (mEq/l)	3.3±0.3 2.9～3.8		3.9±0.3 3.0～4.3	V (%)	113±15.5 89～130	100±30.7 60～160	115±15.7 82～142
Cl (mEq/l)	81±9.2 74～93		80±2.9 76～84	VII (%)	97±19.0 66～124	85±12.7 66～100	83±14.3 70～120
Mg (mg/dl)	2.0±0.4 1.3～2.6		2.2±0.3 1.8～2.8	VIII (%)	98±23.7 69～143	78±27.9 40～130	64±19.8 37～105
Ca (mg/dl)	7.2±0.5 6.6～7.8		7.3±0.4 6.8～8.1	IX (%)	109±30.9 84～180	92±15.8 62～110	78±16.2 50～104
リン (mg/dl)	10.0±0.7 8.7～11.3		10.5±1.2 9.1～14.0	X (%)	94±25.3 58～145	104±11.8 82～126	93±12.4 68～113
グルコース (mg/dl)	362±20 330～399		353±10 334～373	XI (%)	95±14.8 72～126	98±13.1 85～131	97±9.2 84～115
総タンパク (g/dl)	6.3±0.6 5.1～7.5		6.2±0.3 5.7～6.7	XII (%)	103±29.4 54～160	83±21.7 56～126	69±14.7 44～90
アルブミン (g/dl)	4.0±0.3 3.5～4.4		4.0±0.2 3.8～4.3	XIII (%)	120±10.0 100～125	125±11.2 100～150	108±29.7 75～150
グロブリン (g/dl)	2.3±0.6 1.1～3.2		2.2±0.4 1.5～2.8	VIII R : WF[1] (%)	91±12.4 73～106	77±17.7 46～106	84±26.5 45～141
浸透圧 (mOsm/kg)	290±12.0 263～303		302±5.0 296～309	VIII R : AG[2] (%)	123±13.5 106～136	107±30.4 70～157	86±24.2 53～126
遊離脂肪酸 (mEq/l)	0.34±0.22 0.09～0.54		0.31±0.14 0.18～0.55	AT III[3] (%)	103±8.1 85～118	104±4.3 100～111	101±17.1 74～132
コレステロール (mg/dl)	159±37.1 84～220		168±3.97 108～233	フィブロネクチン (μg/ml)	302±61.8 225～405	295±48.3 220～377	279±51.1 212～376
リン脂質 (mg/dl)	169±29.8 108～233		208±35.2 158～265				
トリグリセライド (mg/dl)	110±51.7 41～204		100±60.4 43～203				

1) VIII R : WF : von Willebrand 因子（活性）
2) VIII R : AG : 第VIII因子関連抗原（量）
3) AT III : アンチトロンビンIII

融解する．融解後長時間放置した場合一部の凝固因子活性が低下するので（図4.7)[3]，3時間以内にろ過装置を具備した輸血セットを用いて静脈内に輸注する．何らかの事情によりただちに使用しない場合には，再凍結せず冷蔵保存する．なお，食後1～2時間以内に採取された血漿はリポタンパクのため乳白色を呈していることがあるが，使用上特に支障はない．

e) 適　応

FFPの最もよい適応は複合性凝固障害があり出血，出血傾向のある患者で，肝疾患，クマリン系抗凝固剤使用時，DIC，大量出血などの治療に有効である．したがって，特定の凝固因子を補充する場合には各因子の濃縮製剤を，また循環血漿量の改善・維持にはアルブミンを使用するほうがよい（FFPはアルブミンに比して血漿増量効果が弱い）．また，栄養補給，栄養状態の改善あるいは慢性低タンパク血症などに対する血漿タンパク濃度の維持を目的とした使用は適切ではなく，治療効果を得ることができない[4]．

表 4.10 新鮮液状血漿の保存期間中の成分変化[1]

上段：平均値±標準偏差　下段：最小値～最大値

保存期間 / 項目	製造直後 (0時間)	製造後 12時間	製造後 24時間	保存期間 / 項目	製造直後 (0時間)	製造後 12時間	製造後 24時間
比重	1.025±0.0008 1.024～1.026			血液凝固因子 I (mg/dl)	226±26.1 184～260	233±25.6 205～268	229±25.6 203～268
容量 (ml)	87±2.3 84～92			II (%)	109±12.9 91～143	125±13.3 108～156	107±13.2 94～144
赤血球数 (個/mm³)	94±23.0 65～130			V (%)	96±12.4 68～112	99±15.1 71～126	95±13.5 70～116
白血球数 (個/mm³)	15±7.5 8～26			VII (%)	103±17.4 87～146	89±16.0 71～126	83±15.8 66～123
リンパ球数 (個/mm³)	11.4±5.9 6～20			VIII (%)	93±22.2 67～148	62±30.5 35～127	49±19.3 30～90
顆粒球数 (個/mm³)	3.6±1.6 2～6			IX (%)	98±18.8 75～138	99±16.6 87～134	88±16.1 69～113
血小板数 (×10⁴/mm³)	0.52±0.193 0.185～0.758			X (%)	104±11.0 94～133	98±13.7 83～131	103±12.2 88～133
血漿中の pH	7.29±0.01 7.27～7.31	7.49±0.04 7.43～7.59	7.53±0.03 7.48～7.58	XI (%)	89±13.2 76～114	92±15.1 71～116	109±15.2 92～136
Hb[1] (mg/dl)	<1			XII (%)	95±24.3 70～148	72±26.5 43～126	60±18.5 34～89
Na (mEq/l)	171±10.6 141～182			VIII R：WF[2] (%)	91±11.5 76～112	82±10.4 64～94	70±15.6 41～94
K (mEq/l)	3.8±0.4 3.2～4.7			AT III[3] (%)	103±1.4 100～105	99±3.9 90～103	110±6.9 101～123
Cl (mEq/l)	81±2.1 78～84			フィブロネクチン (μg/ml)	328±34.1 268～392	294±26.4 240～335	290±28.1 245～328
Mg (mg/dl)	1.8±0.1 1.7～2.1						
Ca (mg/dl)	6.8±0.4 6.3～7.5						
アンモニア (μg/dl)	36±12.2 20～51						
リン (mg/dl)	11±0.4 10～12						
グルコース (mg/dl)	381±16.3 359～404						
総タンパク (g/dl)	6.0±0.2 5.6～6.2						
アルブミン (g/dl)	4.2±0.2 3.8～4.4						
グロブリン (g/dl)	1.8±0.3 1.5～2.5						

1) Hb：ヘモグロビン量
2) VIII R：WF：von Willebrand因子（活性）
3) AT III：アンチトロンビン III

i) **急性播種性血管内凝固(DIC)**　DIC(disseminated intravascular coagulation)は, 感染症, 悪性腫瘍などの原因で凝固亢進状態が起こり, 末梢血管内で微小血栓が多発する疾患で, 凝固因子, 血小板が著明に消費されて出血傾向を呈し, PT, APTTが延長し, FDPが増加する. 治療法としては原疾患の治療, ヘパリン, メシル酸ガベキサートなどの抗凝固療法, 凝固因子補充療法が行われる. 抗凝固療法でコントロール可能な場合FFPを投与する必要はない. 投与量は通常1日200〜400 ml, 重症時800 mlまで投与し, PTが50％以下, APTTが正常より10秒以上延長, アンチトロンビンIIIが50％以下などを使用の目安として3日ごとに評価し, 使用の継続を判断する.

ii) **重症肝疾患**　肝では凝固因子, アルブミンをはじめ多数のタンパクが生成されている. 重症肝障害(肝硬変, 劇症肝炎, 肝切除術など)のある場合, 凝固因子活性が低下するため, これら凝固因子を補充する目的でFFPが投与されている. 武田ら[5]は, PTを判定指標とし, 肝切除患者に対して1日5〜10単位, 1週間投与が使用基準として適当であると報告している. しかし, これだけの量のFFPを投与した場合, 毎日16〜32 gのアルブミンと4〜8 gのNaClが負荷されることになり, 循環血漿量の増大を招く可能性が指摘されている[6].

iii) **血栓性血小板減少性紫斑病(TTP)**　TTP(thrombotic thrombocytopenic purpura)は血小板減少, 微小血管性溶血性貧血, 精神神経症状, 腎障害, 発熱を主症状とする不均質な疾患で, その病因は不明である. 抗血小板剤とFFPの投与あるいは血漿交換により著明な治療成績の得られることが報告されている[7]. TTPの発症と血漿成分との関係については現在詳細に検討されているが, 一部の症例ではFFP少量輸注(3〜5単位)で寛解することから, 血漿成分の欠乏が発症に関与しているものと推察されている. FFPによる治療方法としては, 1日8 ml×体重(kg), 2週間連続投与, または血漿交換(1日循環血漿量の1〜1.5倍)が施行されている.

iv) **血漿交換**　現在, 血漿交換療法が保険適応となっている疾患は, 多発性骨髄腫, マクログロブリン血症, 劇症肝炎, 薬物中毒, 重症筋無力

表4.11　施行した症例数および概括評価
(施行症例数10例以上)

病　名	例数	著　効	有　効
慢性関節リウマチ	123	22(17.8)	68(55.2)
悪性関節リウマチ	114	27(23.6)	65(57.0)
劇症肝炎	91	17(18.6)	25(27.4)
術後肝不全	85	6(7.0)	42(49.4)
家族性高コレステロール血症	83	35(42.1)	45(54.2)
多発性骨髄腫	55	13(23.6)	30(54.5)
術後高ビリルビン血症	50	11(22.0)	25(50.0)
薬物中毒	50	15(30.0)	16(32.0)
SLE腎症	50	10(20.0)	26(52.0)
その他の全身性エリテマトーデス	48	10(20.8)	27(56.2)
腎移植拒絶反応	32	0(0)	11(34.3)
重症筋無力症	30	9(30.0)	17(56.6)
Guillain-Barré症候群	27	8(29.6)	12(44.4)
悪性腫瘍	26	0(0)	11(42.3)
多発性硬化症	21	2(9.5)	12(57.1)
マクログロブリン血症	15	4(26.6)	7(46.6)
急速進行性糸球体腎炎	12	1(8.3)	3(25.0)
PBC（原発性胆汁性肝硬変）	11	2(18.1)	5(45.4)
腎炎（紫斑病性）	10	1(10.0)	7(70.0)

( ): %.　　　　　　　　　　(塩川ら[8])

症, 悪性関節リウマチ, 全身性エリテマトーデス, 血栓性血小板減少性紫斑病(TTP), 重度血液型不適合妊娠, 家族性高コレステロール血症, 術後肝不全, Guillain-Barré症候群, 天疱瘡, 類天疱瘡, 閉塞性動脈硬化症, 巣状糸球体硬化症である. これらのうち置換・補充液としてFFPを使用する疾患は劇症肝炎, TTPのみである. 他の疾患については患者の病状, 血漿交換の方法(単純交換, 膜ろ過, 免疫吸着など), 処理血液量あるいは施行頻度などにより異なるが, 一般に電解質輸液あるいはアルブミン製剤を使用し, 凝固因子などが著明に低下した場合にのみFFPまたは凝固因子製剤を使用する. 各疾患に対する血漿交換療法の有効率は表4.11[8]に示す通りである.

f) 副作用

現在, 日赤血液センターではFFPをはじめすべての血液製剤についてB型肝炎, C型肝炎, ATL, AIDSウイルスなどの検査を実施し, 陰性の製剤だけを供給している. しかしこれらウイルスによって汚染されていたとしても検出限界以下の製剤については陰性製剤として供給される可能性があること, またその他の病原体(表4.12)[9]についてはほとんど検査されていないことから, 輸血によってさまざまな疾患に感染する危険性があ

表 4.12 病原体による輸血感染症

I. ウイルス以外の病原体による輸血感染症
　1. 梅毒（syphilis）
　2. マラリア（malaria）
　3. ブドウ球菌などの表在菌感染症
　4. バベシア病（babesiasis）
　5. トリパノソーマ症（trypanosomiasis）
　6. フィラリア症（filariasis）
　7. リーシュマニア症（leishmaniasis）
　8. ブルセラ症（brucellosis）
　9. チフス（typhus）
　10. サルモネラ症（salmonellosis）
　11. リケッチア感染症（rickettsial infection）
　12. Hansen病（lepra）
　13. トキソプラズマ症（toxoplasmosis）

II. ウイルスによる輸血感染症
　1. 肝炎（B型, C型）
　2. AIDS（HIV感染症）
　3. 成人T細胞白血病, HAM（HTLV-I）
　4. サイトメガロウイルス（CMV）感染症
　5. Epstein-Barrウイルス（EBV）感染症
　6. デルタ抗原（delta antigen）病
　7. 麻疹（measles）
　8. コロラドチック熱（Colorado tick fever）
　9. パルボウイルス（parvovirus）感染症

（大戸[9]）

る．ちなみに，輸血後肝炎はHBc抗体およびHCV抗体検査の実施により著減しているが，今後も1%程度の頻度で発生するものと推察されている[10]．したがって，FFPを使用する場合，FFP投与による治療効果と輸血感染の危険とをはかりにかけ，たえず評価しながら使用するよう心掛けなければならない．なお，CMVおよびHTLVは主にリンパ球中に存在するため，FFP投与によって感染した例は報告されていない．

FFPを投与した場合じんま疹などをみることがあり，また抗IgA抗体を保育するIgA欠損症患者にFFPを輸注した場合アナフィラキシー反応を引き起こすので十分観察しながら投与し，異常を認めた場合にはただちに中止して適切な処置を行う．

短時間に大量投与した場合，クエン酸による血中カルシウムイオン濃度の低下により口唇・上下肢のしびれなどを引き起こすことがあるので，カルシウム製剤を適宜投与する（FFP 1単位に対してカルチコール約1 ml）．

血漿製剤の投与により免疫能が抑制されることが知られており[11]，また大量使用により凝固因子やアルブミンの合成が抑制され，分解が促進されることがある．さらにFPはintactなリンパ球を含んでいるためGVHRを発現する危険を伴っている．

文献

1) 日本赤十字社内部資料．
2) 日本赤十字社：血液製剤一覧, 1992．
3) 日本赤十字社：Blood Information No.1, 1988．
4) 厚生省薬務局：血液製剤使用の適正化について（第七版），1992．
5) 武田成彰, 田代秀人, 阿部祐次ほか：肝切除後における新鮮凍結血漿の適正使用について．プロトロンビン時間による判定．日消外会誌 21：1979-1984, 1988．
6) 寮 隆吉：新鮮凍結血漿の適正使用は？ 新輸血医学, pp 208-211, 金芳堂, 京都, 1990．
7) 小山哲司, 垣下栄三：TTP（治療プロトコールと治療成績）におけるプラズマフェレーシス．日輸血会誌 35：579-581, 1989．
8) 塩川優一, 井上 昇, 湯浅晋治ほか：プラズマフェレーシスの現況―1987年アンケート調査を行って―．日本医事新報 No.3396：43-45, 1989．
9) 大戸 斉：肝炎以外の輸血感染症．外科診療 33：405-412, 1991．
10) 清水 勝：輸血後肝炎．臨床医 18：102-105, 1992．
11) Blumberg N, Heal JM：Transfusion and recipient immune function. Arch Pathol Lab Med 113：246-253, 1989．

（2） アルブミン製剤

アルブミンは分子量約66000のタンパクで，必須アミノ酸のうちトリプトファンとイソロイシンが欠如している．肝臓で1日約12 g産生され，半減期約20日で生体内で分解される．血管内のアルブミン1 gは約20 mlの水分を保持することができ，血漿浸透圧の80%を維持している．また，ビリルビン，ホルモンあるいは薬物との親和性が強く，キャリアとしての役割を担っている．輸注したアルブミンは内因性のアルブミンと同じ動態を示す．

a） 製　　法

アルブミン製剤はプールされたヒト血漿を原料とし，Cohnの冷エタノール分画法により分離精製されたもので，精製の程度に応じ加熱ヒト血漿タンパク（plasma protein fraction, PPF）とヒト血清アルブミン（human serum albumin, HSA）に分類される．PPFは5%溶液のみであるが，HSAには正常ヒト血漿と等浸透圧の5%溶

表 4.13 アルブミン製剤中の夾雑成分

成分		ヒト血清アルブミン				加熱ヒト血漿タンパク	
		A社	B社	C社	D社	B社	D社
albumin							
monomer	(%)	94.9	98.7	97.9	95.8		
dimer	(%)	3.3	1.0	2.1	2.5		
polymer	(%)	1.8	0.3	0	1.7		
prealbumin	(mg/dl)	33	12.8	ND		19.3	
α_1-acid glycoprotein	(mg/dl)	ND	ND	<1.0	42	5.1	31
α_1-antitrypsin	(mg/dl)	3.2	ND	2.2	4.1	11.1	
apolipoprotein A	(mg/dl)	ND					
ceruloplasmin	(mg/dl)	ND	ND	ND		ND	
GC-globulin	(mg/dl)		ND			6.8	
α_2-HS-glycoprotein	(mg/dl)	ND	ND	ND		11.0	
haptoglobin	(mg/dl)	ND	ND	ND		22.6	
transferrin	(mg/dl)	1.3	ND	ND		166.3	
IgA	(mg/dl)	ND	ND	ND	ND	6.2	
IgG	(mg/dl)	ND	ND	ND	ND	ND	
kallikrein	(%)		0.9				
prekallikrein activator	(μU/ml)	ND	ND	ND	ND		
alminium	(μg/l)	260	60	106	282		166
endotoxin	(Eu/ml)	ND	ND				

〔注〕 ND：検出不可（測定限界以下を含む）
各数値はメーカーの内部資料に基づいた．

液と，高濃度の 20 %，25 %溶液がある．いずれの製剤も 60℃，10 時間の加熱処理が行われている[1]．

b) 成　　分

PPF は 80 %以上のアルブミンと少量の α，β-グロブリンを，HSA は 96 %以上の精製アルブミンを含んでいる．また安定剤としてアセチルトリプトファンとカプリル酸ナトリウムが添加されている．その他夾雑物として表 4.13 に示す成分などが含まれているが，含有量についてはメーカー間，ロット間で著しく異なっている．

c) 貯法・安定性

アルブミン製剤は凝固因子製剤に比して非常に安定で，国家検定合格の日から 30℃以下の保存条件（凍結不可）で 2 年間の有効期限を有している．

d) 使用方法

PPF，HSA を使用する場合，輸液セットを用いて緩徐に静脈内に注射または点滴する．投与量は次式に従って算出し，3 日間投与した後効果判定を行い，継続投与について判断する．

投与量[g]＝(アルブミン濃度の期待値
　　　　　－実測値)[g/dl]×(循環血漿量)[dl]×2

アルブミン濃度の期待値としては，急性病態時 3 g/dl 以上，慢性病態時 2.5 g/dl 以上を目安とし，症状に応じ適宜増加する．なお脱水症患者に水分補給することなく高濃度アルブミンを使用することは禁忌である．また製剤により液の色が若干異なるが(茶褐色～緑褐色)，これは原料血漿中のヘモグロビンおよびビリルビンに基づくもので，使用上特に問題はない．

e) 適　　応

アルブミン製剤の主な投与目的は，急性の低タンパク血症あるいは管理困難な慢性低タンパク血症により生じた膠質浸透圧の低下を回復し，循環血漿量を維持することにある．出血性ショック，外傷性ショック，熱傷，肝疾患，腎疾患などが適応となり，栄養補給や単なる血漿アルブミン濃度維持のための使用は適切ではない[2]．

i) ショック　　出血性ショック，外傷性ショックに対して循環血漿量を是正する場合，まず晶質液および膠質液を投与する．その後状況に応じてアルブミン製剤を投与する．

ii) 熱　傷　　重篤な熱傷例に対してタンパク喪失を補うためにアルブミン製剤が使用されて

いるが，受傷直後は毛細血管の透過性が亢進しており，投与したアルブミンは血管外に漏出してしまうので，受傷後24時間までは高張Na輸液を投与し，その後高濃度アルブミン液を投与する．

iii) 肝疾患 肝硬変により腹水，浮腫が認められる場合，まず安静と減塩食により2～3日観察し，十分な治療効果が得られないとき利尿剤を投与する．低アルブミン血症を伴い治療効果の乏しい場合には，膠質浸透圧を上昇させるために高濃度アルブミン液を投与する．

iv) 腎疾患 ネフローゼは糸球体の機能異常により高タンパク尿，低タンパク血症，浮腫を呈する疾患である．低タンパク血症，浮腫の改善を目的にアルブミンを投与しても，尿中に失われるためアルブミン単独では治療効果を得ることはできない．したがって原因疾患を特定してステロイド，免疫抑制剤，抗凝固剤，抗血小板剤，非ステロイド系消炎鎮痛剤などを投与し，その治療に努める．

f) 副作用

アルブミン製剤は加熱処理されているためウイルス感染などの危険は皆無であるが，大量使用すると免疫抑制を惹起する可能性がある．また高濃度アルブミンを急速輸注した場合，心不全を発生する危険があり，投与する場合点滴速度に留意する必要がある．アルブミン製剤中にはエンドトキシン，プレカリクレイン，α_1-acid glycoproteinなどの生理活性物質（表4.13）がごく微量含まれていることから，急速輸注した場合血圧低下を招くことがある[3,4]．また，まれにアルブミンポリマーやカプリル酸ナトリウムなどの影響により[5]，ショックや過敏症（発熱，顔面紅潮，じんま疹など）を発現することがある．

おわりに

血漿・アルブミン製剤はヒト由来の血液から分離調製された製剤であり，その資源は限られている．この貴重な血液製剤を有効に利用するためには，製剤特性ならびにその適応疾患について十分理解しておく必要がある．血漿・アルブミン製剤の投与はあくまでも病態の一時的改善をはかるものであり，決して原因療法ではないこと，またさまざまな副作用を発現する危険を伴っていることをよく肝に銘じ，大所高所からその使用の適否を判断し，漫然と長期投与することのないよう節度ある使用を心掛けなければならない．

〈吉田久博・伊藤和彦〉

文 献

1) 日本赤十字社：血液製剤一覧，1992．
2) 厚生省薬務局：血液製剤使用の適正化について（第七版），1992．
3) Alving BM, Hojima Y, Pisano JJ, et al：Hypotension associated with prekallikrein activator (Hargeman factor fragments) in plasma protein fraction. *N Engl J Med* **229**：66-70, 1978.
4) 小室勝利，本間玲子，奥山堅司ほか：アルブミン．*Immunohaematology* **7**：469-473, 1985．
5) Ring J, Stephan W, Brendel W：Anaphylactoid reactions to infusions of plasma protein and human serum albumin. Role of aggregated proteins and of stabilizers added during production. *Clin Allergy* **9**：89-97, 1979.

4.5 凝固因子 (coagulation factors)

(1) 血液凝固因子 (blood coagulation factors)

血液凝固因子は第Ⅰ因子から第ⅩⅢ因子までとカリクレイン-キニン系のプレカリクレイン（Fletcher因子），高分子キニノゲン（Fitzgerald因子）が知られているが，第Ⅲ因子は組織因子，第Ⅳ因子はCaイオン，第Ⅵ因子は欠番であるので凝固因子は全部で12種類存在する．これらの名称と性状は表4.14[1]にまとめられる．これらのうち，第Ⅴ，第Ⅷ因子および高分子キニノゲンは補酵素として働き，フィブリノゲンを除く他の凝固因子は酵素（serine protease；タンパク分解酵素の1つ）として限定加水分解作用を示す．つまり，これらの凝固因子は血漿中で非活性型の前駆酵素（zymogen）として存在するが，血管傷害などが発端となりカリクレイン-キニン系または外因系より活性化されて活性型酵素（活性化因子）となり，次々と他の因子を活性化させていき，最終的にフィブリンを形成することにより止血作用を発揮する．これらの凝固因子のほかに第Ⅷ因子と複合体を形成しその活性を安定化するvon Willebrand因子（vWF）や，トロンビンやXa（第Ⅹ因子の活性体）の作用を複合体を形成することによって失活させるアンチトロンビンⅢ，第Ⅴと第Ⅷ因子を分解・失活化させることにより凝固過程をネガティブにコントロールするプロテインCおよびその補酵素であるプロテインSも凝固関連因子として重要である．

文 献
1) 吉岡 章：止血機構と鑑別診断．小児医学 **20**：169-187, 1987.

表4.14 ヒト血漿凝固因子および関連因子の名称と性質

因子番号	慣用名	血漿含量	分子量($\times 10^3$)	活性体	活性型のおもな機能
Ⅰ	フィブリノゲン	200〜400 mg/dl	340	フィブリン	ゲル形成
Ⅱ	プロトロンビン	100〜150 μg/ml	72	トロンビン（Ⅱa）	プロテアーゼ（基質：Ⅰ）
Ⅲ	組織トロンボプラスチン	脳，肺，胎盤などに含まれる脂質・タンパク複合体			補助因子
Ⅳ	カルシウム（Ca^{2+}）				補助因子
Ⅴ	不安定因子（ACグロブリン）	50〜100 μg/ml	350	Ⅴa	補助因子（酵素：Ⅹa）
Ⅶ	安定因子（プロコンバーチン）	400 ng/ml	48	Ⅶa	プロテアーゼ（基質：Ⅹ）
Ⅷ	抗血友病因子（AHF，AHG）	100〜200 ng/ml	〜330	Ⅷa	補助因子（酵素：Ⅸa）
Ⅸ	Christmas因子（PTC）	3〜5 μg/ml	55	Ⅸa	プロテアーゼ（基質：Ⅹ）
Ⅹ	Stuart-Prower因子	5〜10 μg/ml	55〜63	Ⅹa	プロテアーゼ（基質：Ⅱ）
Ⅺ	PTA	6 μg/ml	160	Ⅺa	プロテアーゼ（基質：Ⅸ）
Ⅻ	Hageman因子	20〜30 μg/ml	80	Ⅻa	プロテアーゼ（基質：Ⅺ，プレカリクレイン）
ⅩⅢ	フィブリン安定化因子	10〜20 μg/ml	330	ⅩⅢa	トランスグルタミナーゼ（基質：フィブリン，a_2PI）
	プレカリクレイン（Fletcher因子）	50 μg/ml	85	カリクレイン	プロテアーゼ（基本質：Ⅻ，HMW-キニノゲン）
	高分子（HMW）キニノゲン（Fitzgerald因子）	70 μg/ml	110	（ブラディキニン）	補助因子（酵素：Ⅻa）
	von Willebrand因子（vWF）	5〜10 μg/ml	440〜10,000		血小板粘着
	プロテインC（PC）	2〜5 mg/ml	62	APC	プロテアーゼ（基質：V_a，$Ⅷ_a$）
	プロテインS（PS）	250 mg/ml	80		補助因子（酵素：APC）
	アンチトロンビンⅢ（ATⅢ）	300 mg/ml	59		プロテアーゼインヒビター（トロンビンなど）

（吉岡 章：小児科 **29**(9)：939-949, 1988）

（2） **先天性凝固因子異常症の疫学**（epidemiology of congenital coagulation disorders）

凝固因子異常症には先天性異常症と後天性の新生児メレナ，特発性乳児ビタミンK欠乏症，重症肝疾患などのビタミンK依存性凝固因子低下～異常症，汎発性血管内凝固症（DIC）さらに膠原病などの免疫異常による循環抗凝固物質の発生による発症例などが存在する．これらのうち先天性凝固異常症は生涯にわたって輸血や補充療法を必要とする．わが国の先天性凝固異常症は表4.15のごとくすべての凝固因子で存在するが，第Ⅷ因子の先天性欠乏～異常症である血友病Aが圧倒的に多く，次いでvon Willebrand病，血友病B（第Ⅸ因子欠乏～異常症）の順である．福井ら[1]によると血友病Aと血友病Bとを合わせると約3500人（1986年）の生存が確認されている．つまり血友病Aは男子人口10万人あたり5～10人，血友病Bはその1/5，von Willebrand病は人口10万人あたり2～3人と推定されている．そのほかには無フィブリノゲン血症35例，第ⅩⅢ因子欠乏症27例，第Ⅴ因子欠乏症27例，第Ⅶ因子欠乏症22例などで，血友病とvon Willebrand病を除く他の先天性凝固因子異常症は全体の5.2％にすぎない．

文　献
1) 福井　弘：血友病の歴史と疫学．小児内科 23：161-165，1991．

（3） **凝固異常症の臨床**（clinical features of coagulation disorders）

a） **先天性凝固異常症**（congenital coagulation disorders）

通常，これらは出血傾向を呈する．プレカリクレイン，高分子キニノゲン，一部の異常フィブリノゲン血症，プロテインCおよびプロテインS欠乏症では出血症状は認められず，むしろ血栓形成傾向を示す特徴がある[1]．

ⅰ） **血友病**（hemophilia）　凝固因子活性の低下度により重症型（1％以下），中等症（1～5％）

表4.15　わが国における先天性凝固異常症の生存患者数と遺伝形式

疾患名	生存患者数*	遺伝形式	欠損・異常因子
血友病A	2837	伴劣	Ⅷ or abnormal Ⅷ
血友病B	559	伴劣	Ⅸ or abnormal Ⅸ
血友病AB	5	伴劣	Ⅷ & Ⅸ
女性血友病A	10	伴劣	Ⅷ
B	3	伴劣	Ⅸ
第Ⅴ・第Ⅷ因子合併欠乏症	9		Ⅴ & Ⅷ
von Willebrand病	630	常優・常劣	vWF or abnormal vWF
無フィブリノゲン血症	35	常劣	Ⅰ
異常フィブリノゲン血症	19	常優	abnormal Ⅰ
プロトロンビン欠乏症	1	常劣	Ⅱ
プロトロンビン異常症	3	常劣	abnormal Ⅱ
第Ⅴ因子欠乏症	27	常劣	Ⅴ
第Ⅶ因子欠乏症	22	常劣	Ⅶ
第Ⅶ因子異常症	1	常劣	abnormal Ⅶ
第Ⅹ因子欠乏症	11	常劣	Ⅹ
第Ⅹ因子異常症	2	常劣	abnormal Ⅹ
第Ⅺ因子欠乏症	19	常劣・常優	Ⅺ
第Ⅻ因子欠乏症	14	常劣	Ⅻ
第ⅩⅢ因子欠乏症	27	常劣	ⅩⅢ
高分子キニノゲン欠乏症	6	常劣	HMW-キニノーゲン
プレカリクレイン欠乏症	3	常劣	プレカリクレイン
PC欠乏症		常優・常劣	プロテインC
PS欠乏症		常優	プロテインS
ATⅢ欠乏症		常優	アンチトロンビンⅢ
α2AP欠乏症	4	常劣	α2アンチプラスミン

* 福井（1986）による．常優：常染色体優性遺伝，常劣：常染色体劣性遺伝

および軽症型（5％以上）に分類される．血友病は第Ⅷ因子活性もしくは第Ⅸ因子活性の欠如〜低下による内因系凝固障害を示すが，外因系凝固は正常であり，かつ1次止血機構は正常である．そのため，主に深部臓器出血が発生し，運動器部位の出血が多い．発症年齢は重症型では乳児期に皮下血腫や外傷時の止血困難で発見される．乳児〜幼児期にかけては運動機能の発達に伴い足関節や膝関節内出血，学童期ごろには肘関節，肩関節や股関節内出血のほか腸腰筋出血などを繰り返す．これらは運動器部位の血管発達との関連が考えられ，幼児〜青年期にかけての成長期に出血が多い（図4.8）．運動器部位のほかには腎出血，消化管出血さらに頭蓋内出血などきわめて重篤な出血も認められる[2]．

ⅱ）von Willebrand病（von Willebrand disease, vWD）　vWF活性の主作用は血管傷害部位への血小板粘着作用であるため，1次止血異常が発生する．さらに第Ⅷ因子のキャリアタンパクとして機能するため，vWDの重症型（type Ⅲ）では2次的に第Ⅷ因子活性が低下し，内因系凝固障害症状も示す．主要出血症状は鼻出血，口腔内出血や過多月経などの粘膜出血であるが，重症型では血友病と同様の深部出血も加わる．

いわゆる典型例（type Ⅰ）での出血は軽度のことが多いが，抜歯や外科的手術時および術後に甚大な出血を呈することもある．

ⅲ）その他の凝固異常症（other coagulation disorders）　フィブリノゲン，第Ⅱ因子や第ⅩⅢ因子の異常は新生児期から現れ，臍出血が特徴である．特に第Ⅱ因子異常は頭蓋内出血などの重大な出血症状を示すことがある[3]．このほかα_2-アンチプラスミン（α2AP）欠乏症も臍出血をきたす．また，フィブリノゲン，第ⅩⅢ因子，α2AP欠乏症では創傷治癒の遷延がみられる．アンチトロンビンⅢやプロテインC，プロテインS欠損症では脳血栓，肺血栓，静脈血栓などを家族性に繰り返すことが特徴である[4]．

b）後天性凝固異常症（acquired coagulation disorders）

種々の基礎疾患による2次的凝固因子の産生異常，消費亢進や抗凝固因子の発生などが原因となって発症する．

ⅰ）ビタミンK欠乏症（vitamin K deficiency）　新生児出血症（メレナ）と重症肝疾患などに発生するが，特に特発性乳児ビタミンK欠乏症（生後1カ月前後）は頭蓋内出血などの致死的出血症状を呈することが多い．そのため，生後1週間と1カ月にビタミンKの予防投与が行われ効果をあげている[5]．

ⅱ）汎発性血管内凝固症（disseminated intravascular coagulation, DIC）　組織の崩壊を伴う重症疾患（感染症，悪性腫瘍，重症肝疾患など）の際に血管内過凝固状態に陥り，血小板および凝固因子が消費されて欠乏するという悪循環を繰り返す．血栓形成による虚血性の多臓器障害と出血傾向の双方の症状が出現する．

ⅲ）循環抗凝固物質（circulatory anticoagulant）　凝固因子，特に第Ⅷ因子や第Ⅴ因子に対する強力な阻止物質（インヒビター）が生じることがある．これは一種の自己抗体であり，血友病様の出血傾向を生じる．既知の自己免疫疾患や分娩後に生じやすいが，基礎疾患のない場合もある．このほか，膠原病のSLE（systemic lupus erythematodes）におけるループス抗凝固物質（lupus anticoagulant）はリン脂質に対する抗体

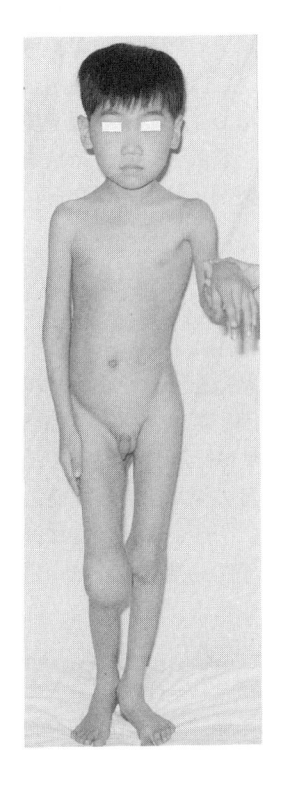

図4.8 血友病B（7歳，右膝関節内出血）
反復出血により，関節変形，歩行障害を認める（血友病性関節症）．適切な補充療法によってこのような関節症は十分予防できる．

である[6]．特徴的な出血症状は認めず，むしろ血栓傾向を呈する．

文献

1) 鈴木宏治：プロテインC，トロンボモジュリンによる凝固抑制．Medicina **23**：200-203, 1986.
2) 福井 弘：血友病および類縁疾患．日本臨床 **41**：704-714, 1983.
3) 高橋幸博，阪井利幸，嶋 裕子ほか：先天性低プロトロンビン血症の頭蓋内出血の止血管理．奈良医学誌 **35**：648-653, 1984.
4) Griffin JH：Clinical studies of protein C. Thromb Haemost **10**：162, 1984.
5) Hanawa Y, Maki M, Murata B, et al：The second nation-wide survey in Japan of vitamin K defficiency in infancy. Eur J Pediatr **147**：472-477, 1988.
6) 鏑木淳一，本間光夫，船津雄三：抗リン脂質抗体症候群．日本内科学会雑誌 **79**：64-67, 1990.

（4）凝固異常症治療用血液製剤 (therapeutic blood products for coagulation disorders)

凝固異常症には凝固因子欠損〜欠乏症と凝固因子異常症の2種が存在するが，双方ともにその凝固因子の活性が欠如もしくは低下している．そこで出血時の治療は血液凝固因子の補充療法が基本的かつ有効である．つまり，全血や血漿輸血が有効であるが，血漿から分離精製された凝固因子製剤がより効果的である．また遺伝子組み替え技術により産生された凝固因子製剤（第Ⅷ因子など）が導入される予定である．

各異常症に使用される血液補充療法剤を表4.16[1]に示した．

ところで，近年血液製剤輸注によるヒト免疫不全ウイルス（HIV）感染が問題となったため，現在市販されている血液凝固因子製剤はすべて加熱処理などのHIV不活化処理が行われている．補充療法の適応は自発性または外傷による出血時，外科的手術や抜歯時などで，一般に非出血時に補充療法は行わない．出血の予防的補充療法は一定部位の出血を反復する場合に行う．

a）血友病A (hemophilia A)

正常新鮮血漿から分離濃縮された第Ⅷ因子製剤が主に使用される．軽症型には合成抗利尿ホルモン剤であるDDAVP (1-deamino-8-D-arginine vasopressin) が有効であるが，反復投与で効果が減少する[2]．

表4.16 先天性凝固異常の止血療法に用いられる血液製剤と他の止血剤

	新鮮全血（血漿）	保存全血（血漿）	第Ⅷ因子製剤	第Ⅸ因子製剤	第ⅩⅢ因子製剤	フィブリノゲン製剤	ワーファリン	DDAVP
血友病A	○	○	◎					○*1
血友病B	○	○		◎				
von Willebrand病	○	○	○*2					○*1
無(異常)フィブリノゲン血症	○	○				◎		
プロトロンビン欠乏（異常）症	○	○		◎				
第Ⅴ因子欠乏症	◎							
第Ⅶ因子欠乏症	○	○		(○)*3				
第Ⅹ因子欠乏症	○	○		◎				
第Ⅺ因子欠乏症	○	○						
第ⅩⅢ因子欠乏症	○	○			◎	○		
第Ⅴ，Ⅷ因子合併欠乏症	◎		○					
PC欠乏症	○	○		△*4			◎	
PS欠乏症	○	○		△*4			◎	

◎：第1選択　　　　　　　　　　　　　　　　　　　　（吉岡 章：小児科 **29**：939-949, 1988）

*1 血友病では軽症例，vWDではtype Ⅰで有効．
*2 ヘマーテP®，コンファクトF®は有効．
*3 プロプレックス®，PPSB®は有効．
*4 含有しているが，実際に使用するには問題がある．

4.5 凝固因子

表 4.17 わが国で市販されている凝固因子製剤

	含有量(U)/バイアル	加熱処理条件など
第VIII因子製剤		
乾燥濃縮抗血友病ヒトグロブリン		
*クリオブリン TIM 3	250, 500, 1000	60°C, 1200 mbar, 10 hrs
クロスエイト M	250, 500, 1000	TNBP/トリトン X-100
*コーエイト HS	250, 500, 750, 1000	液状, 60°C, 10 hrs
*コンコエイト HT	250, 500, 750	液状, 60°C, 10 hrs
コンファクト F	250, 500, 750, 1000	乾燥, 65°C, 96 hrs
↑ヘマーテ P	250, 500, 1000	液状, 60°C, 10 hrs
*ヘモフィル M	250, 500, 1000	TNBP/トリトン X-100
第IX因子製剤		
乾燥ヒト血液凝固第IX因子複合体		
*クリスマシン HT	400, 1000	乾燥, 60°C, 20 hrs
*コーナイン HT	400	乾燥, 68°C, 72 hrs
ノバクト F	500	乾燥, 65°C, 96 hrs
PPSB-HT「ニチヤク」	200, 500	乾燥, 65°C, 96 hrs
プロプレックス ST (PCC)	400	乾燥, 60°C, 144 hrs
*ベノビール TIM 4	500, 1000	60°C, 1200 mbar, 10 hrs +80°C, 1350 mbar, 1 hr
乾燥濃縮ヒト第IX因子		
ノバクト M	500	乾燥, 65°C, 96 hrs
バイパス製剤		
乾燥ヒト血液凝固因子抗体迂回活性複合体		
オートプレックス (APCC)	500, 1000	乾燥, 60°C, 144 hrs
ファイバ「イムノ」(APCC)	500, 1000	60°C, 1200 mbar, 10 hrs +80°C, 1350 mbar, 1 hr
第XIII因子製剤		
乾燥濃縮ヒト第XIII因子		
フィブロガミン	250	液状, 60°C 10 hrs
アンチトロンビンIII製剤		
アンスロビン P	500	液状, 60°C, 10 hrs
ノイアート	500	液状, 60°C, 10 hrs
フィブリノゲン製剤		
フィブリノーゲン HT	1 g	乾燥, 60°C, 96 hrs

* 印製剤については平成5年3月末で供給中止. (西野正人：*Medical Practice* 9：223-230, 1992)
↑：ヘマーテPはvon Willebrand病治療薬としても使用される.

i) 乾燥濃縮抗血友病ヒトグロブリン(factor VIII concentrates)　1979年以降, 血友病A補充療法製剤の主流である. 大量のプール血漿を原料とし, そのクリオプレシピテートをポリエチレングリコールやグリシンなどで沈殿処理したもので, 第VIII因子凝固活性 (F.VIII：C) は25単位/mlと高度に濃縮されている. またフィブリノゲン含量は2.2〜28.4 mg/mlときわめて少なく, 大出血や大手術時の反復大量投与が可能である. 反面, 濃縮段階での回収率が10〜20％と低いこと, factor VIII/von Willebrand因子 (vWF) 複合体のうちvWFのマルチマー構造が崩壊しているものが多く, 一部の製剤(ヘマーテP, コンファクトF)

以外はvon Willebrand病に効果を示さないことが欠点である[3]. 前述のごとくHIV対策として1985年から一定の条件下に加熱処理を行った製剤が市販されており, その安全性は確立されるにいたっている. さらに1988年からはB型(HBV), C型肝炎ウイルス (HCV) などをも不活性化する目的で液状加熱処理製剤も発売された.

1993年1月現在入手可能な加熱処理第VIII因子製剤とその特徴を表4.17にまとめた. これらのうち多くの加熱条件は60°Cの10時間液状加熱か, 65°Cの96時間乾燥加熱である. クリオブリンTIM 3は60°C, 1200 mbar, 10時間の加熱蒸気処理である. ヘモフィルMは界面活性剤にてクリオ

プレシピテートを処理することにより外殻をもつウイルスを不活性化し，次いで抗第VIII因子モノクローナル抗体によるイムノアフィニティークロマトグラフィーおよびイオン交換クロマトグラフィーにて不要の血漿タンパクを極力除去した新しい製剤である．

ⅱ）**投与方法**　正常ヒト血漿中のF. VIII：Cを100％とするとF. VIII：Cの1単位*/kg輸注によって血中F. VIII：Cは約2％上昇する．その上昇期待値は理論的には（*：1単位とは正常新鮮血漿1 ml 中に含まれる第VIII因子量），

$$\text{F. VIII：Cの上昇期待値(\%)} = \frac{\text{輸注量(U)}}{\text{体重(kg)} \times \frac{1}{13} \times 100 \times (100-\text{Ht}) \times \frac{1}{100}} \times 100$$

で求められる．実用的には体重kgあたり血漿量は約50 ml であるので，

$$\text{F. VIII：Cの上昇期待値(\%)} \fallingdotseq \frac{\text{投与第VIII因子単位数(U)}}{\text{体重(kg)}} \times 2$$

となる．血中に注入されたF. VIII：Cは投与後30～60分で最高値を示した後，約10時間の生物学的半減期にて漸減する．この生体内代謝を考慮した上で投与量，投与回数を設定する．つまり日常最も頻度の高い軽～中程度の関節内出血に対しては10～20単位/kgの単回投与で臨床的止血効果が得られる．反復する関節内出血や関節内変化が進行している場合には数日間の連続投与が必要であり，F. VIII：Cとして最低値が5～10％以上を維持する．外科的手術の場合は25～50単位/kgを2回/日，数日～数週間連続投与し，術後は抜糸までF. VIII：Cを最低値で30～50％以上に維持する．特に手術による出血と創傷部での止血機転での凝固因子の消費を考慮すると，手術当日は輸注した第VIII因子の半減期が予想外に短縮しうるので，F. VIII：Cを適宜測定し，手術当日は80～100％前後を保つように留意すべきである．このように出血症状や患者の状態により多少の変更はあるが，実際の出血症状に対する投与法については奈良医大小児科の補充療法指針（表4.18）[4]を参考にされたい．

ⅲ）**副作用**　補充療法の副作用はいわゆるアナフィラキシーショック，血管痛やじんま疹などの即時的なもののほか，以下のようなものが重要である．

①**輸血後肝炎**（post-transfusion hepatitis）：反復投与症例におけるB型肝炎ウイルスの感染率は90％以上で肝炎の発症率は約10％と高値であり，またC型肝炎ウイルス感染率も60～80％とされている．特に大量プール血漿を原料とする濃縮製剤の使用でその投与量に併行して危険性が生じる．近年，液状加熱処理や界面活性剤イムノアフィニティー，クロマトグラフィーを用いた製剤が

表4.18　血友病Aの各種出血症状に対する第VIII因子補充療法指針

	目標血中第VIII因子レベル	1回投与量 U/kg	1日投与回数	投与期間
皮下，粘膜出血	10～20％	5～10	1	1～2日
関節出血，筋肉出血				
軽　度	20％	10	1	1～2日
重　度	40％	20	1	3～5日
重篤出血				
大血腫，血尿，腹腔内血腫，消化管出血，	初回 50～100％	25～50	2	1日
偽腫瘍，頭蓋内出血など	止血するまで 20～50％	10～25	1～2	5～7日
小外科的手術				
関節内穿刺，切開，ヘルニア	術中・術後1日 50％	25	2	2日
など	創傷治癒まで 30％	15	2	5～7日
抜　歯	50～100％	25～50	1	1日
	創傷治癒まで 30％	15	1	5～7日
大外科的手術				
大手術，整形外科的矯正術など	術中・術後1日 100％	50	2	2日
	術後3～7日 50％	25	2	5日
	創傷治癒まで 30％	15	1～2	2週間

（奈良医大小児科；一部改変）

肝炎発生を阻止しうるものと期待されている.

②インヒビター(inhibitor, 抑制物質)の発生：重症型血友病患者の約10％に抗第VIII因子同種抗体（インヒビター）が発生し，その後の止血療法に難渋することがある.

③後天性免疫不全症候群（AIDS, acquired immune defficiency syndrome）：非加熱乾燥濃縮第VIII因子製剤に混入したHIVが原因で，1982年[5]に血友病A患者に初めてAIDSが発症した．その後の検索でアメリカでは血友病患者の90％以上が，日本では約40％がHIVに感染していることが明らかにされている．

b) 第VIII因子抑制物質発症例（インヒビター）(hemophilia A patient with factor VIII inhibitor)

これらの症例での出血時にはインヒビター力価が低い場合（10 Bethesda 単位/ml 以下）にはプロプレックスR（PCC；F.IX：Cとして50～100 U/kg, 1～3回/日），高い場合（10 Bethesda 単位/ml 以上）には活性化プロトロンビン複合体製剤（APCC；50～100 FECU/kg または FEIBA 単位/kg, 1～3回/日）が使用される．これは製剤に含有される活性化凝固因子（F.VIIa, F.Xa など）が第VIII因子や第VIII因子インヒビターの作用機転をバイパスして凝固を進める（バイパス効果）ので，臨床的にも止血効果が現れる[6]（これら製剤もすべて加熱処理が行われている）．

しかし重度の出血や手術の場合はこのバイパス効果による止血では不十分であり，インヒビターを中和するため大量の第VIII因子輸注を行う．つまり血漿中のインヒビターを中和し，さらに止血効果が得られるまで第VIII因子を大量に補充する必要がある．ときには血漿交換を行い，血漿中のインヒビター力価を中和可能程度まで低下させてから上記治療を行うこともある[7]．これらの場合，第VIII因子投与後1週間前後でいわゆる anamnestic response が生じ，インヒビター力価が急激に上昇するので第VIII因子療法は不可能となり，バイパス製剤のみで止血を図ることになる．副作用としては，大量の製剤輸注によるアナフィラキシーショック，活性化凝固因子の大量投与によるDICや血栓症の発生，肝炎などに注意を要する．

c) 血友病 B（hemophilia B）

通常，乾燥ヒト第IX因子複合体製剤を用いるが，すべて加熱処理が施されたものである．これら製剤中にはF.IXのほかプロトロンビン（F.II），F.X（一部ではF.VIIも）も含有されているので各因子の先天性や後天性欠乏症にも有用である．第IX因子製剤の適応症状や投与方法は血友病Aに準じるが，生体内回収率が第VIII因子に比して低いこと（第IX因子1単位/kgの投与で血漿中第IX因子活性は1～1.5％上昇），第IX因子生体内半減期が19～24時間と第VIII因子に比して長いので投与回数は1回/日で十分であることが異なる．副作用についても血友病Aと同様であるが，第IX因子製剤は特に血栓形成やDICの発生に注意を要する．

d) von Willebrand 病（von Willebrand disease）

von Willebrand 病は血友病に比べ出血症状は軽い．しかし反復する鼻出血や性器出血の止血困難で貧血を呈する場合もあり，また抜歯や外科的処置の場合は必ず前もっての止血療法が必要である．

現在は独自の von Willebrand 因子製剤はない．そこで血友病Aに使用されている第VIII因子製剤（ヘマーテP, コンファクトF）がvWFを多量に含んでいるのでこれらを用いている．しかし，他の製剤ではvWFマルチマー構造が崩壊しており，本疾患には無効である[3]．通常の出血にはvWF活性（Rcof；ristocetin cofactor）が20～60％上昇するように補充を行う．そのためにはF.VIII：Cを目安にして10～30単位/kgの投与を行う．Rcofは輸注後30～60分で最高値を示し，その後，半減期6～15時間で漸減する．同時に輸注されたF.VIII：Cは期待値以上に上昇するか，12～24時間後にふたたび上昇する．これはvWFが第VIII因子の安定化作用と産生刺激作用をもっているためと考えられている．ところで von Willebrand 病には種々の病型があり，病型により輸注されたvWFの生体内代謝が多少異なる．特に重症型（type III）では半減期が5～8時間と短い症例もあり注意を要する．

合成抗利尿ホルモンのDDAVP（デスモプレシン4号液R）は血管内皮細胞よりのF.VIII/vWFの放出を促すことにより von Willebrand 病に有

表4.19 凝固因子の生体内代謝

因子	止血レベル (U/dl)	生体内半減期	血中回収率 (%)
フィブリノゲン	50～100 (mg/dl)	4～6日	50
プロトロンビン	40	3～4日	40～80
V	10～15	12時間	80
VII	5～10	4～6時間	70～80
VIII	10～40	8～12時間	60～80
IX	10～40	18～24時間	40～50
X	10～15	2日	50
XI	?20～30	2～3日	90～100
XII	—	—	—
XIII	1～5	?6～10日	?5～100
AT III	>80*	2～3日	—

* 先天性AT III欠乏症における血栓形成予防有効濃度.
(Cashら：Hemostasis, Thrombosis, 1987)

効である．しかし，連続使用では効果が減少するほか，重症型（type III）や亜型例（type II A）では効果が少ない．また type II Bや血小板型vWDでは血小板減少をきたすので禁忌とされている．なお，近年 von Willebrand因子の異常症で第VIII因子結合能が欠如することより血友病A様の表現型を呈する von Willebrand病亜型例[8]が報告されているが，このtypeの補充療法には前述の第VIII因子製剤（ヘマーテP，コンファクトF）が適当と考えられる．

e) その他の凝固異常症 (other congenital coagulation disorders)

用いる製剤は表4.16のごとくで，第V，第XI因子製剤としては適当なものはなく，新鮮血漿が用いられる．投与方法は表4.19の生体内代謝を参考に，出血症状を考慮して設定する．

f) 後天性凝固異常症の治療剤 (therapeutic agents for acquired coagulation disorders)

i) ビタミンK欠乏症 (vit. K defficiency)
ビタミンK（K_1またはK_2の静注，K_2シロップ）の投与が有効で，特に静注では数時間以内に改善傾向が認められる．緊急を要する場合や重症肝障害（ビタミンK不応）では新鮮凍結血漿（10～15 ml/kg）や第IX因子複合体製剤（25～50単位/kg）を用いる．なお，後者を新生児～乳児期に用いると肝機能障害を招きやすい．

ii) DIC 基礎疾患の治療が重要である．DICの進行を予防し，消耗性の凝固障害を改善する目的でヘパリン5～15単位/kg/時間の持続点滴静注が行われる．ヘパリンは血液中のAT III（アンチトロビンIII, antithrombin III）と結合して効果を発揮するので，AT IIIの著しい低下例では新鮮凍結血漿やAT III製剤（ノイアート，アンスロンビンP）の補充が必要となる．つまり，AT IIIが正常の70％以下の場合はAT III製剤20～50単位/kg/日を投与する．このほか，タンパク分解酵素阻害剤であるエフオーワイR 1～2 mg/kg/時間，またはフサンR 5 mg/kg/時間の持続点滴静注が単独または上記と併用され，有効である．

iii) 循環抗凝固物質 (circulatory anticoagulant) 特定の凝固因子を阻害するものでその力価が低いものについては補充療法が行える．抗凝固物質の消失を目的に副腎皮質ホルモンや免疫抑制剤が投与され，有効な場合がある．lupus anticoagulantや抗リン脂質抗体などは血液製剤などによる治療適応とならない．

（西野正人・吉岡　章）

文献

1) 吉岡　章：血液凝固異常．小児科 **29**：939-949，1988．
2) 高瀬俊夫，西野正人，安居資司ほか：DDAVP静注による正常人，血友病Aおよびvon Willebrand病患者血漿中の第VIII因子関連蛋白（vWF）のmultimer構造の推移．日本血液学会雑誌 **48**：1571-1578，1985．
3) Yishioka A, Shima M, Nishino M, et al：Factor VIII and von Willebrand factor activities in various preparations of factor VIII concentrates. *Jpn J Pediatr Hematol* **1**：99-105, 1987.
4) 福井　弘：血友病ならびに出血性疾患の管理．日本臨床麻酔学会誌 **5**：51-59，1985．
5) CDC：Pneumocystis carinii pneumonia among persons with hemophilia A. *MMWR* **16**：365-367, 1982.
6) 福井　弘，大久保芳明，西野正人ほか：血友病Aインヒビター症例に対する蒸気化処理活性型プロトロンビン複合体製剤FEIBAの使用経験．基礎と臨床 **20**：175-182，1986．
7) 吉岡　章，阪井利幸，嶋　緑倫ほか：高力価第VIII因子抑制物質を有する血友病Aの右大腿慢性嚢腫様血腫摘出術の経験．日本輸血学会誌 **28**：7-16，1982．
8) Nishino M, Girma JP, Meyer D, et al：Variant von Willebrand disease with defective binding to factor VIII. *Blood* **74**：1591-1599, 1989.

4.6 免疫グロブリン療法の適応

免疫グロブリンは血清タンパクの約20％を占めるが，機能的には抗体活性をもつことが特徴である．したがって，免疫グロブリンを注射する適応としては抗体欠乏状態が第1に挙げられるが，それには先天的に抗体産生不全がある者（無ないし低ガンマグロブリン血症，免疫グロブリンの特定のクラスあるいはサブクラスの欠損症），続発性免疫不全症（免疫抑制薬・抗腫瘍薬の使用者，悪性腫瘍性疾患，栄養失調症など）で抗体産生不全がある者，免疫グロブリンの体外喪失が著しい者，抗体産生能は正常だが特定の微生物に対していまだ抗体を保有しておらずその感染の危険がある者などがある．そのほか，作用機序が明らかでないが，経験的に免疫グロブリンの大量注射が有効である疾患（特発性血小板減少性紫斑病，川崎病など）がある．その効果の機序の一部は特定の抗原に対する抗体活性による可能性があるが，多くは免疫グロブリンの非特異的な生物活性作用に基づいているものと思われる．

（1） 免疫グロブリン製剤（immunoglobulin preparations）

多数の成人から得た血漿をプールし，冷エタノール分画で免疫グロブリンを精製したものが基本となる．その成分はIgGがほとんどであり，IgM・IgAの含量はきわめてわずかである．IgGサブクラスは血清中の構成とあまり変わらない．この中には一般の成人が保有しているさまざまな抗体がその平均的な抗体価で含まれていることになる．通常の成人があまり抗体をもっていない微生物については，このような製剤はその予防や治療に効果を期待することができない．そこで，抗体を十分もっている人の血漿だけを集めて製造するか，積極的にワクチンなどを接種して抗体を十分つくらせた人から採血して製造した製剤が用いられる．これを高度免疫グロブリン（hyperimmune immunoglobulin）という．B型肝炎，破傷風などに対するものがある．通常の成人でもある程度の抗体があるが，不定で，製剤によって抗体価にばらつきがあるものについてはロットを選んで，目的としている微生物に対する抗体価の高いものを使用するということがある．水痘帯状疱疹，サイトメガロウイルスなどについて応用されている．

冷エタノールで沈殿させ精製しただけの製剤は筋注はできるが，静注は危険である．製剤中に存在するIgGの重合体が血中の補体を活性化し，ショック症状をもたらす危険があるからである．そこでさまざまな方法を用いて重合IgGを除いた静注用製剤がつくられている．ペプシンないしプラスミンによる酵素処理を加えたもの，IgG分子内のS-S結合をスルホ化ないしアルキル化して重合を防いだ化学修飾製剤，IgGに特に修飾を加えず重合物を除いて製剤したポリエチレングリコール処理，pH 4処理，イオン交換樹脂処理などのintact（無修飾）製剤がある．静注用製剤は筋注用製剤の大量注射ができない，疼痛が著しい，出血傾向のある者に使えない，即効性に難がある，吸収されて利用される量が不定であるなどの欠点を補うものである．酵素処理による静注用製剤はIgG分子の一部が切断されているので，組織浸透性がよい，補体活性化による副作用が少ないなどの利点を有する反面，半減期が短い，抗体活性の一部が損なわれている可能性があるなどの欠点もある．

（2） 免疫グロブリン製剤が使用される疾患
a） 抗体欠乏症（antibody deficiency）

製剤の主成分がIgGであるから，IgGあるいはIgGサブクラスに欠損がある症例が対象になる．IgA単独欠損症などは適応でないし，むしろ抗IgA抗体の出現によるショック発症の危険がある．先天的な無ガンマグロブリン血症（Bruton型無ガンマグロブリン血症，X染色体性無ガンマグロブリン血症），低ガンマグロブリン血症（common variable immunodeficiencyが主体），IgM増加を伴う抗体欠乏症（IgG，IgAの産生不全），IgGサブクラス欠乏症（特にIgG 2欠損症），重症複合免疫不全症（T細胞，B細胞の発生障害），タンパク喪失性腸症，ネフローゼ症候群など免疫グロブリンの体外喪失による低ガンマグロブリン血

症，免疫抑制薬（副腎皮質ステロイド，シクロホスファミドなど）使用や亜鉛欠乏症，EBウイルス感染症など続発性免疫不全症による低ガンマグロブリン血症などが適応である．

注射されたIgGの半減期は3〜4週（IgG 3のみ1週）なので，1カ月ごとに初回量の半量を追加していけば血中IgG濃度を一定以上に保つことができ，感染を予防することができる．従来，血清IgG濃度を200 mg/dl以上に保てれば目的を達するとされてきたが，不顕性の呼吸器感染による呼吸機能障害の発生などを考えるとそれでは不十分で，症例によっては600 mg/dl以上が必要であるとの反省がなされてきている．一般に100 mg/体重 kgの製剤の注射で血中濃度を100 mg/dl 上昇させることができる．

b) ウイルス感染症の発症予防（prophylaxis of virus infection）

免疫グロブリン（ガンマグロブリン）製剤は，麻疹感染の機会があった者に対する発症予防の目的で古くから用いられてきた．これは注射された抗体がウイルス血症を阻止し，気道粘膜で1次増殖したウイルスが拡散して全身感染に発展して発症する段階を遮断するからである．また一般成人は麻疹に対する高い抗体価を有しているので，それらの人から採血してつくった製剤中には十分な麻疹ウイルス中和抗体が含まれているので有効なのである．ウイルス血症を起こして発症するウイルスについては，受動的に与えた抗体によって同様に発症を予防できる可能性がある．多くのかぜウイルスのようにウイルスの侵入門戸となった気道粘膜での増殖によって発症するようなものについては効果を期待できない．

製剤中に当のウイルスに対する抗体が十分含有されていることが効果を挙げる必要条件であるから，通常の製剤で有効なウイルスの種類は限られている．麻疹やA型肝炎に対しては抗体が十分含まれていて，それぞれ50〜100 mg/kg，25〜50 mg/kgの注射で予防効果がある．すでに感染の機会があった場合にはなるべく早期（2，3日以内）に注射しないと効果がなくなる．近年，成人のA型肝炎，麻疹に対する抗体の保有率は低下してきており，日本人成人から採取してつくった製剤の有効性に将来問題が生じてくる可能性がある．

製剤のロットによって抗体がかなり含まれていて，それを用いれば効果が期待できるようなものとしては，水痘帯状疱疹，風疹，ムンプス，サイトメガロなどのウイルスがある．100〜200 mg/kgを使用する．B型肝炎については特別につくった高度免疫グロブリン（HBIG）でないと無効である．成人で5 ml（1000単位）〜10 ml，小児では0.16 ml（32単位）〜0.24 ml（48単位）/kg（新生児では0.5〜1 ml）を注射する．

ウイルスは細胞内で自己複製する微生物なので，すでに細胞に感染してしまったウイルスに対しては，抗体はほとんど無力である．したがって，ウイルス感染症に対し治療の目的で免疫グロブリン製剤を使用することには多くを期待しがたい．しかし，ウイルスがさらに拡散する過程は阻止できる可能性があるので，重症例，ハンディキャップがあり重症化のおそれがある例には使用する意味があろう．

c) 細菌感染症の治療（treatment of bacterial infection）

細菌の産生する外毒素が疾患発症の主因となっている細菌については，外毒素に対する抗体を投与することが治療の中心となる．通常の製剤中には十分な抗体が含まれていないから，高度免疫グロブリンを使う必要がある．破傷風，ジフテリアなどがその対象疾患である．ウマを外毒素を無毒化したもの（トキソイド）で免疫し，その血清（抗血清）を用いることが行われてきたが，現在破傷風については免疫をしたヒトの血清を原料とする免疫グロブリン製剤が使われている．発症予防にも，発症してからの治療の目的にも使用される．破傷風の予防には250単位，治療には5000単位以上が使われる．ジフテリアには抗毒素ウマ血清（5000〜40000単位）が用いられる．

重症細菌感染症に対し，起炎菌に対する抗体を補充する目的で免疫グロブリン製剤が用いられることがある．通常の製剤中にも，さまざまの細菌や細菌毒素に対する抗体が含まれているので意義があると考えられるが，特に抗体産生能が劣っていたり，乳児のようにいまだ抗体を十分保有していないと考えられたりする症例でない限り，すでに十分抗体をもっている者にそのごく一部を上乗せするだけの治療は意味がないと思われる．通常

の成人と同じぐらい抗体をもっている患者に 100 mg/kg の免疫グロブリンを注射しても，抗体を 10％ ほど増やすだけにしかすぎないからである．

したがって，抗体産生にハンディキャップの存在する者での重症細菌感染を対象とすべきであろう．新生児・乳児・老人，抗腫瘍薬・免疫抑制薬など抗体産生不全をもたらす治療が行われている者，白血病・リンパ腫など抗体産生不全を合併する基礎疾患を有する者などが該当する．100 mg/kg/日程度の量を3日ほど使うのが標準的な治療法である．

d） Rh 型不適合妊娠における母体感作の予防 (prophylaxis of sensitization in Rh incompatible pregnancy)

血液型が Rh(−) の母親が Rh(+) の児を出産すると，母親は児の赤血球の Rh 型に対する抗体を産生する．抗体をもった母親がふたたび Rh(+) の児を妊娠すると，母親の抗体は胎盤を経由して児の血中に入り，児の赤血球に結合して赤血球を破壊し胎児赤芽球症（新生児溶血性黄疸）を起こすことになる．最初の出産の際，児の赤血球によって感作され抗体をつくるようになるのを防ぐため，当の Rh 型に対する抗体を母親に注射するという方法が行われる．Rh 型不適合妊娠で問題となるのはほとんどがD抗原なので，抗D抗体を注射する．そのような免疫グロブリン製剤は Rh(−) の人をD抗原で高度免疫し，その血液から作製したものである．出産直後に注射する．当初，児に由来するD抗原を抗体で中和し，母親を感作することを防ぐという機序が考えられていたのであるが，侵入してくるであろう児由来赤血球D抗原すべてを中和するに必要と予想される抗体の量よりもはるかに少ない量の抗体の注射で有効なところから，抗イディオタイプ抗体産生誘導を介した抗体産生抑制機序も想定されている．

e） 特発性血小板減少性紫斑病の治療 (treatment of idiopathic thrombocytopenic purpura)

免疫グロブリン製剤 400 mg/体重 kg/日，連続5日という大量の静注が，特発性血小板減少性紫斑病における血小板数の増加に有効であることが経験的に知られた．効果は通常一過性なので，緊急避難的な使われ方がされる．すなわち急性型では重症で重大な出血の危険がさしせまっているとき，自然回復までこの方法で血小板を増加させる目的に，慢性型では外科的手術や出産に際し止血のため一時的にせよ増加させておくという目的などに使われる．時に持続的な血小板増加をもたらすことがあるので，他のいかなる治療にも抵抗し，かつ重症な例では試みてみてもよい治療である．高額の費用がかかるので，適応は慎重に選ばなければならない．

有効な機序については，明確にされているわけではないが，抗体あるいは免疫複合体の結合をうけた血小板が，IgG の Fc 部に対するレセプター（Fc レセプター）を表面にもつマクロファージに Fc レセプターを介して捕えられ，破壊されることを考えれば，大量の IgG を投与して Fc レセプターに結合させ，IgG の結合をうけた血小板が細網内皮系のマクロファージに捕えられるのを防ぐのでないかというのが有力な考えである．IgG の Fc 部を切断した製剤では効果がないことは，この仮設を支持している．

すべての血球は古くなったり，抗体の結合を受けたりすると脾などの網内系のマクロファージに取り込まれて破壊されるのであるから，IgG 大量投与によるマクロファージの機能抑制は血小板のみならず他の血球の増加をはかることにも有用なはずである．実際一部の顆粒球減少症である程度の効果がみられている．

f） 川崎病の治療 (treatment of Kawasaki's disease)

川崎病は急性熱性粘膜皮膚リンパ節症侯群（MCLS）とも呼ばれ，主に乳幼児を冒す原因不明の急性炎症性の疾患である．冠動脈合併症による死亡が1％近くみられる．冠動脈の異常は半数ほどの症例に出現するが，免疫グロブリン大量療法が冠動脈病変の発生予防に有効なことが経験的に知られた．特発性血小板減少性紫斑病の場合に準じて 400 mg/kg 連日5日の静注が一般的だが，これより少ない量でも有効である．しかし 200 mg/kg 以下では効果が期待できないようである．

効果の機序は不明であるが，炎症性サイトカイン（インターロイキン1など）の阻害などによる消炎作用，未知の微生物ないしその産生毒素に対する抗体の中和作用などが想定されている．

g) 自己免疫病の治療 (treatment of autoimmune diseases)

免疫グロブリン大量療法が，慢性関節リウマチ，インシュリン依存性糖尿病，一部の糸球体腎炎などにも有効であるといわれている．

慢性関節リウマチでは，IgGに体する自己抗体（リウマトイド因子）と対応抗原であるIgGとのつくる免疫複合体の発症への関与が考えられている．このような免疫複合体が組織に沈着し病変を起こしているのだとすると，IgGを大量に投与することは抗原過剰の状態をつくることになり，免疫複合体を解離させることに役立つ可能性があるわけである．抗体もIgGである場合にはIgGと反応した抗体自身も抗原として働くことにより，巨大な免疫複合体がつくられるが，そのようなものの解離にはいっそう有効であろう．

自己抗原がIgG以外のものに対する自己抗体のつくる免疫複合体が，糸球体腎炎や血管炎を起こしている場合であっても，同時にリウマトイド因子がつくられて免疫複合体のIgG抗体部分に反応し，免疫複合体を巨大化することにかかわっていることがあると思われる．そのようなものには上記のようにIgGの大量投与が有効であると予想される．

また，免疫複合体はFcレセプターをもつ組織にその抗体部分で結合し，沈着しやすいと考えられるのであるが，大量のIgGを投与することによりFcレセプターを遮断すれば免疫複合体の沈着を防げるわけであるし，すでに沈着している免疫複合体であっても，FcレセプターをIgGで競合させることにより免疫複合体を遊離させることも期待できるはずである．

インシュリン依存性糖尿病の発症早期に免疫グロブリン製剤を大量に注射すると，発症してしばらくした後に起きる一時的寛解の期間を延ばすことができるといわれる．本症が膵β細胞に対する自己免疫によって惹起されるのだとすると，免疫グロブリン製剤に自己免疫抑制作用があり，それによって効果を得ている可能性がある．抗体はその抗体のイディオタイプ部分に対する抗体（抗イディオタイプ抗体）によって産生調節されているとするイディオタイプネットワーク説がある．健康人では自己抗体よりもそれに対する抗イディオタイプ抗体が優位にあり，自己免疫病へ発展しないよう自己抗体産生を抑えているのだとすると，健康人血中には自己抗体産生を抑える抗イディオタイプ抗体が多く存在し，それを注射することは自己抗体を抑制し，自己免疫病を改善することにつながることが期待されるわけである．また免疫グロブリンには負のフィードバックによる非特異的な免疫抑制作用があるので，それによる自己免疫病への効果も考えられる．

Guillain-Barré症候群にも大量療法の有用性が知られている．

(3) 免疫グロブリンの副作用 (side effect of immunoglobulin therapy)

免疫グロブリン製剤の注射時にアナフィラキシー機序によると考えられる副作用が出現することがある．違和感，しびれ感，じんま疹様発疹，せきなどの軽いものから，血圧低下，頻脈，意識喪失，呼吸困難といった重い症状を呈するものまである．発熱をみることもある．発生頻度は1％以下であり，ほとんどが軽症のものであるが，先天性の免疫不全症患者に注射する場合には10～20％と頻度が高いので注意を要する．昇圧薬の注射，副腎皮質ステロイド薬の注射や酸素吸入がただちにできるよう準備をしておくことが望まれよう．

副作用発生の原因としては，製剤中に残存する重合体が血中の補体系を活性化し，生成された活性化補体成分（C3a，C5a）が好塩基球からヒスタミンなどの化学伝達物質を放出させ，それらの化学伝達物質が末梢血管を拡張させて血圧を低下させショックを起こさせたり，血管透過性を高めて発疹を発生させたり，気管支の平滑筋を収縮させて呼吸困難を起こさせたりすることが考えられている．感染症に罹患中の場合には血中に存在する微生物抗原と注射によって与えられたそれらに対する抗体との反応によって抗原抗体反応が起こり，それによる補体系の活性化が問題を起こす可能性がある．IgA単独欠損症では，他のクラスの抗体の産生能は正常であり，IgAはその個体にとって自分にないものすなわち異物とみなされ，IgAを含有する免疫グロブリンを注射すると，IgAに対する抗体がつくられ，IgAとそれに対する抗体との反応が血中で起こりショック反応が生

じる．したがって，IgA単独欠損症に対する免疫グロブリン製剤の注射は一応禁忌とされる．他人の免疫グロブリンを注射するわけであるから，免疫グロブリンの同種抗原（アロタイプ）に対する抗体がつくられ，次回の注射時に抗原抗体反応を起こす危険も考えられるわけであるが，実際にはこのような型で副作用が起きることはあまりないようである．

血液中には血液型A・B同種抗原に対する抗体が含まれているが，それらは主にIgMに属している．したがってIgGが主成分である免疫グロブリン製剤中の抗A・抗B抗体価はそれほど高いものでないけれども，大量注射を行った場合にはそれらの抗体が原因と考えられる溶血が生じることがある．

特発性血小板減少性紫斑病患者に免疫グロブリンの大量投与を行うと一過性の無菌性髄膜炎症状を呈することがある．理由は不明である．

（4） 製剤による感染の危険 (infection by immunoglobulin preparation)

冷エタノール分画で精製するという製造過程からいって，ヒト免疫不全ウイルス（HIV），成人T細胞白血病ウイルス（HTLV）はほとんど除かれ，不活化されて，免疫グロブリン製剤が感染原となることはまずないと考えられている．これらのウイルスに対する抗体陽性の血液，B型肝炎・C型肝炎感染者の血液は原料としない方向にきているので，そのことによってもそれらの感染のおそれが少ないと思われるが，他の非A非B型肝炎については完全に安全であるか確信は得られていない．ごくまれであるけれども，免疫グロブリン製剤の注射による可能性が疑われる肝炎例の報告がある．その可能性の確認と，そうである場合にはそれに対する対策が課題として残されている．

〔矢田純一〕

文　献

1) 矢田純一：小児科領域における免疫グロブリン療法．小児科臨床 **41**：700-705, 1988.
2) 矢田純一：γ-globulin 大量療法，理論と実際．小児科診療 **51**：675-680, 1988.
3) 螺良英郎(編著)：免疫グロブリン療法―その基礎と臨床，ライフ・サイエンス社，東京，1988.
4) 渡辺言夫，保崎純郎，小川雄之亮，小林昭夫(編)：免疫グロブリン療法，最近の知見．小児医学 **23**(5)：623-771, 1990.

4.7 小児への輸血

小児期は新生児期（出生時より27生日まで），乳児期（新生児期以降1歳まで），幼児期（1歳より5歳まで），学童期（6歳より15歳まで）と年齢に応じた生理学的特徴と特有の疾患が認められる．輸血療法もこのような小児期の特徴を把握し，年齢の変化に基づいて，輸血の質的，量的適応を十分考慮したうえで施行しなければならない．特に小児では循環血液量が少ないため，患児に負担のかからないように行う必要がある．その基本は成分輸血である．

本稿では主に新生児期と乳児期以降の小児期に分けて輸血の適応と方法について述べる．

(1) 新 生 児 期

a) 全血輸血 (whole blood transfusion)

重症黄疸・重症感染症（敗血症）に対しての交換輸血，急性失血性貧血（Hb＜12 g/dl），ショック，DICなどの緊急輸血に新鮮血が用いられる．交換輸血において使用する血液は特発性高ビリルビン血症，敗血症には患児とABO同型・Rh同型血を，Rh不適合による高ビリルビン血症にはABO同型・Rh(−)血を，ABO不適合による高ビリルビン血症には合成血（O型血球とAB型血漿）を用いる．輸血の方法としては，急性貧血には体重kgあたり10 mlを2〜4時間かけて輸血する（輸血後のHbの目標を10〜12 g/dlとする）．ショックのときは20 ml/kgを急速に輸血する．交換輸血の方法として，臍帯静脈から瀉血と輸血を交互に行うDiamond法と，末梢動脈にラインを確保し末梢動脈から瀉血し，末梢静脈から輸血するWiener法がある．Wiener法では血圧の変動が少ないため，未熟児や状態の悪い児によく用いられる．交換輸血量としては通常，児の循環血液量の2倍（160〜180 ml/kg）を使用し，この量で80〜90％の赤血球が交換される．1回の交換輸血量は表4.20に示す量で，Diamond法では全体で90〜120分かけ，Wiener法では1回に1〜2分かけて行う．

b) 赤血球輸血 (red cell transfusion)

慢性失血性貧血（Hb＜10 g/dl），未熟児の貧血に適応となる．

i) 慢性失血性貧血 赤血球濃厚液を用いる．輸血後のHbの目標を10 g/dlとする．輸血量は最大10 ml/kgを3〜4時間かけて輸血する（赤血球濃厚液4 ml/kgの輸血でHbが約1 g/dl上昇する）．後述するように，今後は赤血球濃厚液にとってかわりMAP加赤血球を使用する．

ii) 未熟児の貧血 輸血の適応となるのは呼吸窮迫症候群（respiratory distress syndrome, RDS）を主とする呼吸障害のある場合と未熟児早期貧血である．

①呼吸障害児： 肺でのガス交換が減少しており，組織のhypoxiaも存在している．このような状態の未熟児に輸血をすると循環血液量が増加することにより末梢循環が改善され，組織のhypoxiaが改善される．Htが40％以下になったときには10 ml/kgの濃厚赤血球を輸血する．またRDS児では検査のために採血する機会が多いので，失血性貧血になりやすい．このため採血するごとに採血した血液量を計算し，48時間以内の採血量が全血液（80〜85 ml/kg）の5〜10％に達した場合，同量の濃厚赤血球を輸血する．

②未熟児早期貧血： 未熟児では赤血球寿命が短いこと，エリスロポエチン活性が低いこと，急速な発育のために血液が希釈されることなどによって早期貧血が起こり，生後3週から8週ごろにHbが最低値（6〜7 g/dl）に達するが，臨床的には呼吸器症状や循環器症状を示さないことが多いので，通常は輸血を要さない．また頻回の輸血によりHbF（酸素結合能が高い）の比率が低下した児では，同じHb値やPaO₂であっても，Hbから組織に放出される酸素（available oxygen）の量が増加するために，エリスロポエチンの分泌や網状赤血球数が抑制され貧血の回復が遅れる傾向にある．このため貧血に伴って，哺乳力低下，頻脈，

表4.20 交換輸血の1回量

体重	
1 kg以下	5 ml/回
1〜1.5 kg	10 ml/回
1.5〜2 kg	15 ml/回
2 kg以上	20 ml/回

多呼吸,呼吸困難,活動性の低下(not doing well),蒼白などの症状が認められる場合に輸血の適応とする.輸血量は10 ml/kgを上限として,1〜2時間かけてゆっくり輸血する.

③エリスロポエチンによる貧血の治療: 未熟貧血児の末梢血中には成人末梢血に比べ多数の赤芽球系前駆細胞が認められることから,未熟児貧血の原因の1つとしてヘモグロビン値の低下にみあう十分なエリスロポエチン(EPO)が産生されないことが考えられている.そこで未熟児貧血の新しい治療として,遺伝子組み換えヒトエリスロポエチン(rEPO)の臨床治験が行われ,全例で網状赤血球数の増加とヘモグロビン値の上昇または安定が得られ,その有効性が認められている.しかし,EPOの投与時期,投与量,投与法,鉄剤の補充など,さらにEPO投与による未熟な造血機能の発達への影響や,未熟な網膜組織などへの影響などについても十分検討する必要があろう.

c) 血小板輸血 (platelet transfusion)

新生児の血小板数の正常値は,成熟児,未熟児ともに成人の値とほとんど変わらない.乳児期以降の小児や成人に比べ新生児期の血小板輸血の明瞭なガイドラインはわが国ではまだ公表されていないが,American Association of Blood Banks (AABB)では1991年7月に小児の輸血におけるガイドラインを公表し,そのなかで血小板減少が未熟児で5万/μl以下,RDSを伴うような病的未熟児では10万/μl以下を血小板輸血の適応としている.成熟児では2万/μl以下で出血傾向をみるものが適応となる.疾患としては,先天性白血病,Fanconi症候群,先天性血小板機能異常症,DICなどが適応となる.

次に免疫が関与する新生児血小板減少症の主な疾患を記す.

i) 母親が特発性血小板減少性紫斑病 (idiopathic thrombocytopenic purpura, ITP) **の場合** 母親がITPの場合,母親の抗血小板抗体が胎盤を介して児に移行し,児の血小板の破壊亢進をきたす.母親の血小板数が正常であっても児の血小板数は低値をとることもあり(30〜50%の頻度),血小板減少を認める患児が経腟分娩で出生した場合は,頭蓋内出血を生じ重度の精神運動発達遅延がみられたり,死亡したりする場合がある

ので,注意深く患児の出血傾向を把握する必要がある.分娩早期に児頭から採血し5万/μl以下の血小板減少を認めた場合は,速やかに帝王切開を行うことが推奨されている.血小板減少の児が出生した場合,通常は児の血小板減少は一過性で2〜3週から4カ月くらいの経過で回復する.しかし患者の血小板数が3万/μl以下のときは新鮮血を用いての交換輸血,引き続いて多数の無作為供血者から採取したランダム血小板輸血を行うと,通常は約10万/μlに上昇する.出血症状の強い場合には6時間ごとに血小板輸血を繰り返して行う必要がある.母親の血小板を輸血に用いるのは禁忌である.

ii) 同種免疫性新生児血小板減少性紫斑病 (neonatal allo-immune thrombocytopenic purpura, NAITP) 母児間の血小板抗原の不適合がある場合に,胎児のもつ血小板抗原が母体血中に入り,母体が感作され同種免疫性抗血小板抗体を産生し,この抗体が経胎盤的に胎児に移行し,児の血小板が破壊され新生児血小板減少をきたす疾患である.欧米の頻度は当初は10000出生児に1,2人と推定されていたが,最近は2000〜3000出生児に1人と推定されている.わが国での報告例はまれで,これまでのところ20例確認されている.

関与する抗血小板抗体は血小板特異抗体と抗HLA抗体によるものが知られている.血小板特異抗原は国際輸血学会(ISBT)の提唱する統一命名法と旧来の呼称があるので,表4.21に併記した.血小板特異抗体によるNAITPは欧米では抗

表4.21 血小板特異抗原頻度

統一名	特異抗原名	抗原頻度(%)	
		日本人	白人
HPA-1a	Zw^a (P1^{A1})	>99.9	97.6
-1b	Zw^b (P1^{A2})	<0.4	26.2
HPA-2a	Sib^b (Ko^b)	98.2	99.4
-2b	Sib^a (Ko^a)	25.4	14.3
HPA-3a	Bak^a	78.9	86.7
-3b	Bak^b	70.7	63.8
HPA-4a	Yuk^b (Pen^a)	99.9	>99.9
-4b	Yuk^a (Pen^b)	1.7	0
HPA-5a	Br^b	99.7	99.1
-5b	Br^a	10.8	20.0
	Nak^a	93.5	不明

HPA-1a(Pl^{A1}, Zw^a)抗体が最も多いとされているが，わが国で抗体が同定された例は抗HPA-4b(Yuk^a, Pen^b)抗体，抗HPA-4a(Yuk^b, Pen^a)抗体，抗HPA-3a(Bak^a, Lek^a)抗体である．現在までの検索では新生児100人に1人はYuk^a型不適合となり，経産婦約800人に1人の割合で抗Yuk^a抗体保有者がいることが確認されている．今後抗Yuk^a抗体の検出はNAITPの診断，治療上重要である．

臨床的には，出生後数分から数時間に起こる全身の出血斑が特徴で，血小板減少は約2週間続くが，母親がITPの場合よりも出血傾向はさまざまで，単なる紫斑から時に頭蓋内出血を起こし重篤な後遺症を残すことがあり，死亡率は約12％といわれている．

抗HLA抗体によるNAITPの存在は疑問視されていたが，最近抗HLA抗体の関与が証明されたNAITPの報告がされている．抗HLA抗体の抗体価が低値（検出感度以下の抗体）のために，抗HLA抗体のかかわりは今までは疑問視されていたと考えられる．

また最近では，血小板抗原に対する反応性にHLAの関与が推定されている．欧米ではHPA-1aとHLA-DR3，HLA-DRw52との間に強い相関が指摘されているが，わが国ではHPA 4b抗体保有者の71.4％がA 24-Bw 52-DR 2のハプロタイプであったという報告がされている．原因不明の血小板減少をみたらNAITPも念頭におく．母親の血小板数が正常で母親の血清が父親の血小板と反応することが確認されれば本症が疑われる．両親と患児の血小板抗原の同定により血小板型不適合が証明され，患児の血小板と反応するIgG型同種抗体が母親血清中に証明されれば診断は確定する．

治療は血漿部分をできるだけ除去して同種抗体を含まないようにした母親の洗浄血小板を輸血する．最初の妊娠で血小板特異抗体によるNAITPでは次の妊娠でNAITP患児を出産する可能性は75％といわれており，本症例の第2子の妊娠時には十分な対応が必要である．その対策としては，①分娩様式は帝王切開が望ましいこと，②分娩の24時間前に母親から血液成分分離装置により採取した2単位のアフェレーシス血小板を採取しておくこと，③分娩直後に児頭か児の末梢静脈から採血し血小板を測定し，5万/μl以下のときには，母親由来の血小板濃厚液（2単位）の血漿部分を遠心操作でできるだけ除去して（同種抗体を除去）ABO式血液型同型の血漿で置換した血小板を1時間かけて輸血するが，血小板数が5万/μl以上で出血の症状が軽度のときは経過観察でもよい．なお，輸血後GVHD予防のため，必ず輸血前に血小板製剤に30 Gyの放射線照射を行う．

d）顆粒球輸血（granulocyte transfusion）

顆粒球減少を伴う新生児の重症敗血症では有効性が認められている．しかし適応病態とするには十分なコンセンサスは得られていないが，骨髄の顆粒球前駆細胞が減少している場合（骨髄貯蔵プールの減少）には適応といえよう．$1〜2 \times 10^9$個/kgの顆粒球を1〜2時間かけて輸血する．採取した顆粒球は30 Gyの放射線を照射してただちに輸血するようにする．顆粒球採取には血液成分分離装置を使用（通常10^{10}個の顆粒球採取が可能）するが，小児では全血からbuffy coatを遠心分離（全血400 mlあるいは200 mlから得られる顆粒球数は10^8個）する．後者の方法は緊急時でも実施しやすく，未熟児特に極小未熟児（出生体重1500 g未満）の敗血症に，この方法で得られた顆粒球を輸血して効果があったという報告がある．

e）血漿輸血（plasma transfusion）

新鮮凍結血漿（fresh frozen plasma, FFP）を用いる．血液凝固因子（第II, V, VII, X, XI, XIII因子）の補充に使用する．

疾患としてはDIC，ビタミンK欠乏症による出血，先天性凝固因子欠乏症，重症肝障害による複合性凝固因子欠乏による出血，あるいはこれらの疾患のある患児に手術を行う場合，さらに先天性プロテインC欠乏症，重症外傷，重症熱傷が適応となる．FFP 10〜15 ml/kgを投与する．

f）交換輸血（exchange transfusion），**部分交換輸血**（partial exchange transfusion）

交換輸血の適応は，新生児高ビリルビン血症，敗血症，DICなどで新生児の血液中からの中毒成分除去と有効成分補充を目的とする．血液型不適合による新生児溶血性疾患の重症のものは，胎児が高度の貧血のため胎外での生存が不可能な時期に子宮内で死亡する場合がある．このような児の

治療として，母体の血漿交換がある．これは母体血漿中の赤血球抗体（特に胎盤を通過するIgG型抗体）をできるだけ除去して血球は患者母体に戻し胎児に移行する抗体量を減少させて胎児赤血球の溶血を予防する方法であるが，児の血液を同種の血液と交換する交換輸血とは異にする（詳細は4.8新生児溶血性疾患を参照）．

部分交換輸血の適応は多血症に起因する過粘度症候群（hyperviscosity syndrome）であり，その目的はFFPあるいはプラスマネートを使って血液の粘稠度を下げて血液循環を改善することにある．多血症から過粘度症候群が起こるのは，毛細血管のヘマトクリット（Ht）が70％以上，末梢静脈血のHtが65％以上のときである．過粘度症候群では血漿量に比して赤血球量が異常に多いことから，血液の循環が悪くなり呼吸障害，心不全，けいれん，腎静脈血栓，壊死性腸炎など多彩な症状を呈する．部分交換輸血の交換血液量は次式で示される．

$$交換量 = \frac{循環血液量 \times (患児のHt値 - 目標Ht値)}{患児のHt値}$$

この場合循環血液量は85～90 ml/kgとし，目標Ht値は55％とする．

g) walking donor system

新生児では輸血の緊急性が高く，血液センターからの供給が時間的に間に合わないことがある．また少量頻回輸血を必要とするという特徴もあるため供血者増加による感染の機会の増大，日赤血の無駄な廃棄の問題などの理由で多くの施設ではwalking donor systemを導入している．これは輸血が必要となりそうなハイリスク児は，入院時に家族，知人で血液型が同型のものと交差適合試験や供血者検査を済ませておき，必要なときに供血者を呼び出し，必要な量だけ採血して輸血する方法である．この方法は一見便利にみえるが，いくつかの欠点がある．一度供血者の検査に適すると以後一切検査は行われない傾向にあること，供血者に関する書類の欠如，HIV感染の自己申告制の問題，事前検査なしでしばしば行われる危険のあること，両親の血液ではHLA抗原の近似性により輸血後GVHDを起こす可能性が高いことなどであり，このシステムは利用しないのが望ましい．日赤血液センターの協力で，小児用血液バッグ（容量30～50 ml）で採血された血液が速やかに供給される体制をとることにより，walking donorは必要でなくなるであろう．

(2) 小児期（乳児～学童期）

a) 全血輸血

現在ではその必要性は少なく，急性活動性出血で出血量が大量のとき（外傷，手術）に適応となる．DICのときは新鮮血の適応となる．1回の輸血量は患児の体重1 kgあたり20 mlが最大量であるが，出血が続く場合はこの限りでない．

b) 赤血球輸血

i) 赤血球濃厚液（red cell concentrate）

1) すべての慢性貧血に適応となる．白血病，再生不良性貧血，溶血性貧血，失血性疾患の失血などによる場合である．特に心機能が落ちている患児には絶対的適応である．Htが25％以下あるいは貧血の症状を伴うが，出血が続いていてHt 30％以下のときに輸血を行う．しかし鉄欠乏性貧血では，ヘモグロビン（Hb）量がたとえ7～8 g/dl以下でも鉄剤の投与で大かたは貧血が改善するので，Hb量が3～4 g/dlぐらいに低下しない限り輸血は行わない．行うとすれば症状の改善する程度にとどめる．サラセミア（thalassemia）では輸血の量と頻度を増やした過剰輸血（常時Hb量を11 g/dl以上に保持）が行われている．これにより，より正常な成長とより健康であることが認められている．この方法では鉄過剰負荷の危険性が増大するが，desferrioxamineを連日25～40 mg/kg皮下注し，輸血を行うごとに150 mg/kg投与することにより，より効果的に鉄を排泄できる．最近では連続血液成分分離装置を用いて，比重の軽い，寿命の長い，若い赤血球（neocyte）を採取して輸血する方法が試みられている．この方法だと輸血量を減らし，体内への鉄沈着量を少なくすることができる．鎌状赤血球貧血（sickle cell anemia）では感染によって誘発される溶血発作（hemolytic crisis）やそれによる血栓症の発症時には赤血球濃厚液の輸血を行う必要がある．その際輸血によってHtが35％以上に上昇すると，viscosityが高くなり脳血管障害を起こす危険があるので注意する．通常は輸血によってHbSの産生を抑制しておくことにより，再発を

予防しうる．3〜4週間ごとに赤血球濃厚液を10〜15 ml/kg 輸血すれば十分である．

2）外科的適応では，術中の出血量が患児の循環血液量の15％以上のとき，術後 Ht 25％以下で貧血の症状が認められるときである．

1日の最大輸血量は 10 ml/kg で目標 Hb 値は 10〜12 g/dl とする．以下の式により投与 Hb を算定する．

投与 Hb 量(g/dl)
$$= \frac{体重(g) \times (目標 Hb 値 - 輸血前 Hb 値)}{13 \times 100}$$

ただし 400 ml 由来の赤血球濃厚液中の Hb 量は 22 g/dl としている．

3）MAP 加赤血球(MAP-RBC)：従来よりわが国で用いられている赤血球保存液 CPD では有効期限が21日と短い．最近日赤で開発された MAP 液（1992年1月に厚生省より製造承認）は欧米で使用されている SAGM 液をさらに改良したもので，エネルギー代謝のためにリン酸塩，微小凝集塊産生予防にクエン酸イオンを，保存中の溶血防止のために，より高濃度の mannitol を添加したものである．この MAP 加赤血球は長期保存（42日間）が可能であること，従来の赤血球濃厚液に比べ保存中の赤血球の品質が高いこと，白血球や血小板の混入量が低いことより，発熱，抗体産生，GVHD などの輸血副作用が軽減されることが期待されるなどの利点があり，安全性も確認されているので，今後は急速に普及するであろう．

ii）洗浄赤血球(washed red blood cells, WRBC) 赤血球濃厚液に生理食塩水を加えて混和後に遠心し，上清を除去したもの（1回洗浄）であり，必要に応じてこの操作を3回繰り返す（3回洗浄）．最終的には生理食塩水に再浮遊させて全量を 200 ml としたものである．3回洗浄後の赤血球の回収率は85％で，白血球の除去率は82％，血小板は86％，血漿成分は99.6％除去される（洗浄回数を増やすと，赤血球の回収率は徐々に低下する）．

この WRBC を使用することによって，輸血によるじんま疹などの副作用はほぼ予防できる．適応は腎不全，肝不全にみられる貧血，過去にじんま疹などの血漿成分による輸血副作用をみた症例，あるいは自己免疫性溶血性貧血や発作性夜間血色素尿症で高度の貧血状態にあり頻回輸血を要する症例，さらに骨髄移植予定患児などである．IgA 単独欠損症の輸血には絶対的適応である．

iii）白血球除去赤血球(leukocyte-poor red cells, LPRC) 赤血球濃厚液から白血球除去フィルターを用いて白血球を除去したもの（除去率99％）であるが，血漿成分は相当量残存している．輸血時に悪寒，戦慄，発熱などの白血球による副作用をみた症例のほか，抗白血球抗体や抗血小板抗体陽性の患児に適応となる．

iv）白血球除去洗浄赤血球 輸血時にじんま疹と発熱などがみられ，白血球と血漿成分による副作用をみた症例に適応となる．

c）血小板輸血

顕著な血小板減少（通常2万/μl 以下）または血小板機能異常に基づき，現に重篤な出血（粘膜出血，血尿，吐血，下血）をみているとき〔治療的投与〕，またはその恐れ（脳出血などの出血）の強いとき〔予防的投与〕に適応となる．白血病，再生不良性貧血，悪性腫瘍の骨髄転移などの骨髄における血小板産生障害のときや，悪性腫瘍での抗腫瘍剤投与による骨髄抑制時である．そのほかに血小板無力症などの先天性血小板機能異常症や DIC，人工心肺を用いる手術時の出血時などが適応である．

しかし ITP のように免疫機序による血小板の破壊亢進が原因の場合は血小板輸血の効果は少なく，内臓に出血している場合〔治療的投与〕に限られる．

血小板輸血の投与量は輸血後の血小板数を5万/μl 以上に上昇させる量を目標とする．血小板を1万/μl 増加させるには単位体表面積(m^2) あたり2単位（全血 200 ml 由来を1単位とする）が必要とされる．感染や発熱のある場合は計算値の2〜3倍の血小板を輸血する必要がある．血小板の半減期は約4日間なので輸血間隔は2〜3日でよいといえるが，これはあくまでも計算上のことである．実際は出血症状の程度，感染，発熱，肝脾腫，DIC の有無などの患児の状況とともに，血小板同種抗体が存在すると血小板の寿命は著しく短縮する．投与後1時間目と翌朝の血小板数を算定して効果的な投与間隔を設定する必要がある．血小板輸血の適応，輸血量，輸血期間は単に血小板

数のみによって決定するものでなく，症状の改善を目的とすることが最も重要である（血小板同種抗体：HLA抗体，血小板特異抗体については副作用の項を参照）．

d) 顆粒球輸血

白血病などの悪性腫瘍患児が重症感染症を起こした場合が主な対象で，3日間発熱が続き抗生物質が無効で，好中球の絶対数が $500/\mu l$ 以下であり，回復が見込める症例に対して適応となる．

アフェレーシスで顆粒球を 10^{10} 個採取して1回に 10^{10} 個以上を連日4日間輸血する．輸血前には $15\,Gy$ の放射線照射を行う．しかし近年強力な抗生物質の開発と顆粒球採取に時間と労力がかかり，その割に効果が明瞭でないことなどから，ほとんど行われなくなった．遺伝子工学の進歩により，顆粒球コロニー刺激因子（G-CSF）などが開発されその有効性が報告されている．今後は広く使用されるであろう．

e) 血漿輸注

FFPを用いるが，適応としてはDIC，重症肝障害による複合性凝固障害，先天性凝固因子欠乏症，血栓性血小板減少性紫斑病，ワーファリン使用時の出血，治療的血漿交換の置換液として使用される．重症感染症には有意な効果は認められていない．小児では1回投与量は $10\,ml/kg$ が妥当である．1時間以上かけてゆっくり輸注する．ショック時には容態に応じて急速輸注する．臨床症状と血液凝固検査の結果で3日間を目途に効果の判定を行い，使用の持続を判断する．

f) アルブミン輸注

出血性ショック，外傷性ショックで急性循環血漿量の減少をきたしたとき，熱傷で膠質浸透圧低下をきたしたときや，血漿交換の置換液として使用される．また状況により使用される場合は，侵襲の大きな手術後や，ネフローゼ症候群で食事摂取もできず腹水が高度に貯留した状態ではアルブミン輸注を必要とすることもある．投与量は（アルブミン濃度の期待値－実測値）$(g/dl) \times (0.4 \times 体重(kg)) \times 2$ として算定する（これは期待されるアルブミン濃度にまでさしあたり改善することに要するアルブミンの総量であり，1回量を意味するものではない）．

アルブミン濃度の期待値としては，急性の病態では $3.0\,g/dl$ 以上，慢性の病態では $2.5\,g/dl$ 以上を維持することを目標とし，臨床症状とアルブミン濃度の結果で，3日間を目途に評価を行い，使用の持続を判断する．　　　　（長田広司）

参考文献

1) 橋本基也，竹内 豊：未熟児新生児の出生直後の輸血．周産期医学 **20**：1193-1196, 1990.
2) AABB：*Blood Bank Week* **9**(4)：1-5 (Jan 24), 1992；**9**(4) 3-5 (Jan 31), 1992.
3) 寺田秀夫，清水 勝（監訳）：実践臨床輸血学，メディカル・サイエンス・インターナショナル，東京，1986.
4) Hume H：Pediatric Transfusions：Quality Assessment and Assurance. Contemporay Issues in Pediatric Transfusion Medicine, pp 55-80, AABB, Arlington, VA, 1989.
5) Kevy SV：Current Concepts in Pediatric Transfusion Medicine, Transfusion Therapy：Guidelines for Practice, pp 69-88, AABB, Arlington, VA, 1990.

4.8 新生児溶血性疾患（haemolytic disease of the newborn）

赤血球の寿命は，成人や小児では通常100～120日とされるが，成熟新生児では70～90日，早産児では50～80日と短期間で赤血球が破壊される．赤血球の寿命がさらに短くなる新生児期の溶血性疾患の主な原因を表4.22にあげたが，全国調査の結果ではABO式血液型不適合による新生児溶血性疾患が最も高頻度に認められる．これに次いでRh式血液型不適合，なかでもDとCの母児間不適合の頻度が高い．他の血液型不適合は頻度としては低く，赤血球の異常による新生児溶血性疾患がこれに続くが，血液型不適合以外の原因は少ない（表4.23）．

母児間にABO不適合があっても，高度の溶血や貧血を示す例は少ないので，母児間血液型不適合による新生児溶血性疾患のなかではRh不適合が最も重要である．

（1） 同種免疫性新生児溶血性疾患（母児間血液型不適合）

母親に欠如した血液型抗原を胎児がもっている場合，母親にその血液型抗原に対する抗体が産生される（同種免疫）と，その抗体がIgG型抗体である場合には抗体が胎盤を通過するために（IgM型抗体は通過しない），母体の抗体が胎児に移行する．

胎児に移行した血液型抗体は児の赤血球膜上の抗原と結合し，抗原抗体反応によって赤血球が破壊され溶血が起こる．この結果，胎児や新生児は貧血となり，溶血により生じたビリルビンが体内に蓄積し黄疸となる．

貧血に反応して造血がさかんになるので，胎児や新生児の末梢血には多量の幼弱な赤血球が認められ，胎児赤芽球症（erythroblastosis fetalis）とも呼ばれる．重症な場合には貧血のための心不全が生じ，胎児水腫（hydropus fetalis）となったり，重症な場合には胎児死亡の原因となる．

a） 血液型不適合の種類

臨床的に最も重要なのはRh式血液型不適合妊娠で，なかでもD不適合が最も多い（第1章参照）．妊娠分娩時には胎児血が母体の血液中に移行することが多いが，その多くは分娩時に母体血中に入るので，母体は分娩後に感作され，抗体を産生するようになる．したがって妊娠前の輸血や流産などの既往がない場合には，第1子には異常がなく，第2子以降の妊娠の際に溶血性疾患が認められる．最近ではRh式血液型のDに関しては妊娠中に血液型検査が行われ，母児間に不適合が予測される場合には分娩直後に母体に抗D抗体を多量に含有するガンマグロブリン製剤を注射して，母体血に入った胎児赤血球を破壊し感作を予防する処置が採られるようになった．このためD不適合による新生児溶血性疾患の頻度は低下し，CあるいはEの不適合の比率が相対的に高くなってきた．

Rhに次いで重要なのはABO式血液型不適合

表4.22 新生児溶血性疾患の原因

免疫性
　同種免疫（母児間血液型不適合）：Rh，ABO不適合など
　母体の免疫疾患　　　：自己免疫性溶血性貧血，SLEなど
遺伝性赤血球異常
　赤血球酵素欠損症　　：ピルビン酸キナーゼ，ヘキソキナーゼ，アルドラーゼ，G6PD，グルタチオン合成酵素などの欠損
　赤血球形態異常症　　：遺伝性球状赤血球症
　ヘモグロビン異常症　：αサラセミアなど
後天性赤血球異常
　感染　　　　　　　　：CMV，トキソプラズマ，梅毒，敗血症など
　汎発性血管内凝固（DIC）
　薬剤　　　　　　　　：ペニシリンなど

表4.23 新生児溶血性疾患の原因別内訳
（71施設，1978～1982年）

原因		症例数	比率（%）
1) Rh不適合	D	130	14.9
	E	66	7.5
	その他	14	1.6
2) ABO不適合		585	66.9
3) その他の型不適合		4	0.5
4) 遺伝性球状赤血球症		22	2.5
5) 赤血球酵素異常		2	0.2
6) 異常血色素		1	0.1
7) 不明		51	5.8
計		875	100.0

（宮崎：小児科31：431, 1990）

で，血液型の組み合わせの上では母児間に不適合が存在する妊娠が多い．しかし，その中で血液型不適合による溶血性疾患を起こす例が少ない理由としては，

1) 抗A，抗B抗体は主としてIgM型抗体であり，胎盤を通過しない．

2) IgG型抗体があって胎盤を通過して抗体が胎児に流入しても，A型抗原やB型抗原は赤血球以外の組織にも存在するので，抗体はこれらの組織にも吸収され，赤血球の溶血は高度にならない．

3) 胎児や新生児の赤血球ではA型抗原，B型抗原とも十分に発現していないので，溶血が起こりにくい．

などの理由が考えられている．

臨床的に問題になるABO式血液型不適合の大部分は，母親の血液型がO型で児がA型ないしB型の場合であり，黄疸が強度になる例では新生児の赤血球に付着しきれないで血漿中に遊離している抗体を，児と同型の成人の赤血球に吸着させ間接抗グロブリン試験を行うと，陽性になることが多い．

Rh式およびABO式以外の血液型不適合による溶血性疾患は，頻度としては少ないが，妊娠中にスクリーニングされていないので，早発黄疸の原因検査の際に判明することが多い（表4.23）．

b) 症　状

新生児溶血性疾患では，溶血により生じた貧血による症状と，溶血の結果生じたヘモグロビンから産生されるビリルビンが増加するために生じる異常が問題になる．

貧血に関しては，赤血球数の減少につれて胎児でも造血が亢進し，末梢血中には幼弱な赤芽球や網状赤血球の数が増加し，肝脾腫が認められることもある．貧血が強度になると心不全の症状が出現し，胎児期には全身の浮腫が認められる胎児水腫となり，出生後は心不全による呼吸障害や浮腫，肝腫大を認める．

黄疸は血液中のビリルビン濃度が上昇すると生じ，新生児では血清ビリルビン濃度が5～7 mg/dlになると皮膚は黄染し，異常のない新生児でも大部分は生後1週以内に黄疸を生じる．

ビリルビンは主にヘムから産生されるが，新生児溶血性疾患では赤血球の崩壊が亢進するためへ

表4.24　Praaghの核黄疸症状分類

1) 第1期：筋緊張低下，嗜眠，吸啜反射の減弱．
2) 第2期：痙性症状，発熱，後弓反張．
3) 第3期：痙性症状の減退期．第1週の終わりころに始まる．
4) 第4期：生後1カ月（2カ月目）あるいはその以後に錐体外路症状が徐々に発現し，脳性麻痺となる．

モグロビンの産生が増加し，ヘムからビリベルジンを経てビリルビンが多量につくられる．本症で上昇するビリルビンは新生児期の黄疸に特有な肝でのグルクロン酸抱合が行われる前の間接型のビリルビンであり，血清中では主にアルブミンと結合して存在している．

血液型不適合による溶血性疾患の場合，胎児期にはビリルビンは胎盤を通って母体血中に移行し，母体の肝臓で処理されるので，羊水中にはビリルビン様物質が上昇するが，胎児にはビリルビンの直接の影響はない．羊水中のビリルビン様物質の上昇は，胎児に溶血が亢進しているか否かを知る検査として，羊水を採取して吸光度（OD_{450}）を測定し診断に利用されている．

生後は母体でのビリルビンの処理がなくなるので，ビリルビンは急激に上昇し，早期から黄疸が生じる早発黄疸となる．

血清中の間接ビリルビンが高値になるとタンパクに結合していない非抱合型ビリルビン（アンバウンドビリルビン）がふえ，これが神経細胞に取り込まれて毒性を発揮し，核黄疸となる．

核黄疸の症状を表4.24に示したが，新生児の黄疸の治療の主な目的は核黄疸の予防にある．このため核黄疸を生じる可能性のあるビリルビン値まで黄疸が進行する前に治療する必要がある．

本症にみられる早発黄疸は，ビリルビンの産生が肝臓での処理を大きく上回っているために生じるもので，放置すればビリルビン値は著しく上昇することが予測され，早期から治療が必要になる．

c) 治　療

新生児の黄疸の治療としては，光のエネルギーによりビリルビンを水溶性の異性体へ変化させ，排泄を促進し血清中のビリルビン濃度の低下をはかる光線療法が行われる．光線療法のみでは効果が不十分で核黄疸の危険が生じる場合には交換輸血が行われる．

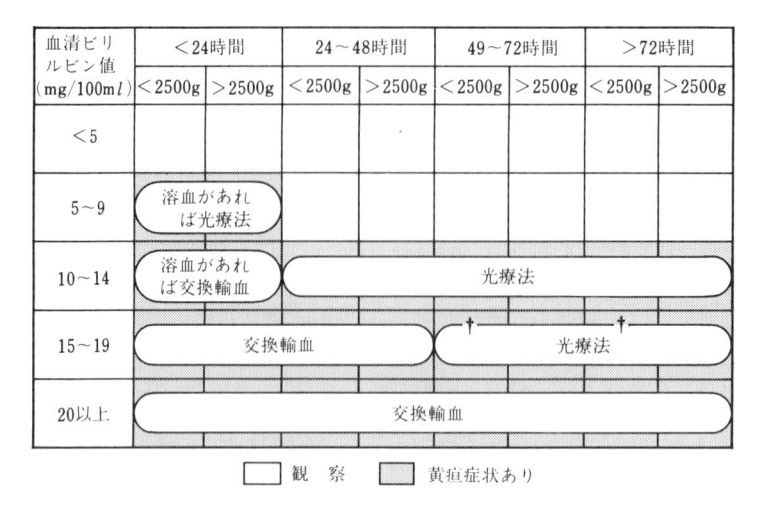

血清ビリルビン値 (mg/100ml)	<24時間		24~48時間		49~72時間		>72時間	
	<2500g	>2500g	<2500g	>2500g	<2500g	>2500g	<2500g	>2500g
<5								
5~9	溶血があれば光療法							
10~14	溶血があれば交換輸血	光療法						
15~19	交換輸血				† 光療法 †			
20以上	交換輸血							

□ 観察　▨ 黄疸症状あり

図4.9　血清ビリルビン値による治療基準（Maisels）

光線療法と交換輸血の基準を図4.9に示したが，Rh式血液型不適合のように溶血が強い場合には，光線療法のみではビリルビン値の低下は十分でなく，核黄疸を防ぐためにはビリルビンの除去と溶血の原因となる抗体の除去の両方が必要となり早期の交換輸血の適応となる．

未熟，呼吸障害，低体温，アシドーシス，アルブミンの低下，FFAの上昇，感染，薬剤の投与などの要因があると，低いビリルビン値でも核黄疸を発症する危険があり，これらの要因が認められた場合には早期に交換輸血を行う必要がある．また核黄疸の症状が認められた場合には，ただちに交換輸血を実施しなければならない．

高度の貧血も輸血や交換輸血の対象となるが，新生児溶血性疾患では，貧血の改善とともに，母体から移行した抗体（児の赤血球に付着した抗体と血漿中に遊離している抗体）とビリルビンの除去も必要なので交換輸血が行われる．臍帯血の抗グロブリン試験が陽性でヘモグロビンが10.5g/dl未満の場合には交換輸血の適応とされるが，貧血が強いときにはビリルビンも早期から上昇するので，通常は血清ビリルビン濃度あるいはその上昇の速度で交換輸血の適応が決められる．

ABO式血液型不適合のように，臨床的には問題になるような高度の貧血が認められない場合には，黄疸に対する治療として光線療法を開始し，光線療法のみではビリルビンの上昇が抑制されず核黄疸の危険が生じる場合に交換輸血が行われる．

d） 交換輸血

i） 使用する血液　交換輸血に使用する血液は，Rh不適合による場合には，Rh陰性で，ABO式血液型が児と同型またはO型で血漿の抗A，抗B凝集素価が低いものを用いる．Rh陰性の血液の入手に時間がかかり，核黄疸の危険が強い場合には，とりあえずRh陽性で児と同型あるいは抗A，抗B抗体価の低いO型血で早期に交換輸血を開始し，準備ができしだい適合血にかえることもある．

ABO不適合の場合には，AB型血液の血漿にO型血球を浮遊させた合成血を用いる．児と同型血を用いると成人血の赤血球のほうが抗体と結合しやすく，溶血が亢進してビリルビンが上昇することがあるので，緊急時を除き同型血の使用は避ける．合成血が得られない場合には，抗A，抗B抗体価の低いO型血で交換輸血を行う．

その他の血液型不適合の場合には，児と同型血を用いる．

交換輸血に用いる血液は，ヘパリンを用いて採血した血液が望ましいが，緊急の場合には間に合わないことが多いので，通常は採血後5日以内のCPD加血が用いられる．血漿カリウム濃度が高い採血後日数の経過した保存血は，腎機能が不十分な新生児の交換輸血に使用することは望ましくない．

ii） 手　技　臍静脈の断端にカテーテルを

表 4.25 交換輸血に使用する血液と交換速度

使用血液	血液型	1. Rh不適合による新生児溶血性疾患：Rh（−）で，児と同型または OL* 2. ABO不適合による新生児溶血性疾患：合成血**または OL 3. 特発性高ビリルビン血症：児と同型または OL
	全量	180〜200 ml/kg（児の血液量の2倍）
1回の瀉血または輸血量	成熟児 20 ml	低出生体重児 2000 g 以上　　　20 ml 1500〜1999 g　　15 ml 1000〜1499 g　　10 ml 1000 g 未満　　　5 ml
同上所要時間		瀉血2分，輸血2分
全所要時間		100〜120分

(注) * OL：O型で低凝集素価（O-low titer）　　（村田）
　　** 合成血：AB型血液の血漿に O 型血球を浮遊させたもの

挿入して，瀉血と輸血を交互に繰り返す方法と，末梢の動脈から瀉血し静脈から輸血する方法が用いられる．

臍静脈を使用する場合には，1回の瀉血と輸血の量が多いほうが交換率はよくなるが，児の負担となるので，体重によって表4.25に示した量を1回の交換輸血量とし，体重1 kg あたり180〜200 ml の血液を用いて交換する．時間をかけて交換するほうが血液の交換率がよく，ビリルビンも効果的に低下するので，交換輸血の速度は1時間 100 ml/kg 程度とする．

末梢の動静脈を用いる方法は，通常瀉血路として橈骨動脈を用い，22〜24 G の留置針を留置して瀉血し，瀉血された血液と同量の血液を末梢静脈から輸血する．末梢の動静脈を用いるほうが血液の交換率がよく感染の危険も少ないので，最近ではこの方法を用いることが多くなった．

CPD加血で交換輸血を行った場合には，100 ml 交換するごとにグルコン酸カルシウム（カルチコール）1 ml（低出生体重児では 50 ml ごとに 0.5 ml）を静注する．ヘパリン加血を用いた場合には，グルコン酸カルシウムは不要であるが，終了時に硫酸プロタミンでヘパリンを中和しておく．

iii) 合併症・副作用　交換輸血自体による出血やショックは慎重な実施により回避が可能であるが，処置に伴う細菌感染症と，使用する血液自体による肝炎，HTLV-I，HIV，CMV などの感染や GVHD などが問題になる．後者は第2章で詳細に解説されているので省略するが，新生児溶血性疾患が重症な場合には交換輸血に代わる治療法はないので，輸血する血液の管理を厳格に行うことが必要である．

新生児，なかでも低出生体重児では，生後にサイトメガロウイルス（CMV）に感染し，重篤な臨床症状を呈した症例の報告が多いので，CMV 抗体が陰性の母親から出生した新生児に対しては，CMV 抗体が陰性の血液を輸血することが望ましいが，CMV 抗体陰性血の供給は一般的となっていない．

e) 出産前の処理

妊娠中に母体血の抗体価が上昇する場合には，胎児に移行した抗体により胎児水腫や胎児死亡の危険が高くなるので，出産前から治療が必要になる．

胎児の貧血に対しては，子宮内の胎児の腹腔内に輸血することが行われていたが，最近では超音波断層法で直視下に臍帯静脈を穿針して，直接血管内に輸血する方法も実施されている．

胎児への輸血は在胎25週以降が適応となるが，妊婦の赤血球抗体を除去するために血漿交換が早期から行われることもある．

(2) 血液型不適合以外の新生児溶血性疾患

血液型不適合以外の新生児溶血性疾患に対する治療は，原疾患によるが，貧血が高度になった場合には輸血が行われる．

輸血は通常1回に 10 ml/kg とするが，輸血は緩徐に行い，GVHD をさけるために近親者からの頻回の輸血はさける．　　　　　　（多田　裕）

5. 輸血をめぐる医事紛争

（1） 医療事故と医事紛争

〈医療行為〉は，医師・薬剤師・看護婦・助産婦・放射線技師・臨床検査技師・栄養士などのコメディカルスタッフの相互信頼に基づく業務であり，人間の生命や健康の維持・増進に必要不可欠なものであるが，同時に〈重大な危険を内包している専門的な行為〉でもある．このような危険は医療のすべての場面に伏在している．

医師や看護婦が行う医療行為には，手術や麻酔はもちろんのこと，検査・与薬・注射などの日常的治療手段やその他の医療行為のいかなる場面でも，確率は小さくとも危険が常に潜在している．

医療事故とは，医療に関連して生じたアクシデント（事故）である．その内容には"法的責任を伴う医療過誤的事故"と"法的な責任を伴わない不可抗力的事故"があり，実際問題としては，この2つの範疇の間には「きわめてクロに近い灰色」から「ほとんどクロくない灰色」まで種々の事故が存在している．

医事紛争とは，医療事故が発生した場合に多くみられるが，そのほかに感情的問題などを含む医療側と患者側の間のトラブルをいう．損害賠償を請求するものが多いが，単なる嫌がらせに過ぎないものも含まれている．この医事紛争の結果，当事者間の話し合い，あるいは代理人を介しての話し合いで納得されずに裁判が提起されれば，これを医事裁判と呼ぶ．そして判決にまでいたり，医療行為中にエラーが認定されたもの，つまり法的責任のあるものが医療過誤である．

医療事故・紛争が発生した場合には，次のような法的責任があるかどうか判断されることになる．

1) 刑事責任

刑法第211条（業務上過失致死傷罪）：業務上必要ナル注意ヲ怠リ因テ人ヲ死傷ニ致シタル者ハ五年以下ノ懲役若クハ禁錮又ハ千円（50万円；平成3年5月7日改正施行）以下ノ罰金ニ処ス

2) 民事責任（損害賠償）

民法第709条（不法行為責任）：故意又ハ過失ニ因リテ他人ノ権利ヲ侵害シタル者ハ，之ニ因リテ生シタル損害ヲ賠償スル責ニ任ス

民法第415条（債務不履行責任）：債務者カ其債務ノ本旨ニ従ヒタル履行ヲ為ササルトキハ債権者ハ其損害ノ賠償ヲ請求スルコトヲ得

3) 行政処分（医業停止・免許取消）

医師法第3条（絶対的欠格事由）：未成年者，禁治産者，準禁治産者，目が見えない者，耳が聞こえない者又は口がきけない者には，免許を与えない．

医師法第4条（相対的欠格事由）：左の各号の一に該当する者には，免許を与えないことがある．

一　精神病者又は麻薬，大麻若しくはあへんの中毒者

二　罰金以上の刑に処せられた者

三　前号に該当する者を除く外，医事に関し犯罪又は不正の行為のあった者

医師法第7条（免許の取消し，業務停止及び再免許）：医師が第三条に該当するときは，厚生大臣は，その免許を取り消す．

2　医師が第四条各号の一に該当し，又は医師としての品位を損するような行為のあったときは，厚生大臣は，その免許を取り消し，又は期間を定めて医業の停止を命ずることができる．

このほかにマスコミによって報道・批判される社会的責任や道義的責任なども付随して発生してくる．刑事責任が追及されるような明らかな医療過誤のケースでは，行政処分が行われることが多い．これらの中で最も表面化しやすいのは，損害賠償を請求する民事責任をめぐる問題である．

法的責任は，過失，因果関係，損害発生の有無について検討することによって判断される．

過失の有無については，予見義務（危険を認識予見すべき義務；例えば，異型輸血をすると危険であることをあらかじめ知っている義務）と悪結果回避義務（悪結果を回避するためにどのような措置をとったか）に欠けるところがあったかどうかが問われる．

因果関係の有無については，刑事事件では100％の因果関係を問われ，灰色のケースは無罪と判断される．民事事件では相当因果関係の有無について判断される．

損害発生としては，死亡・後遺障害などの有無，治療費・交通費支払いの有無などが問題となる．

医療行為が合法的に行われるためには，免許証を有する専門家が治療を目的とし，患者がその医療行為を承諾し，現在の医療水準を越えていることが求められている．

医療水準は，①研究的（学問的）段階，②臨床治験的段階，③保険医療的段階と段階的に変化していくが，「最高・最善の治療」，「完全なる診断・治療」とは何かを示すことは，実際にはなかなか難しいものである．

医事裁判の鑑定の際にも，①最先端の医療，②地域の特殊性，③本人の努力・知識をどう評価するかが，学識経験者である鑑定人に問われている．

実際に日本全国でどのくらいの医療事故や医事紛争が発生しているかは明らかではない．何故なら，医療事故や医事紛争を届け出るシステムがないからである．わずかに一部の医師会のデータやある限られた分野のデータがみられるのみである．

一審裁判所に係属している医療に関する訴訟件数は，一見すると近年急速に増加しているようにみえるが，実際には新しく受けつけている件数はわずかに増えているのみである．医事裁判は複雑なために，一審判決が出るまでに数年を要しているので，処理しきれなくて，全国の裁判所に係属している数が増加しているのである．

法律雑誌などに掲載されている医療に関する判決でわれわれが把握している判決は，明治38年（1905年）の日本最初の医療に関する民事判決以来，1000を越える多数の判決がみられている（表5.1）．民事判決が1000例以上と多く，昭和40年代から医療に関する判決が増加しており，最近では年間40判決以上が公表されてきている．全体では約45％が有責，つまり損害賠償支払いを命じられている．

（2）輸　血　事　故

輸血は血液型の発見以前から試みられ，1901年LandsteinerのABO式血液型の発見以後，各種血液型の発見を経て，理論的裏づけをもって広く治療に用いられている．現在では血液センターの発達により，保存血輸血が安全に行われるようになり，さらに全血輸血のみならず，成分輸血（血小板，新鮮凍結血漿など）が用いられるようになっている．

輸血に関する法的規制としては「輸血に関し医師又は歯科医師の準拠すべき基準(昭和27年厚生省告示)」があったが，内容については現在にマッチしない点もみられて新たなガイドラインが制定され，前述の基準は廃止された（平成元年9月19日，健政発第502号）．

a）輸血療法の適正化に関するガイドライン

新ガイドラインでは，

1) 輸血療法には一定のリスクが伴うことから，リスクを上回る効果が期待されるかどうかを十分に考慮し，適応と輸血量を決める．

2) 輸血療法にあたっては，各血液成分のもつ機能を十分考慮して，用いる製剤の種類，量，輸

表5.1 医事判決の年代と責任の有無

年　代	民　事			刑　事			
	無責	有責	計	無罪	有罪	不明	計
明治年代	3	0	3	3	0	0	3
大正年代	4	3	7	0	2	6	8
昭和 2〜9	18	5	23	2	2	4	8
昭和10〜20	10	7	17	1	4	1	6
小　計	35	15	50	6	8	11	25
昭和21〜29	0	5	5	2	11	1	14
30〜39	36	25	61	3	24	4	31
40〜44	40	32	72	2	26	2	30
45〜49	78	54	132	7	31	0	38
50〜54	70	73	143	2	16	0	18
55〜59	152	115	267	1	10	0	11
60〜	156	151	307	0	8	0	8
小　計	532	455	987	17	126	7	150
合　計	567 55%	470 45%	1037	23 15%	134 85%	18	175

表5.2 輸血に関連する判決

No.	判決年月日	裁判所	請求	判決	病名	内容	事故年月
1) 不適合輸血例							
(民事)							
1-1	昭35.1.27	福島地会津若松支部	100万円	無責	胸郭成形手術	AB 400 ml→OまたはB, 死亡	昭29.12
1-2	昭36.5.22	仙台高	99万余円	〃	〃	〃	〃
2	昭38.6.18	岡山地	210万円	210万円	右肺上葉切除術	A 160 ml→O, カルテ誤記	昭29.10
3	昭38.6.27	大阪地	50万円	無責	肛門膿瘍切開	不適合輸血と主張, 死亡	昭33.6
4	昭40.4.6	福島地郡山支部	430万余円	80万円	腹部切開手術後	A 50 ml→O, 死亡	昭30.8
5	昭54.4.13	横浜地	(1000万円)	(702万円)	右腎全剔後	B 30 ml→O, 後出血, 死	昭40.4
6	昭54.12.24	大阪地	5565万余円	690万円	脳血管撮影後	AB 50 ml→O, 急死	昭47.3
7	昭59.1.26	福島地白河支部	―	1199万円	交通事故	A 2400 ml→O, 死亡	昭54.6
8	昭63.3.22	岡山地	2010万円	440万円	虫垂炎	AB 500 ml→A, 死亡	昭44.12
(刑事)							
1	昭38.10.7	佐世保簡略		罰金3万円	―	A 600 ml→B, 死亡	―
2	昭38.10.19	高知地		無罪	子宮外妊娠	AB→O, 死亡	―
3	昭41.9.5	佐世保簡略		罰金3万円	―	A 200 ml→O, 死亡	―
2) 空気栓塞死例							
(民事)							
9-1	昭46.3.15	千葉地佐倉支部	1億600万余円	1億284万余円	献血	約200 ml 空気注入, 死亡	昭44.4
9-2	昭47.3.31	東京高	〃	3584万余円	〃	〃	〃
(刑事)							
4	昭38.7.18	高崎簡略		罰金5万円	胃癌手術後	二連球, 空気栓塞死	―
5	昭45.11.19	唐津簡略		罰金5万円	左上腕手術後	二連球, 空気栓塞死	―
6	昭47.7.31	新潟地		禁錮10月 執行猶予2年	胆囊炎	二連球, 空気栓塞死	―
3) 輸血後感染症							
(民事)							
10-1	昭30.4.22	東京地	109万円	42万余円	子宮筋腫術後	東大病院輸血梅毒事件	昭23.2
10-2	昭31.9.17	東京高	〃	〃	〃	〃	〃
10-3	昭36.2.16	最高裁	〃	〃	〃	〃	〃
11	昭45.9.4	東京地	200万円	無責	前立腺肥大症手術	梅毒感染	―
12	昭56.2.24	福岡地	1972万余円	無責	痔核手術	血清肝炎感染	昭45.9
13	平元.1.31	東京地	2000万円	無責	子宮破裂手術後	血清肝炎感染	昭56.3
4) 輸血手配遅れ							
(民事)							
14	昭51.3.15	東京地	2728万余円	1707万余円	第3子出産後大出血	250 ml 輸血, 死亡	昭46.7
15	平2.3.27	広島地	1億4008万円	9367万余円	第4子出産後大出血	2000 ml 輸血, 死亡	昭60.7
16	平2.7.30	東京地	7296万円	4838万余円	第2子出産後大出血	2000 ml 輸血, 死亡	昭54.11

血の回数および間隔を決める必要がある．

3) 院内血輸血は，特別な事情のある場合のほかは行うべきではない，などとしている．

輸血に関連する民事判決として，不適合輸血事件，輸血梅毒事件，採血ミス事件などがあり，刑事事件関係では不適合輸血，輸血・輸液の際の二連球使用による空気栓塞死などがみられた（表5.2）．

b) 不適合輸血

不適合輸血では過誤の事実の証明が可能であるので，医療関係者の過失を認定される場合が多い．しかし，不適合輸血事故と死亡との因果関係はそれほど単純に認定されるとは限らず，剖検されていない場合には明確にしがたい場合もある．

〔例〕 暴漢に頸部を刺され，救急車で搬送された元労相（79歳）が，2病院で間違った血液型の輸血をうけ，その後適合血液の大量輸血を受けたが，死亡した．司法解剖により，不適合輸血に特有の溶血反応がほとんどみられないなど，不適合輸血は死因にあまり関係がないとされ，病院の刑事責任を問わないこととなった．

現在では，多くの病院内で輸血部や輸血室が設置され，輸血関係の業務については専門家がチェックしている．ただし，夜間や休日では，担当医や当直医の判断に依拠している部分もある．

交差適合試験（クロスマッチ）としては，食塩水法・血清法やブロメリンなどの酵素処理法，間接抗グロブリン試験などが施行されており，それぞれ一長一短がある．緊急時にはブロメリン法が頻用されているが，後日に数種の交差適合試験に

よってチェックするためにも，パイロットチューブを保存しておく態勢が必要と思われる．

不適合輸血は技術的な過誤と事務管理上の過誤により生じる．

不適合輸血の発生要因として，技術的な誤りとしては，①血液型判定の誤り，②交差適合試験の誤りまたは省略，③何回も輸血を繰り返す患者の古いパイロット血液を使用したための新しく産生された抗体の見逃し，④検査結果の読み取り，記入誤り，などである．

事務的な誤りとしては，①パイロット血液の取り違い，②ラベルの貼り違い，③輸血時の血液の取り違い，などである．

新「輸血療法の適正化に関するガイドライン」でも，「事務的な過誤による血液型不適合を防ぐために，輸血用血液の受け渡し時，輸血準備時及び輸血実施時にそれぞれ，血液型，血液製剤製造番号，有効期限，交差適合試験等の検査結果と輸血用血液が該当患者に適合しているものであることを複数の人でチェックする．同姓同名の患者がいる場合があり得るので，生年月日，IDナンバー等による個人の同定も必要である．」として，ダブルチェックが強調されている．

不適合輸血が疑われたときには，速やかにその事実を確認するとともに，患者に対する適切な処置を迅速に行うことが大切である．そこで，輸血時には早期の輸血副作用の発見のため，輸血開始時あるいは輸血バッグ交換時には患者の観察が重要視されている．

c) 空気塞栓

輸血に伴う空気塞栓は，通常の輸血でも発生する可能性があるが，大量に空気が流入することは少ない．従来の医事裁判では，二連球を使用したケースの空気栓塞死亡例に関する刑事裁判例がみられる．最近ではこのような方法は危険であるとして，二連球の使用はみられなくなっている．

献血者からの院内採血の際に，器具の吸入と噴射の接続を誤り，献血者が空気栓塞で死亡したケースでは，一審で1億円を超える民事判決であったが，控訴審で3千数百万円の判決となり（表5.2の9-1, 2），その後和解した．

d) 輸血後感染症（梅毒・肝炎）

輸血後の梅毒については，最高裁まで争った有名な有責判決があり（表5.2の10-1～3），批判的なコメントを含め多数の論文がみられている．その後の輸血後梅毒・肝炎に関する民事判決では無責判決となっている．最近では，血液センターでこのような感染症に関する厳重なチェックが行われているので，新鮮血の場合以外には問題とはならないであろう．

e) 輸血の手配遅延

大病院の場合には，院内の備蓄血液があるので応急輸血に対応できるが，予想外の大量出血の際に，院内に予備の血液が保存されていない場合には，血液の手配の遅延をめぐる民事判決が注目される．ことに，産科領域での分娩に伴う大量の出血の場合に，どの時点で血液の手配をするべきか，または，その手配をした事実を立証できるかが争点となっている．その際，羊水栓塞やDICの有無も大きな争点の1つである．

f) その他

輸血に関するその他の医事紛争としては，宗教上の理由などによる輸血拒否の問題がみられる．

エホバの証人（ものみの塔聖書冊子協会）の信者は，血液または血液製剤の体内への注入を拒否する場合があり，緊急輸血などの必要性を巡りトラブルが発生することがある．多数の分院をかかえる大学病院のような場合には，施設により判断が異なることもあるので，あらかじめ統一マニュアルを決めておくことも必要である．

なお，輸血を拒否する場合としては，後天性免疫不全症候群（AIDS）や肝炎感染を恐れて意思表示をする場合もみられる．

〔押田茂實〕

参考文献

1) 押田茂實：医療行為と法律．臨床のための法医学(澤口彰子他共著), pp 147-164, 朝倉書店, 東京, 1989.
2) 押田茂實：医事紛争の現状と予防対策．通信医学 **43**：455-473, 1991.
3) 遠山 博：輸血学, 中外医学社, 東京, 1989.
4) 支倉逸人：輸血事故にはどのような責任が生ずるか？ 新輸血学（伊東和彦・寮 隆吉・岡田浩佑編著）, pp 413-416, 金芳堂, 京都, 1990.
5) 佐藤乙一：輸血検査に関する法令と判例．輸血検査のすべて（月刊 Medical Technology 編著）, pp 207-212, 医歯薬出版, 東京, 1987.

付1．輸血療法の適正化に関するガイドライン

I．輸血療法についての基本的事項

1. 輸血療法の考え方
  （1）適応の決定
  〔補充療法〕
  輸血療法は，血液中の赤血球や凝固因子等の各成分の機能や量が低下したときにその成分を補充することを主な目的として行われる．他の薬剤の投与によって治療可能な場合には輸血は行うべきでない．
  〔リスクとのバランス〕
  輸血療法は一定のリスクが伴うことから，リスクを上回る効果が期待されるかどうかを十分に考慮し，適応と輸血量を決める．
  〔説明と同意〕
  輸血療法を行う際には，患者またはその家族に理解しやすい言葉でよく説明し，同意を得た上でその旨を診療録に記録しておく．
  （2）成分輸血
  〔製剤の選択，用法，用量〕
  血液中の各成分は必要量，血管内寿命，産生率等がそれぞれ異なり，また，体外に取り出され保存された場合には，その機能が生体内にある場合とは異なってくる．したがって，輸血療法にあたっては，各血液成分の持つ機能を十分考慮して，用いる製剤の種類，量，輸血の回数および間隔を決める必要がある．
  〔成分輸血〕
  余分な成分による副作用や合併症をできるだけ防ぎ，循環系への負担を最小限にするとともに，限られた資源である血液を有効に用いるため，全血製剤を用いる全血輸血よりも，赤血球製剤等の成分製剤を用いる成分輸血を輸血療法の基本とすべきである．
  （3）適正な輸血
  〔供血者数〕
  肝炎等のリスクを減らすためには，できるだけ供血者の数を少なくすることが重要である．400 ml 以上輸血する場合は，1人から 400 ml 採血した血液を用いることが望ましい．同様に血漿と赤血球等を併用するいわゆる「抱き合わせ輸血」は，特別な場合のほかは避けるべきである．
  〔栄養補給ではない〕
  輸血された血漿蛋白は体内で分解され，アミノ酸の一部が肝臓においてアルブミンの再合成に用いられるが，その率は低いなどの理由から，栄養補給を目的としての輸血はすべきでない．経口でカロリーを補えないような場合には経管栄養法や静脈栄養法を用いる．
  〔ガイドライン〕
  新鮮凍結血漿，赤血球濃厚液およびアルブミン製剤の適正な使用方法については，血液事業検討委員会によりガイドラインとしてまとめられている（薬発第659号，昭和61年8月）ので，参照されたい．

2. 実施上の注意点
1) 輸血用血液の安全性および患者との適合性の確認
  （1）輸血用血液の安全性
  〔供血者の問診〕
  輸血用血液の採血を行うにあたっては，輸血療法に伴う合併症を防ぐために供血者の問診を行い，リスクのある供血者を除く必要がある．
  〔検査項目〕
  採血された血液については次の検査を行う．
  梅毒血清反応，HBs抗原，HIV抗体，HTLV-I (ATLA) 抗体，GPT，ABO式血液型，Rh_o(D)因子．さらに可能な場合には，間接抗グロブリン試験を含む不規則抗体スクリーニングも行う．
  なお，日本赤十字社血液センター（以下，血液センターという）で製造されている血液製剤については，不規則抗体スクリーニングを含めてこれらの検査がすでに行われている．
  （2）患者との適合性
  a．患者の血液検査
  〔検査項目〕
  患者（受血者）については不適合輸血を防ぐため，ABO式血液型，Rh_o(D)因子の血液型検査を行う．また，可能な限り間接抗グロブリン試験を含む不規則抗体スクリーニングも行う．
  〔ABO式血液型〕
  ABO式血液型を検査する際には，患者血球の抗原を調べるオモテ検査と患者血清中の抗A抗体，抗B抗体，抗A,B抗体の存在を調べるウラ検査とを行う．
  b．交差適合試験
  交差適合試験は患者とABO式血液型が同型の血液を用いて行うが，患者がRh_o(D)陰性の場合にはABO式血液型が同型でかつRh_o(D)陰性の血液を用いて行う．なお，患者が臨床的に意義のある不規則抗体を持っていることが明らかな場合には，対応する抗原を持たない血液を用いて交差適合試験を行う．交差適合試験には，患者血清と供血者血球の反応をみる主試験と患者血球と供血者血清の反応をみる副試験とがある．
  〔交差適合試験〕
  不適合輸血を防ぐために，ABO式血液型の不適合を検出でき，かつ37℃で反応する抗体を検出できる適正な方法で交差適合試験を行う．
  〔赤血球製剤と副試験〕
  交差適合試験の際，供血者の血液型検査と間接抗グロブリン試験を含む不規則抗体スクリーニングおよび患者の血液型検査とが正しく行われていれば，副試験は省略されてもよい．
  〔血漿，血小板製剤と交差適合試験〕
  血漿成分製剤および赤血球をほとんど含まない血小板製剤の輸血に際しては，交差適合試験は省略してよい．ただし，供血者の血液型検査と間接抗グロブリン

試験を含む不規則抗体スクリーニングおよび患者の血液型検査とを正しく行い,原則として ABO 式血液型の同型血液を使用する.なお,患者が $Rh_0(D)$ 陰性の場合,特に女児もしくは妊娠可能な女性の場合は,$Rh_0(D)$ 陰性の血小板製剤をできるだけ使用するように努める.$Rh_0(D)$ 陽性の血小板製剤を $Rh_0(D)$ 陰性患者特に女児もしくは妊娠可能な女性に用いなければならなかった場合,抗 D 免疫グロブリン製剤の事後の注射により,抗 D 抗体の産生を予防できることがある.

〔検体の採取時期〕

過去 3 カ月以内に輸血歴または妊娠歴のある場合には,交差適合試験に用いる検体を輸血予定日前 3 日以内に採取することが望ましい.

〔検体のダブルチェック〕

検体の取り違えをチェックするために,交差適合試験に用いる検体は患者の血液型を調べるための検体とは別に,新しく採取したものが望ましい.

(3) 手術時の血液準備量

血液を無駄にせず,また輸血業務を効率化するため,合併症のない待機的手術症例では,準備する血液について次の方法を積極的に用いるべきである.

〔タイプ・アンド・スクリーン〕

出血量が 500〜600 ml 以下と少なく,術中輸血の可能性が 30% 以下と小さいことが予想される待機的手術では,受血者の ABO 式血液型,$Rh_0(D)$ 因子,不規則抗体の有無をあらかじめ調べ,Rh 陽性で不規則抗体がない場合には術前に交差適合試験を行わない.緊急に輸血療法が必要になった場合には血液を取りよせ,オモテ検査により ABO 式血液型のみを確認するか,あるいは交差適合試験(主試験)を生理食塩液法(迅速法)により行い,適合血を輸血する(こうした方法をタイプ・アンド・スクリーン:T&S と呼んでいる).

〔最大手術血液準備量〕

確実に輸血療法が行われると予想される待機的手術では,各病院ごとに過去に行った手術から手術術式別の輸血量(出血量)と準備血液量を調べ,通常は実際の平均輸血量の 1.5 倍程度の血液を交差適合試験を行って準備する(これを最大手術血液準備量:Maximum Surgical Blood Order Schedule, MSBOS という).

(4) 緊急時の輸血および大量輸血における例外

a. 緊急時の輸血

緊急に赤血球の輸血が必要になった場合は,直ちに患者の検査用血液を採取することに努めるとともに,その状況に応じて次のように対処するが,ABO 式血液型の同型血液を使用することを原則とする.

〔同型血液製剤〕

患者の最新の検体で ABO 式血液型の検査を直ちに実施し,同型の赤血球製剤または全血製剤を使用するとともに,引き続き交差適合試験を行う.

〔O 型赤血球製剤〕

患者の ABO 式血液型の検査をする余裕もない場合は,O 型の赤血球製剤を使用する.しかし,できるだけ速やかに ABO 式血液型の検査を行い,同型の赤血球製剤または全血製剤の輸血に切り替える.やむをえず O 型赤血球製剤で輸血を開始し,相当量の輸血をしてしまった後,患者の ABO 式血液型が決定しえたときは,その後の輸血については,輸血の途中で採取した最新の患者血液と同型の赤血球製剤または全血製剤との間で行った交差適合試験(生理食塩液法の主試験)の結果に基づいて判断する.

〔$Rh_0(D)$ 陰性の場合〕

$Rh_0(D)$ 因子の検査の結果,$Rh_0(D)$ 陰性と判明したときには,緊急に $Rh_0(D)$ 陰性血液製剤を入手することは困難なことが多い(日本人での $Rh_0(D)$ 陰性の頻度は 0.5%).しかし,できるだけ $Rh_0(D)$ 陰性の赤血球製剤や全血製剤を輸血するように,特に患者が女児もしくは妊娠可能な女性の場合は,$Rh_0(D)$ 陰性の血液製剤に切り替えるように努力する.

〔事由の説明と記録〕

緊急に輸血が必要となった際に,やむをえず交差適合試験未実施の血液あるいは $Rh_0(D)$ 陰性患者に $Rh_0(D)$ 陽性の血液を輸血する場合には,担当医師はその事由を理解しやすい言葉で患者またはその家族に説明した上で,同意を得る努力をし,その経過と結果を診療録に記載する.

b. 大量輸血時の適合血

大量輸血とは,24 時間以内に患者の循環血液量と等量またはそれ以上の輸血が行われることをいう.

〔交差適合試験〕

大量輸血後の患者にさらに輸血を必要とする場合には,交差適合試験を十分に行う時間が少ないことも多いが,少なくとも生理食塩液法(室温)による交差適合試験(主試験)を実施する.患者の血液は新しく採血して検査に用いる.なお,患者があらかじめ不規則抗体を持っていることが明らかな場合には,抗血清試薬により対応する抗原を持たない血液製剤を選んで前述の交差適合試験を行うことに努めるが,輸血前の検査用血液が残っている間は,それを用いてもよい.

2) 実施体制

(1) 輸血前

〔保存法〕

病院内においても,全血,赤血球製剤および新鮮液状血漿は 4°C〜6°C で,新鮮凍結血漿は -20°C 以下で,それぞれ温度記録計の設置されている保冷庫中に恒温で保存すべきである.血小板製剤はできるだけ速やかに輸血することに努めるべきであるが,保存する場合には室温(20°C〜24°C が最適である)で振盪攪拌しつつ保存することが望ましい.

〔病室等での保管〕

全血と赤血球製剤においては,温度管理が不十分な状態では赤血球の質が低下したり,血液中に混入していた細菌が増殖したりする場合があるなど,問題が生じやすいので,病室や手術室でも血液を実際に使用するまでは厳重な温度管理の下で保管すべきである.

〔外 観〕

輸血の実施前には,溶血や凝血塊,バッグの破損などの異常がないかどうかを肉眼で確かめる.

〔一回一患者〕

輸血の準備および実施はできるだけ一回に一患者ごとに行うことが望ましい.複数の受血者用の血液を一

度にまとめて準備し，患者から患者へ続けて輸血することは，取り違えによる誤りをおかす原因となりやすいからである．
〔チェック項目〕
事務的な過誤による血液型不適合輸血を防ぐために，輸血用血液の受け渡し時，輸血準備時および輸血実施時にそれぞれ，血液型，血液製剤製造番号，有効期限，交差適合試験等の検査結果と輸血用血液が該当患者に適合しているものであることを複数の人でチェックする．
〔照合の仕方〕
チェックする場合には二人で声を出し合って読み合わせをし，その記録をする．
〔同姓同名患者〕
同姓同名の患者がいる場合がありうるので，生年月日，IDナンバー等による個人の同定も必要である．
〔追加輸血時〕
同様な注意は引き続き輸血を追加する場合にもあてはまり，追加されるそれぞれの輸血用血液についても必要である．
（2）輸血中
〔輸血速度と観察〕
輸血する速度は患者の状況に応じて設定するが，一般的には輸血開始時はゆるやかに設定し，輸血による急性反応の有無について少なくとも開始後の5分間程度観察する．
〔開始後の観察〕
輸血開始後15分程度経過した時点において再度様子を観察し，その後も適宜観察する．
（3）輸血後
〔確認事項〕
輸血終了後に，再度患者名，血液型および血液製剤製造番号を確認し，診療録にその製造番号を記録する．
〔検体の保存〕
輸血後の副作用あるいは合併症が生じた際の原因調査と治療に役立てるため，患者血液と輸血血液のパイロット血液は少なくとも1～2週間，4℃程度で保存しておくことが望ましい．
（4）副作用発生時の対応
〔輸血の中止〕
輸血による副作用と考えられる症状を認めた場合には，直ちに輸血を中止する．しかし，血管は確保しておき，生理食塩液等の点滴に切り換えて必要な処置を講ずる．
〔即時型副作用〕
即時型の重篤な副作用としては，血管内溶血，アナフィラキシーショック，循環不全，細菌汚染血輸血によるエンドトキシンショック（菌血症）等がある（副作用の種類については参考資料を参照）．
〔原因究明〕
輸血副作用をみた場合には，その原因を明らかにするように努め，類似の事態の再発を予防する対策に資する．
3）患者のフォローアップ
〔輸血後肝炎〕
輸血後肝炎の多くは輸血後3カ月以内に発症し，6カ月を越えて発症するものはまれである．このため輸血後肝炎に罹患していないかどうかについては最低3カ月間，できれば6カ月間程度，肝機能をフォローアップすることが望ましい．
〔その他〕
その他の輸血感染症の発症の有無や免疫抗体産生の有無等についても，必要に応じてフォローアップすることが望ましい．
4）輸血の管理体制
輸血療法の実施にあたっては，医療機関内の複数の部署がかかわるため，次のような一貫した業務体制をとることが望ましい．
〔輸血部門の設置と責任医師の任命〕
輸血療法を日常的に行っている機関では，できるだけ専門の輸血部門を設置し，集中的に業務を行い，院内における輸血業務の実施全般について責任を持つ医師を任命しておく．
〔輸血療法委員会の設置〕
病院管理者および輸血療法に携わる各職種からなる輸血療法についての委員会を病院内に設け，その委員会で輸血療法の適応の問題，血液製剤の選択，輸血検査項目・術式の選択，輸血実施時の手続き，院内での血液の使用状況，輸血療法に伴う事故や副作用・合併症対策等について検討する．

II．院内血輸血について

院内血による輸血療法の場合には，I.で述べた基本的事項に加え，その適応や実施体制において特殊性があるので，以下の諸点に留意する必要がある．
1．説明と同意
院内血輸血が必要となる場合には，患者またはその家族に理解しやすい言葉でよく説明し，同意を得た上でその旨を診療録に記録しておく．
2．必要となる場合
院内血輸血は，採血した血液の検査が不十分になりやすく，また供血者を集めるために患者や家族等に負担をかけることから，血液センターからの供給体制が確立されている現状においては，特別な事情がある場合のほかは行うべきではない．院内血輸血が必要となる場合は次のとおりである．
（1）成分採血
顆粒球や特定の血小板を必要とする場合で，血液センターからこれらが得られないため，院内でアフェレーシスを用いて採血する場合．
（2）緊急時
離島や僻地等で各血液センターから遠く，血液の搬送が間に合わないといった緊急事態の場合．
（3）当日新鮮血
赤血球とともに血小板または新鮮血漿成分あるいはこれらの両者を同時に必要とする場合で，止血機能が

高い当日新鮮血が適応となるが，血液センターから入手できない場合．

しかし，このような場合でも，採血翌日の血液として採血後24時間程度の血液が各血液センターから入手可能なことが多いことから，なるべく血液センターからの新鮮血を用いるべきである．また，新鮮血を用いる場合は，GVHR等のリスクを考慮して必要最小限に留める必要があり，大量輸血で当日新鮮血を用いる場合でも，全量が当日新鮮血である必要はなく，一般的には全輸血血液量の20〜25%が当日新鮮血であればよいとされている．

3．不適切な使用

以下の場合は，院内血としての当日新鮮血を必要とする特別な事情のある場合とは考えられず，不適切である．

（1）単に止血機能のみを目的とした場合

止血機能が低下している場合に，血小板が不足していれば血小板，凝固因子が不足していれば凝固因子を補うべきである．

（2）赤血球の酸素運搬能の維持を目的とした場合

赤血球の酸素運搬能を維持する必要のある場合でも，採血後1週間以内の赤血球濃厚液，保存血液中の赤血球で対応できる．

（3）単にアシドーシスまたは高カリウム血症の予防を目的とした場合

採血後3〜5日の保存血であればほとんど問題にならない．

（4）肝再生，未知の因子による効果等の医学的根拠が未だ明確でない効果を目的とした場合

4．供血者への注意

採血に伴う供血者への重大な事故や副作用をできるだけ避けるため，以下の諸点に注意する必要がある．

（1）採血基準

「採血及び供血あっせん業取締り法」に基づき供血者について行うべき健康診断の方法（厚生省令，昭和61年1月）が示されているので，原則としてこれに従って採血すべきである．問診を行う際には，聞き漏らしのないように，あらかじめ問診表を用意しておくことが望ましい．

（2）供血者への説明

採血された血液について行う検査内容を，あらかじめ供血者に説明しておく．

（3）消　毒

採血針を刺入する部位の清拭と消毒は入念に行う．

（4）正中神経損傷

極めてまれであるが，正中神経損傷を起こすことがありうるので，針の刺入部および深さに注意する．

（5）血管-迷走神経反射

血管-迷走神経反射等の反応がみられる場合がある（供血者の1%以下）ので，採血中および採血後も供血者の様子をよく観察する必要がある．採血後に15分程度の休息をとらせる．

（6）止　血

採血後の圧迫による止血が不十分であると血腫ができやすいので，適正な圧力で十分な時間圧迫する．

5．採血の実施体制

（1）担当医師との連携

採血に携わる者は，指示を出した医師と緊急度や検査の優先順位等について十分連携をとることが必要である．

（2）採血場所

院内採血を行う場所は清潔を保ち，採血を行うために十分な広さと明るさがあり，静けさと適切な温度が保てることが必要である．

6．院内血の安全性および適合性の確認

（1）検査事項

院内血の検査も，1.2.1)輸血用血液の安全性および患者との適合性の確認の項での記載と同様に行う．

（2）緊急時の事後検査

緊急時等で検査が輸血前に行えなかった場合でも，輸血後の患者の経過観察と治療が必要になる場合に備えて，事後に輸血に用いた血液について上述の検査をしておくことが望ましい．

7．自己血輸血

自己血輸血のうち，手術がすでに予定されている患者で，術前に自己の血液をあらかじめ採血しておき，または手術中に出血した血液を回収するなどして自己の血液を輸血に用いる方法については，以下のように考える．

（1）自己血輸血の利点

〔感染症の予防〕

血液を介する感染症を合併するリスクがない．

〔同種免疫の予防〕

同種免疫等の免疫反応による副作用のリスクがない．

〔免疫抑制作用の予防〕

同種血輸血により引き起こされると考えられている免疫抑制作用を防ぐことができる．

（2）自己血輸血の不利な点

〔確保量の限界〕

採血または回収できる量に限界がある．

〔循環動態への影響〕

採血により循環動態等に対して悪影響を与える可能性がある．

〔細菌汚染の危険〕

細菌による汚染に注意が必要である．特に液状保存や回収式では注意が必要である．

〔人手と技術〕

採血，保存，管理等に通常の輸血以上の人手や技術が必要である．

（3）自己血輸血についての評価

〔推奨される場合〕

術前状態が良好で緊急を要しない待機的手術の場合や，特にまれな血液型や免疫抗体がある場合には，自己血輸血の適応を積極的に検討することが推奨される．

〔選択と組み合わせ〕

自己血輸血の方法としては，患者の病状，術式等を考慮して術前の貯血式，術直前の希釈式，術中の回収式等の各方法を適切に選択し，または組み合わせて行うことを検討すべきである．

付2. 血液製剤の使用基準
—血液製剤使用適正化小委員会報告より抜粋—

I. 新鮮凍結血漿の使用基準

1. **基本方針**
   急性の血漿成分低下に基づく病態に対して急性補充を目的に使用すべきものである．
2. **使用の目的**
   (1) 血液凝固因子の補充
       複合性凝固障害で出血，出血傾向のある患者，あるいは手術を行う患者
   (2) 循環血漿量減少の改善と維持
       晶質液または膠質液の使用で十分な効果が得られず緊急を要する場合
3. **使用対象**
   下記のものなどを使用対象とする．
   (1) 使用が適切なもの
   ① 急性播種性血管内凝固（DIC）
   ② 重症肝障害
   (2) 状況により使用されるもの
   ① 大量出血（手術，分娩）による複合性凝固障害
   ② 重症外傷，重症熱傷
   ③ 血栓性血小板減少性紫斑病（TTP）
   ④ 血友病以外の先天性凝固因子欠乏症
   ⑤ クマリン系抗凝固剤使用時の出血
   ⑥ 肝障害合併症例の手術
   ⑦ 激症肝炎などにおける治療的血漿交換療法
4. **効果が検討されているもの**
   重症感染症
5. **以下に示す使用は適切でない**
   (1) 全血の代用として赤血球濃厚液と併用すること
   (2) 栄養補給，栄養状態の改善を目的とする使用
   (3) 慢性低蛋白血症を含め，単なる血漿蛋白濃度の維持
6. **効果の判定**
   使用に際しては，臨床症状と血液凝固検査の結果などを参考にする．
   使用量は通常 1 日 200 ml〜400 ml，重篤（ショック，敗血症など）の場合は800 ml までを基準とする．
   血液凝固検査の結果としては，
   プロトロンビン活性：50％以下，
   または，活性部分トロンボプラスチン時間：正常より 10 秒以上延長，
   アンチトロンビンⅢ活性：正常の 50％以下，
   などが使用の目安となる．
   効果の判定は 3 日間を目途に評価を行い，使用の持続を判断する．
   ただし，上記の適応疾患の術中，術後においては使用量を適宜増減する．
   注意
   (1) 本剤の使用は，補充療法であって根治的な療法ではない．
   (2) 本剤の大量使用は凝固因子，アルブミンなどに関する生体の合成能を抑制し，かえって異化作用を促進する．
   (3) 本剤の使用は，クエン酸ナトリウムの過大な負荷，同種免疫などを引き起こす可能性がある．
   (4) 血漿成分の輸血は，ウイルス感染症を起こす危険のあることを念頭において投与しなければならない．

II. アルブミン製剤の使用基準

1. **基本方針**
   急性の低蛋白血症に基づく病態，また管理困難な慢性低蛋白血症による病態に対し，その補充により病態の改善を図るものである．
2. **使用対象**
   下記に示すものなどが使用の対象となる．
   (1) 使用が適切なもの
   ① 循環血漿量の是正
       出血ショック，外傷性ショック
   ② 膠質浸透圧の改善
       熱傷，低アルブミン血症を伴う成人呼吸窮迫症候群（ARDS）
   (2) 状況により使用されるもの
   ① 侵襲の大きな手術後
       大量のアルブミンの喪失により，呼吸不全，腎不全などの重篤な合併症の危険を伴う場合
   ② 手術前のプアリスクな状況
       アルブミンの減少により手術に耐えられぬ場合
   ③ 腸閉塞，急性膵炎など
       循環血漿量の著明な減少を伴う場合
   ④ 開心術中および術後
       体外循環によりアルブミン濃度または膠質浸透圧が減少している場合
   ⑤ 肝硬変，ネフローゼなど
       高度な低蛋白血症に基づく腹水，乏尿などの合併症を伴う場合
   ⑥ 悪性腫瘍
       低蛋白血症に基づく浮腫，胸水，腹水などのため，癌に対する積極的な治療を実施できない場合
3. **効果が検討されているもの**
   治療的血漿交換
4. **以下に示す使用は適切でない．**
   (1) 栄養補給の目的
   (2) 単なる血漿アルブミン濃度の維持
   (3) 全血の代用として赤血球濃厚液と併用すること

5. 効果の判定

使用に際しては，臨床症状と血清アルブミン濃度，膠質浸透圧などの臨床検査成績とを参考にする．使用量の算定には例えば下記の計算式を用いる．

〔アルブミン濃度の期待値－実測値〕(g/dl)
　　×〔循環血漿量〕(g/dl)×2　　(*例参照)

アルブミン濃度の期待値としては，急性の病態では 3.0 g/dl 以上，慢性の病態では 2.5 g/dl 以上を維持することを目標とするが，腹水，心不全などの重篤な合併症を伴う場合には，状況に応じ適切な量を使用する．なお，上記の式で求められる量は，期待されるアルブミン濃度にまでさしあたり改善することに要するアルブミンの総量であり1回量を意味するものではない．また，効果の判定は3日間を目途に，評価を行い使用の持続を判断する．膠質浸透圧の改善の目的には，膠質浸透圧 20 mmHg 以下が使用の目的となる．

*例：人の循環血漿量は通常約 0.4 dl/kg であり，またアルブミンの血管内回収率を 1/2 とする．したがって，例えば体重 50 kg の人の血漿アルブミンの濃度を 0.6 g/dl 上昇させたいときは，

$$0.6 \text{ g} \times (0.4 \times 50) \times 2 = 24 \text{ g}$$

のアルブミンを総量として使用することになる．

注意
(1) 本剤の使用は，病態の一時的改善を図るものであり，原因療法ではない．
(2) 慢性の病態に対する使用では，アルブミンの合成能の低下を招く．アルブミン濃度 4 g/dl 以上では合成能が抑制される．
(3) 各製剤中のナトリウム含量は同等であるが，低濃度溶液の大量使用はナトリウムの過大な負荷を招く．
(4) 大量の使用は免疫抑制を惹起する．
(5) 循環血漿量の維持には低濃度（5％）アルブミン溶液，膠質浸透圧の維持には高濃度（20％，25％）アルブミン溶液の使用が望ましい．
(6) 高濃度アルブミン溶液は輸注速度に注意し，心不全の発生などに注意する．
(7) 加熱人血漿蛋白の急速輸注では血圧低下を招くことがある．
(8) 利尿を目的とするときは，利尿剤を併用する．

III. 赤血球濃厚液の使用基準

1. 基本方針

赤血球の補充を主目的とする場合には，赤血球濃厚液を使用する．特に，血漿蛋白が正常域にあり，凝固系にも異常のない場合には赤血球濃厚液を使用すべきである．

2. 使用対象

赤血球濃厚液の適応には，下記のものなどがある．

(1) 内科的適応
① すべての慢性貧血
　　血液疾患（再生不良性貧血，溶血性貧血，白血病，悪性リンパ腫など），悪性腫瘍，腎不全，感染症，膠原病などに伴う貧血，慢性出血性貧血など．特に顕性あるいは潜在性の心肺疾患や高度の貧血があり，輸血による循環血液量の増大により心不全をきたす危険のある場合には，赤血球濃厚液はむしろ絶対的な適応であり，また，高齢者にも多くの場合好適応である．
　　なお，薬剤で治療可能な貧血に対しては，通常輸血の適応はない．
② 亜急性出血性貧血
　　低蛋白血症を伴わない場合，さらに低蛋白血症があり，軽度の浮腫，腹水を認めても血漿蛋白製剤が適応とならない場合には赤血球濃厚液の適応である．

(2) 外科的適応
① 緩徐な出血をみる場合の輸血
② 術前，術後の輸血
　　摂食可能な患者や赤血球補充後に積極的に血漿蛋白製剤を使用する必要のない場合には赤血球濃厚液が適応となる．
③ 術中の輸血
　　一般状態の比較的良好な成人患者においては，600 ml 以下の出血に対しては原則として無輸血とし，600～1,200 ml の出血に対しては赤血球濃厚液を，1,200 ml を超える場合に初めて赤血球濃厚液と全血を適宜併用する．
　　なお，600 ml 以下の出血に対して輸血を行う必要がある場合には赤血球濃厚液を使用する．

3. 以下に示す使用は適切でない．

新鮮凍結血漿との併用
　　赤血球濃厚液と新鮮凍結血漿とを併用して，全血の代用とする使用方法は行うべきではない．赤血球と血漿蛋白の両成分を同時に必要とする病態には，全血を使用すべきである．
　　赤血球濃厚液には，血漿が含まれており，赤血球濃厚液を使用することにより輸血後肝炎の危険性がなくなることはない．また，新鮮凍結血漿と併用すれば輸血単位数が増加することから，当然，輸血後肝炎の危険性が増大する．

索　　引

日本語索引

ア 行

アイソザイム　53
アガロースゲル電気泳動法　129
悪結果回避義務　183
アセチルトリプトファン　157
アデノシンデアミナーゼ　54
アナフィラキシー反応　83
アフェレーシス　109
　——による血小板　109
アルブミン抗体　5
アルブミン製剤　156
アルブミンポリマー　158
アルブミン輸注　177
アロタイプ　47

異型輸血　183
医事裁判　182
医事紛争　182
移植片拒絶　73
移植片対宿主病　63
1方向 MLC　132
遺伝形質　1
遺伝子型　7
遺伝子検出キット　134
遺伝子頻度　47
遺伝性溶血性貧血　57
遺伝的多型　2, 43, 46
医療過誤　182
医療事故　182
医療水準　183
因果関係　183
院内新鮮血輸血　107
インヒビター　165
インフォームドコンセント　64

ウイルス感染(症)　64, 168
ウイルス性肝炎　85
ウイルス中和抗体　168
ウナギ血清　14
うら検査　21, 108, 116

エステラーゼD　54
エピトープ　7, 8
エリスロポエチン　64, 111, 146
塩酸ドパミン　69
エンドトキシン　158

おもて検査　21, 108, 116
親子鑑定　134
温式抗体　15

カ 行

解凍赤血球　144

かえる飛び採血法　146
獲得性B　19, 117
過剰輸血　104
加熱処理　163
加熱ヒト血漿タンパク　156
カプリル酸ナトリウム　157
顆粒球抗原　31
顆粒球輸血　174, 177
川崎病　169
肝疾患　158
間接抗グロブリン試験　123
間接的否定　19
完全抗体　5, 15, 66
感染症検査　108
乾燥濃縮抗血友病ヒトグロブリン　163
寒冷凝集反応　117

疑似抗原　24
基質特異性　53
技術的過誤　185
規則(性)抗体　15
キメラ　23
急性 GVHD　74
急性尿細管壊死　68
急性播種性血管内凝固　155
急性溶血反応　67
供血者　106
　——の選択基準　107
凝固異常症　162
凝固因子　143, 159
凝固線溶系タンパク多型　50
凝集原　5
凝集素　5
凝集阻止試験　116
凝集反応　2
行政処分　182
共優性　21
巨赤芽球性貧血　54

空気塞栓　103, 185
クエン酸中毒　104
クラスI抗原　6
クラスII抗原　6
クラスIII抗原　47
グルコース-6-リン酸脱水素酵素　57
s-グルタミン酸ピルビン酸トランスアミナーゼ　56
クロスマッチ　120, 123

蛍光抗体法　42
刑事責任　182
外科的輸血　143
血液1日産生量　141

血液型　1
　——の後天性変化　19
血液型遺伝　18
血液型抗原　7, 12
血液型抗原決定基　7, 8, 11
血液型抗体　15
血液型前駆物質　22
血液型物質　7, 11, 12
血液型不適合妊娠　15
血液型不適合輸血　15
血液供給体制　140
血液凝固因子　50, 159
血液銀行　85
血液製剤　140
　——の種類　141
血液成分　141
血液線溶系因子　51
血管外溶血　65, 66
血管内溶血　65, 66
血球凝集阻止反応　5
血漿交換　155
血漿製剤　152
血漿タンパク　83
血小板　79, 147
血小板 HLA クラスI抗原　40
血小板 ABO 式血液型　39
血小板型　39
血小板減少　148
血小板交差適合試験　80
血小板製剤　147
血小板同種抗原検査法　42
血小板特異抗原　72, 79
血小板特異抗体　79
血小板特異同種抗原　40
血小板濃厚液　98
血小板不応状態　71
血小板輸血　101, 147, 176
血小板輸血効果　79
血小板輸血不応状態　79, 149
血小板輸血無効状態　39, 41
血小板予測増加量　149
血漿分画製剤　140
血漿輸血(注)　174, 177
血清タンパク型　3, 5, 43, 126
血清ビリルビン値上昇　68
血栓静脈炎　103
血栓性血小板減少性紫斑病　155
血友病　160, 162, 165
ゲノム　59
献血制度　85
検査絶対依存性　137

抗 IgA 抗体　83
高アンモニア血症　101

抗 HIV 抗体　95
抗 HLA 抗体　79
抗 HLA 同種抗体　149
抗 H 抗体　10
抗 HTLV-I 抗体　94
抗 HPA-1a 抗体　82
抗 HPA-2b 抗体　80
抗 A, H, M, N レクチン　14, 15
抗 M, N 凝集素　15
抗 LW 抗体　24
抗カリウム血症　101
交換輸血　19, 172, 174, 180
抗グロブリン血清　72
抗グロブリン試験　122
抗血小板抗体　79
抗血清　1, 168
抗原・抗体検査法　112
抗原能　65
抗好中球抗体　80
交　差　18
交差適合試験　65, 108, 120
交差反応　36
抗 CMV 抗体　96
光線療法　179
酵素型　3, 125
抗体欠乏症　167
抗体欠乏症候群　117
抗体産性能　65, 117
抗体スクリーニング検査　108
抗体陽転　65
後天性 B　12
後天性免疫不全症候群　95, 165
抗毒素　168
高度免疫グロブリン　167
抗白血球抗体　31
高ビリルビン血症　66, 172
抗 B レクチン　14
高変異反復配列　60
個人識別　134
骨髄移植　73, 134
骨髄移植後 GVHD　74, 77
骨髄提供者　109
コード　1
混合受身凝集反応　42

　　　　　サ　行

細菌感染症　168
採血法　112
最大手術血液準備量　125
サイトメガロウイルス　81, 96
再　燃　100
サッター式血液型　29
酸塩基平衡異常　101
酸性ホスファターゼ　54
3 複対立遺伝子　21

紫外線照射　80
自己血輸血　111, 145
自己免疫病　170
自己免疫溶血性貧血　12
自然抗体　15

事務管理上の過誤　185
重症細菌感染症　168
重症複合免疫不全症　54
修飾酵素　53
主試験　108, 120
出血傾向　67, 104
術後紅皮症　75
主要組織適合抗原　3
主要組織適合性(遺伝子)複合体　32, 47, 73
循環抗凝固物質　160, 161, 166
静脈穿刺　112
食塩水抗体　5
植物凝集素　12
ショック　157
シングルローカス　61
腎疾患　158
新生児期黄疸　54
新生児血小板減少性紫斑病　41
新生児溶血性疾患　3, 12, 178
新生児溶血性反応　65
新鮮液状血漿　152
新鮮血　140, 142
新鮮凍結血漿　102, 140, 152
じんま疹　83

スライド法　65

制限酵素　133
　──による DNA 断片長多型　60
正常抗体　15
成人 T 細胞白血病　94
生物学的製剤　137
成分献血　88
成分採血　109
成分製剤　140
成分輸血　138, 140
赤血球　65
赤血球型　2, 21
赤血球型検査　116
赤血球感作　65
赤血球凝集阻止試験　43, 129
赤血球凝集反応　116
赤血球酵素型　53, 54
赤血球酵素多型　53
赤血球抗体　65
赤血球濃厚液　98, 175
赤血球輸血　100, 140, 175
セルロースアセテート膜電気泳動法　129
全血製剤　140, 142
全血輸血　140, 172, 175
洗浄赤血球　143, 176
先天性凝固異常症　160
先天性凝固因子異常症　160

双生児の卵性診断　134
相補性　59
即時遠心法　65
続発性免疫不全症　167
組織適合性抗原　2

　　　　　タ　行

第 V 因子欠乏症　160
第 XIII 因子型　50
第 XIII 因子欠乏症　160
第 VII 因子欠乏症　160
第 2 世代 HCV 関連抗体　92
対立遺伝子　18, 49
大量輸血　104
炭酸水素ナトリウム　69
単純性先天性表皮水疱症　56

遅延性溶血反応　67
調節遺伝子　7, 10
直接抗グロブリン試験　67
貯式自己血輸血　145
地理的勾配　49
治療の血小板輸血　148
沈黙遺伝子　49

低ガンマグロブリン血症　167
適合試験　120
電気泳動法　3
伝染性単核球症　96
デンプンゲル電気泳動法　5, 53

糖結合性タンパク質　12
凍結保存法　119
当日血　142
同種血球凝集反応　5
同種免疫抗体　15
同種免疫性新生児血小板減少性紫斑病　173
同種免疫性新生児溶血性疾患　178
等電点電気泳動法　6, 53
トキソプラズマ症　100
特発性血小板減少性紫斑病　169
特発性乳児ビタミン K 欠乏症　160, 161
ドナー由来 B 細胞　68
トレランス　73

　　　　　ナ　行

内科的輸血　143
ナイロンウールカラム法　131

熱　傷　157

濃厚血小板　140
濃厚赤血球　140, 143
濃縮血小板血漿　102

　　　　　ハ　行

敗血症　98
梅毒血清反応　97
梅毒トレポネーマ　97
ハイブリダイゼーション　59, 134
播種(汎発)性血管内凝固　67, 160, 161
白血球　71
白血球型　31
白血球型抗原　11, 31

白血球除去　80
白血球除去製剤　81
白血球除去赤血球　74, 144, 176
白血球除去洗浄赤血球　176
白血球除去フィルター　71, 80, 150
白血球同種抗原　31
白血病　12
発熱反応　80, 104
ハプトグロビン　53
ハプトグロビン型　5, 44
ハプロタイプ　24, 36, 49
汎凝集反応　15, 117
汎血球凝集反応　12

鼻咽頭癌　96
被採血者　112
微小凝集塊　102
非心原性輸血関連性肺傷害　72
ビタミンK欠乏症　161, 166
ヒト血清アルブミン　156
ヒトT細胞白血病　94
ヒト免疫不全ウイルス　95, 97
非溶血性発熱副作用　71
標準的LCT　131
標準的否定　19
微量リンパ球細胞毒試験　31

不完全抗体　1, 15, 67
不規則抗体　15, 117
不規則抗体スクリーニング　121
副試験　108, 120
フコシドーシス　12
不適合妊娠　12
不適合輸血　12, 65, 184
部分凝集　70
部分交換輸血　174
部分抗原　34
プライマー　135
プラスミノーゲン型　51
プレカリクレイン　158
プロウイルスDNA　94
フロセミド　68
プローブ　61
分泌型　7, 8

ヘテロ接合　18
ヘパリン　69
ヘモグロビン血症　68, 70
ヘモグロビン尿症　68, 70
ヘモジデローシス　105

ヘモペキシン　68
変異型　1
ペントースリン酸回路　56

母児間血液型不適合　178
補充療法　162
ホスホグルコムターゼ-1　56
6-ホスホグルコン酸脱水素酵素　56
補正血小板増加数　79, 149
保存温度　102
保存血　142
補体系タンパク多型　46
ホモ接合　18
　——による否定　19
ポリアクリルアミドゲル等電点電気泳
　　動法　55, 126
ボンベイ型　10

マ　行

マイコプラズマ肺炎　117
膜表面マーカー　2
マラリア　57
慢性アルコール中毒　12
慢性間接リウマチ　170
慢性GVHD　74
慢性肉芽腫症　12

未熟児早期貧血　172
ミトコンドリアDNA　59
ミニサテライト　3, 60
ミニサテライトプローブ　133
民事責任　182

無フィブリノゲン血症　160

免疫学的副作用・合併症　65
免疫寛容　73
免疫グロブリンアロタイプ　43
免疫グロブリン製剤　167
免疫グロブリン療法　167
　——の副作用　170
免疫抗体　15
免疫担当細胞　73
免疫沈降法　42
免疫転写法　42
免疫反応　65, 137
免疫ブロット法　126

網膜芽細胞腫　55
網膜芽細胞腫関連遺伝子　55

モザイク　23
モノクローナル抗体　16

ヤ　行

薬剤惹起性急性溶血発作　57

優性　18
遊離ヘモグロビン　70
輸血拒否　185
輸血後肝炎　85, 164
輸血後肝炎発生率　86
輸血後感染症　185
輸血後GVHD　63, 73, 75, 81, 111, 151
輸血後C型肝炎　85, 88
輸血後紫斑病　41, 82
輸血後B型肝炎　85
輸血の適応　137
輸血の副作用・合併症　63, 71
輸血梅毒　97, 184
輸血マラリア　97
輸血用血液の適正利用の勧告　89
輸血量の目安　141
輸血療法　137
　——の適正化に関するガイドライン
　　183

溶血性貧血　12
溶血反応　65, 81, 117
　——の早期発見　70
予見義務　183
予防的血小板輸血　148

ラ　行

卵巣嚢腫　117

リンパ球　80
　——の分離　130
リンパ球混合培養試験　32, 132
リンパ球細胞毒試験　32, 72, 131, 149

ループス抗凝固物質　161

冷血輸血　103
冷式抗体　15
レクチン　12
劣性　18
連鎖不平衡　36
連銭形成　117

外国語索引

A

A 型物質　2
A 合成酵素　7
A 抗原　2, 7, 9
ABH 抗原　7, 9, 12
ABO 不適合血小板輸血　81, 151
ABO 不適合妊娠　9
ABO 不適合輸血　63
ABO 式血液型　1, 7, 21, 116
ABO 式血液型物質　8
ABO 式血液型抗原　7, 10
ACD-A 液　119
N-acetylgalactosamine　2
α_1-acid glycoprotein　158
acid phosphatase　54
acquired B　12, 19, 117
acquired immunodeficiency syndrome　95
acute tubular necrosis　68
adenosine deaminase　54
African trypanosomiasis　100
agglutination　2
agglutination inhibition test　116
agglutinin　5
agglutinogen　5
AHG　72
AHG-LCT　72
AIDS　95, 165
air embolism　103
albumin antibody　5
ALe^b 抗原　9
allele　18
Alsever 液　119
Am allotype　44
ANAP　38
anaphylactic reaction　83
antibody deficiency　167
antigenic　65
ARDS　151

B

B 物質　2
B 合成酵素　7
B 抗原　2, 7, 9
back typing　21
BLe^b 抗原　9
blood bank　85
blood coagulation factors　158
blood component transfusion　140
blood distribution　141
blood groups　1
blood group substances　7
blood production of a day　141
Burkitt リンパ腫　96

C

C 100-3 抗体　88
C 100-3 抗体スクリーニング　89
C 型肝炎ウイルス　85
C 4 型　6
carbohydrate-binding protein　12
CCI　79
cell typing　21
Chagas 病　99
Chido 抗原　11
chimera　23
chimerism　151
citrate toxicity　104
CMV　108
coagulation factors　159
code　1
codominance　21
cold antibody　15
complete antibody　15
complete antigen　5
congenital coagulation disorders　160
corrected platelet count increment　79
corrected platelet increment　149
CPD 液　119
CPI　149
cross reaction　36
crossover　18
CYNAP　38
cytomegalovirus　108

D

D 抗原　3
D^u 抗原　3
DDAVP　162, 165
Diamond 法　172
DIC　67, 152, 155, 160, 161, 166
Diego 式血液型　29
DNA フィンガープリント　3, 61, 133
DNA polymorphism　3
DNA タイピング　38
DNA 多型　3, 59, 133
donor specific lymphocyte transfusion　73
dosage effect　7, 11, 28
DP 座抗原検査法　132
2, 3-DPG　100
DST　73
Duffy 抗原　11
Duffy 式血液型　28

E

Epstein-Barr ウイルス　96
esterase D　54
exchange transfusion　174
extravascular hemolysis　65

F

febrile reaction　104
febile transfusion reaction　80
FFP　102, 152
FP　152
fresh frozen plasma　102, 152
fresh plasma　152
frozen-thawed red cells　144

G

G-CSF　109
D-galactose　2
GC 型　45
genetic polymorphism　2
genome　59
glucose-6-phosphate dehydrogenase　57
s-glutamate pyruvate transaminase　56
Glycophorin A, B　10, 12
Gm allotype　43
GM-CSF　109
Gm 型　5
GOR 抗体　90
graft rejection　73
graft-versus-host disease　63
graft-versus-host reaction　73
granulocyte transfusion　174
group specific component type　45
Guillain-Brarré 症候群　170
GVHD　63, 74, 75, 81, 151
GVHR　73

H

H 型物質　2
H 遺伝子　7
H 抗原　7, 8, 9, 10
haemolytic disease of the newborn　178
haplotype　24, 36
haptoglobin type　44
HBc 抗体　108
HBc 抗体スクリーニング　87
HBs 抗原スクリーニング　87
HBs 抗体　108
HBV　85
HCV 関連抗体　88
HCV 抗体　108
HCV PHA　91
HCV RNA　90
HDN　3, 65
hemagglutination　116
hemolysis　65
hemolytic disease of newborn　3
hemolytic transfusion reaction　81
hemophilia　160
hemorrhagic tendency　104

hemosiderosis 105
hepatitis B virus 85
hepatitis C virus 85
HES 109
heterozygote 18
histo-blood group antigen 9
HIV 71, 95, 97
HIV 抗体 108
HLA 3
HLA-A 6
HLA-A 座抗原 34
HLA-B 6
HLA-B 座抗原 34
HLA-C 6
HLA-C 座抗原 34
HLA-D 6
HLA-D 座抗原 34
HLA-D 座抗原検査法 132
HLA-DP 座抗原 35
HLA-DQ 座抗原 35
HLA-DR 6
HLA-DR 座抗原 34
HLA 型 130, 147
HLA 抗原 71
HLA 抗原系 6, 31, 32
HLA 交差適合試験 151
HLA クラス I 抗原 34, 79, 80, 150
HLA クラス II 抗原 34, 80, 150
HLA-PQ 6
HLA 適合血小板 72, 79, 150
HLA-D 3
homozygote 18
homozygous typing cell 132
HPA-1a 抗原 82
HPA-2b 抗原 80
HSA 156
HTC 132
HTLV-I 71, 94
HTLV-I 関連脊髄症 94
HTLV-I 抗体 108
human immunodeficiency virus 95
human leukocyte antigen 3
human serum albumin 156
human T-cell leukemia 94
hybridization 59
hydroxyethyl starch 109
hyperimmune immunoglobulin 167
hyperpotassemia 101

I

I 抗原 9
i 抗原 9
I 式血液型 30
IAT 123
IEF 53
IgA 欠損症 83
IgA 単独欠損症 144
IgG 型抗体 15, 67
IgG サブクラス欠乏症 167
IgM 型抗体 15, 67
immediate spin testing 124

immune antibody 15
immunoblotting 42
immunogenic 65
immunoglobulin preparationes 167
immunoprecipitation 42
incomplete antibody 1, 15
indirect antiglobulin test 123
inhibitor 165
intravascular hemolysis 65
irregular antibody 15
isoagglutinin rection 5
isoelectric focusing 53
isozyme 53
IST 124

K

Kaposi 肉腫 95
Kell 抗原 11
Kell 式血液型 29
Kidd 抗体 66
Kidd 式血液型 28
Km allotype 44

L

LCT 72, 131, 149
Le 遺伝子 8
Le^a 抗原 8
Le^b 抗原 8, 9
lectin 12
leukocyte groups 31
leukocyte poor red cells 144
Lewis 型 10
Lewis 型物質 12, 26
Lewis 抗原 8, 10, 11
Lewis 式血液型 7, 8, 25
Lewis 式血液型抗原 7
Lewis 式血液型物質 8
life span of blood 141
linkage 18
linkage disequilibrium 36
lupus anticoagulant 161
Lutheran 抗原 11
Lutheran 式血液型 29
LW 抗原 5
lymphocyte cytoxicity test 131

M

M 抗原 10
MAIPA 42
major histocompatibility antigen 3
major histocompatibility complex 32, 47, 73
MAP 加赤血球 139, 144
massive transfusion 104
maximum surgical blood order schedule 125
Mediterranean type 57
megaloblastic anemia 54
MHC 32, 47, 73
microaggregates 102
microdroplet lymphocyte cytotox-

icity test 31, 130
minor HA 74
minor histocompatibility complex 74
mitochondrial DNA 59
mixed field 70
mixed lymphocyte culture test 132
mixed passive hemagglutination test 42
MLC 132
MN 抗原 10
MNSs 式血液型 10, 27
MNSs 式血液型物質 10
monoclonal antibody 17
monoclonal antibody-specific immobilization of platelet antigens 42
mosaic 42
MPHA 42
MSBOS 125

N

N-14 抗体 91
N 抗原 10
NAITP 173
NATP 41
natural antibody 15
neonatal allo-immune thrombocytopenic purpura 41, 173
normal antibody 15
null allele 49
null type 11

O

O 遺伝子 7
one way MLC 132
oozing 67
over-transfusion 104

P

P 遺伝子 7
P 式血液型 26
P 式血液型抗原 9, 10
PAGIEF 55
panagglutination 15
partial exchange transfusion 174
PC 98, 102
PCR 法 61, 90, 135
PHA 12
phenylthiocarbamide 57
phosphoglucomutase-1 56
6-phosphogluconate dehydrogenase 56
phytohemagglutinin 12
plant agglutinin 12
plasma protein 83
plasma protein fraction 156
plasma transfusion 174
platelet 79
platelet class I antigen 40
platelet concentrate 98, 102

platelet specific alloantigens 40
platelet suspension immunofluorescent test 42
PLT 試験 132
polyacrylamide gel isoelectric focusing 55
polyagglutinability 12
polyagglutination 15
polymerase chain reaction 61, 90
polymorphism 43
post-transfusion GVHD 75, 81
post-transfusion hepatitis 85, 164
post-transfusion purppura 41, 82
precursor substance 22
primaquine sensitive type 57
primed lymphocyte typing test 132
prozone 現象 124
PSIFT 42
PT-GVHD 75
PTC 味盲 57
PTP 41

Q

Q 式血液型 27

R

RCC 98
reactivation 100
red cell concentrate 98
red cell enzyme types 53
red cell sensitization 65
red cell transfusion 100
refractoriness 39, 40
refractoriness to platelet transfusion 41, 79
regular antibody 15

restriction fragment length polymorphism 55, 60
retinoblastoma 55
reversed passive hemagglutination 86
RFLP 55, 60
Rh 型不適合妊娠 169
Rh 因子 5
Rh 抗原 11
Rh 式血液型 11, 24
Rh 式血液型検査法 117
$Rh_0(D)$ 血液型 121
$Rh_0(D)$ 血液型検査法 117
Rodgers 抗原 11
Rouleau formation 117
R-PHA 86

S

S 抗原 10
s 抗原 10
saline antibody 5
SCID 54
Se 遺伝子 8
seroconversion 65
serological tests for syphilis 97
severe combined immunodeficiency 54
silent allele 49
Southern ブロッティング 134
Southern 法 61
split antigen 61
Ss 抗原 10
storage temperature 102
stored whole blood 142
STS 97
subgroups 1

T

T & S 124
T 抗原 9, 12
3 multiple alleles 21
thrombophrebitis 103
thrombotic throbocytopenic purpura 155
Tn 抗原 9
transfusion of ice-cold blood 103
TTP 155
type and screen 124

U

urticaria 83

V

variable number of tandem repeat 60
variants 1
VNTR 60
von Willebrand 病 160, 161, 165

W

walking donor system 175
warm antibody 15
washed red cells 143
whole blood-fresh 142
whole blood products 142
whole blood transfusion 172
Wiener 法 172
window period 96

X

Xg 式血液型 30

臨床と血液型（普及版）　　　　　定価はカバーに表示

1993 年 5 月 25 日　初　版第 1 刷
1997 年 10 月 15 日　　　　第 2 刷
2009 年 3 月 20 日　普及版第 1 刷

編集者　澤　口　彰　子
　　　　溝　口　秀　昭
　　　　清　水　　　勝

発行者　朝　倉　邦　造

発行所　株式会社　朝　倉　書　店
東京都新宿区新小川町 6-29
郵便番号　162-8707
電　話　03 (3260) 0141
F A X　03 (3260) 0180
http://www.asakura.co.jp

〈検印省略〉

© 1993〈無断複写・転載を禁ず〉　　　新日本印刷・渡辺製本

ISBN 978-4-254-30101-4　C 3047　　　　Printed in Japan